1re
ST2S

W0396475

Biologie & physiopathologie humaines

NOUVEAU PROGRAMME 2019

Ingrid Fanchon
Catherine Malingue

Nathan
TECHNIQUE

Edition : Magali Hubert
Coordination artistique : Vincent Rioult
Fabrication : Maria Pauliat
Conception intérieure : Séverine Tanguy
Couverture : Isabelle Jalfre
Mise en pages : Julie Fabioux
Recherche iconographique : Agathe Moindrot, Annie-Claire Auliard, Juliette Barjon
Illustrations : Vincent Landrin, Sandrine Marchand, Coredoc, Domino

ISBN : 978-2-09-165413-3

SOMMAIRE

PARTIE 1 Organisation et fonctionnement intégré de l'être humain

PARTIE 2 Appareil locomoteur et motricité

PARTIE 3 Appareil digestif et nutrition

Chapitre 5 Aliments et nutriments

Chapitre 6 Équilibre et déséquilibre alimentaire

Chapitre 7 Anatomie et physiologie de l'appareil digestif

PARTIE 4 Appareil cardio-vasculaire et circulation sanguine

Chapitre 8 Anatomie, physiologie et régulation du fonctionnement cardiaque

Chapitre 9 Circulation sanguine et pathologies associées

PARTIE 5 Appareil respiratoire et échanges gazeux

Chapitre 10 Anatomie et histologie de l'appareil respiratoire

Chapitre 11 Physiologie de l'appareil respiratoire

PARTIE 1

Organisation et fonctionnement intégré de l'être humain

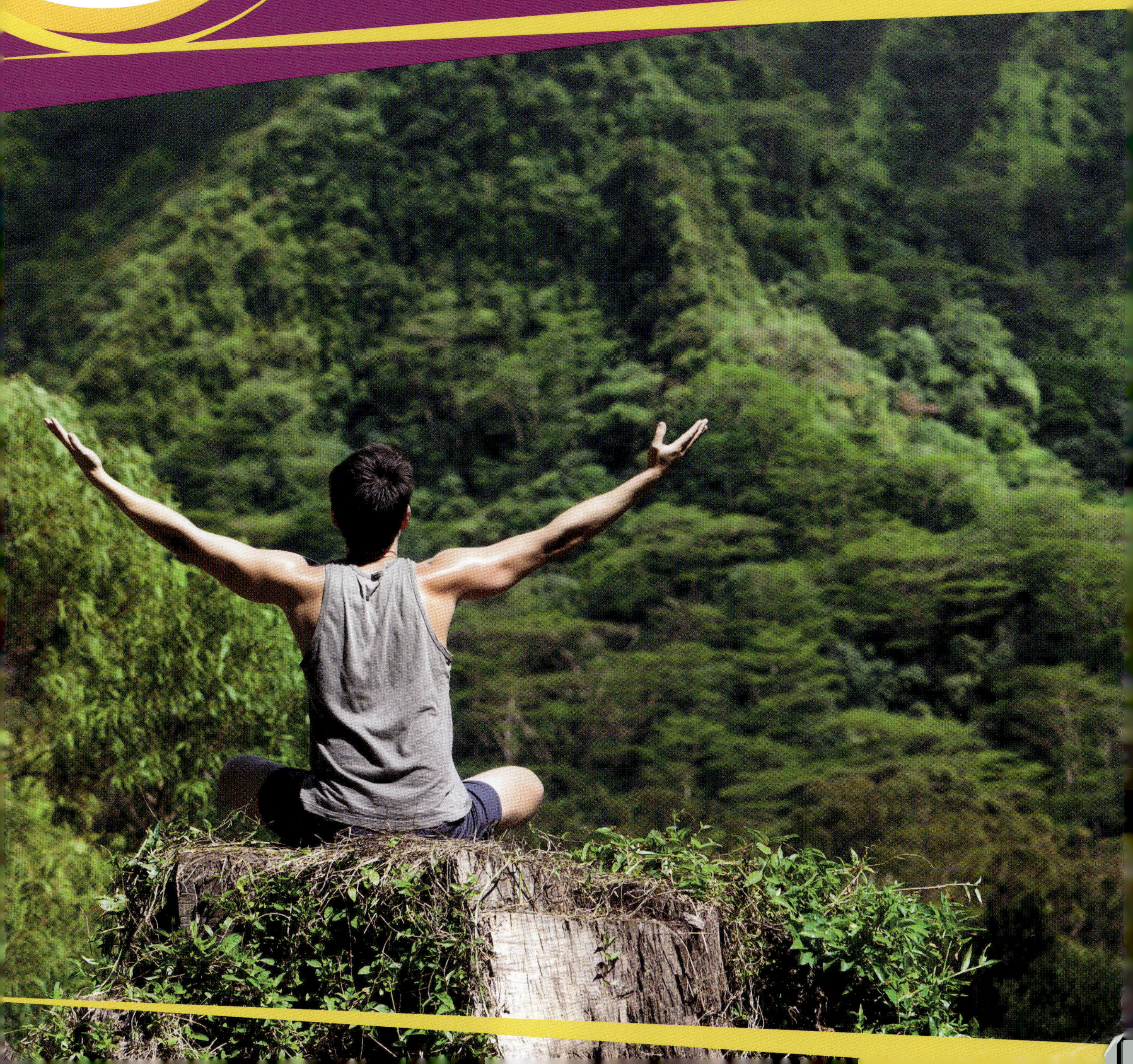

Chapitre 1

Notions de base de l'anatomie

Notions et contenus	Capacités exigibles	
Coupes et orientation dans l'espace	• Orienter des clichés ou des schémas anatomiques. • Différencier coupes sagittale, frontale et transversale.	p. 11 p. 10
Cavités et organes	• Localiser les organes des cavités crânienne et rachidienne, thoracique, abdominale et pelvienne.	p. 12

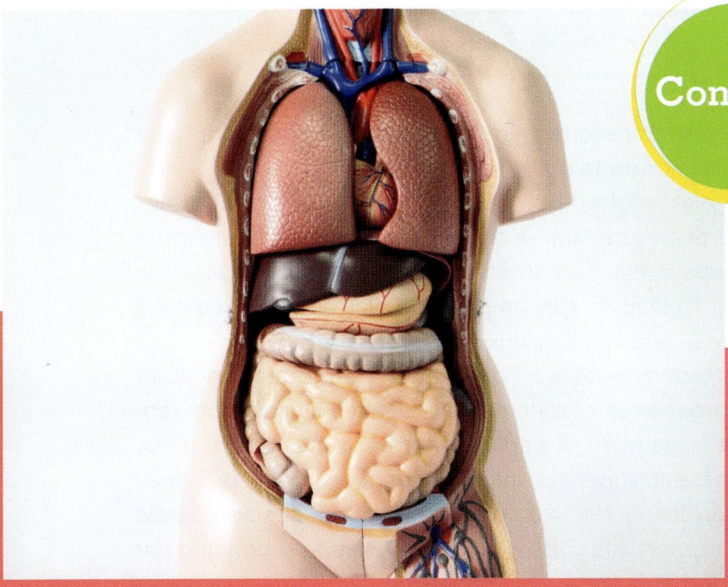

Contexte

L'anatomie est la science qui étudie l'organisation du corps humain.

Grâce à l'orientation dans l'espace, l'anatomie permet de localiser chaque structure corporelle précisément et de façon universelle : les organes sont logés dans des espaces délimités, appelés cavités.

La manipulation d'un écorché, corps dépouillé de sa peau, la dissection mais également les techniques d'imagerie médicale actuelles permettent l'observation des organes internes et leur étude.

Activité 1

Coupes et orientation dans l'espace

1 Définir la position anatomique

La position anatomique est une position de référence universelle. Elle permet de décrire avec précision une partie du corps et sa position **(Doc. 1)**. En position anatomique, la personne est debout, de face, les bras le long du corps, les paumes des mains orientées vers l'avant et les pieds joints. Les termes « droite » et « gauche » sont relatifs à la personne examinée.

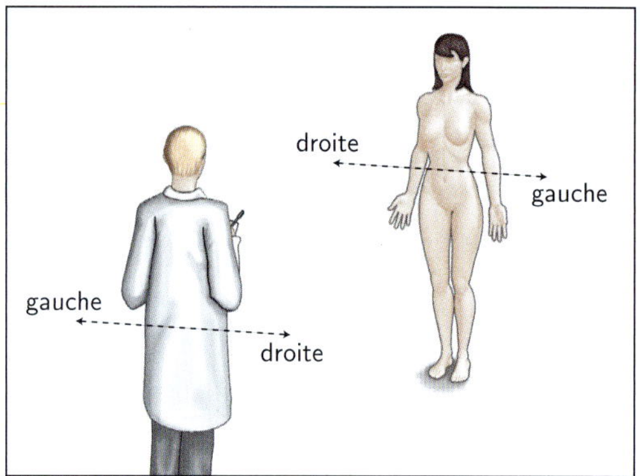

Doc. 1 Les niveaux d'organisation

1. Quel est l'intérêt de la position anatomique ?
2. Pourquoi est-il important que cette position soit universelle ?
3. Quelle est l'orientation d'une personne par rapport à l'examinateur ?

2 Différencier coupes sagittale, frontale et transversale

En anatomie, les plans permettent de positionner les régions du corps ou les organes les uns par rapport aux autres. Trois plans principaux sont définis en position anatomique, chacun étant tracé selon une intersection imaginaire avec le corps humain. Ils permettent d'observer différentes coupes de l'organisme. Les trois plans, donc les trois coupes, sont perpendiculaires les uns par rapport aux autres **(Doc. 2)** :

– le plan frontal permet d'obtenir la coupe frontale : verticale, parallèle au front ;

Doc. 3 Termes relatifs à l'orientation

Proximal : situé le plus proche du point d'attache d'un membre au tronc ou d'une structure

Distal : situé le plus loin du point d'attache d'un membre au tronc ou d'une structure

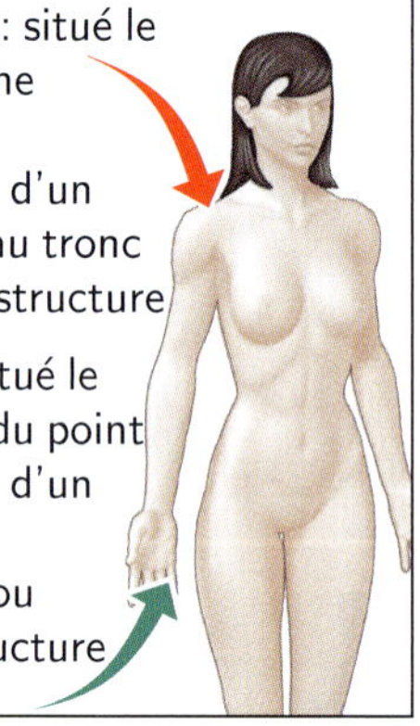

1. Quel est l'intérêt d'utiliser différents plans en anatomie ?
2. Quels sont les deux plans verticaux ?
3. Quelle est la position de la main par rapport à l'épaule ?
4. Quelle est la position du cœur par rapport aux poumons ?

Doc. 2 Les trois plans du corps humain

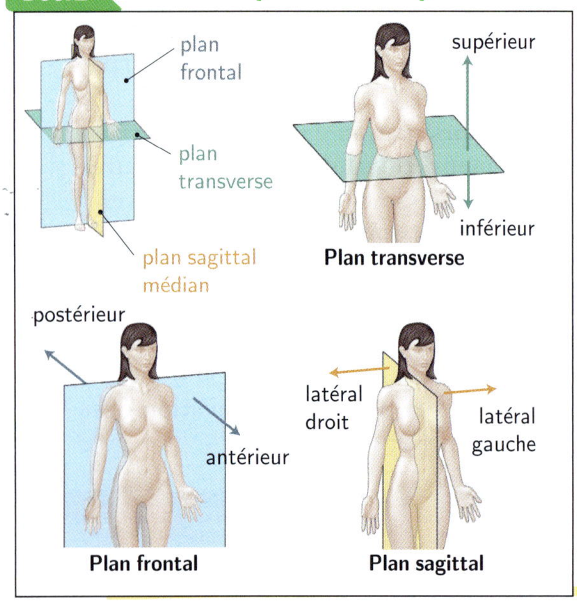

– le plan transverse permet d'obtenir la coupe transversale : horizontale ;

– le plan sagittal permet d'obtenir la coupe sagittale : verticale, qui suit le trajet d'une flèche traversant le corps d'avant en arrière. Quand le plan sagittal passe par l'axe du corps, on parle de plan sagittal médian, il divise le corps en deux parties symétriques.

Des termes relatifs à l'orientation permettent de situer les organes et les différentes structures du corps par rapport à ces plans. Il s'agit des termes suivants : antérieur, postérieur, supérieur, inférieur, médian, latéral, proximal, distal **(Doc. 3)**. Par exemple, le pied est en position distale par rapport à la cuisse, la tête en position supérieure par rapport au tronc.

3 Orienter des clichés ou des schémas anatomiques

Grâce aux plans sont obtenues des coupes différentes de l'organisme. Ces coupes permettent de positionner les différentes régions du corps. Elles permettent également d'observer un organe dans les différents plans afin de pouvoir l'étudier avec une grande précision **(Doc. 4)**.

Doc. 4 **Les différentes coupes d'un cerveau**

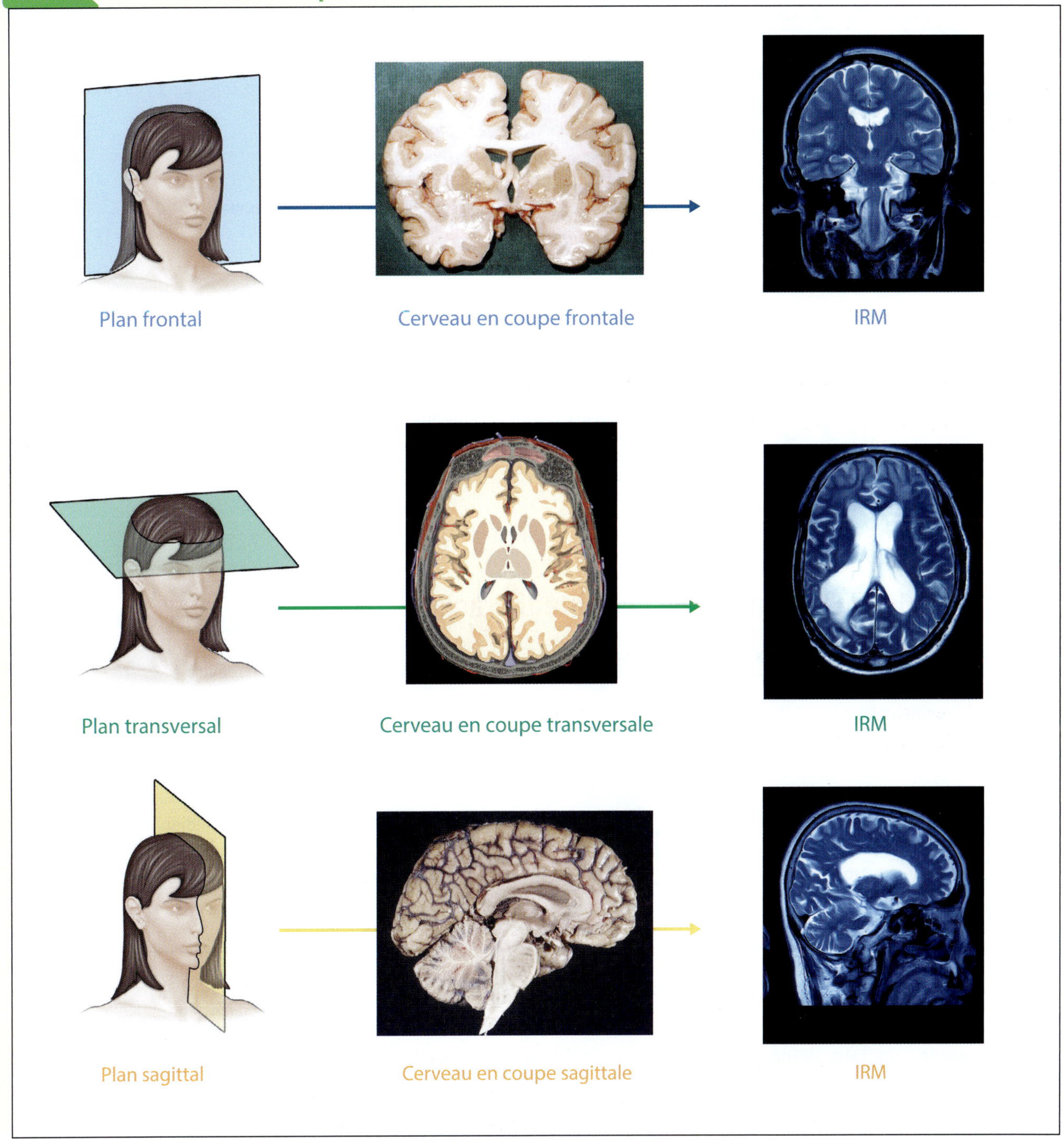

① Quel est l'intérêt d'une coupe ?

② Comment les coupes sont-elles obtenues ?

③ Quel est l'intérêt d'observer un organe sous trois coupes différentes ?

Activité 2

Cavités et organes

1 Localiser les organes des cavités crânienne et rachidienne

Les cavités crânienne et rachidienne sont des cavités postérieures (Doc. 6). La cavité crânienne est délimitée par les os du crâne, elle est située dans la partie supérieure du corps. La cavité rachidienne 0 spinale) est délimitée par le canal rachidien.

Ces deux cavités renferment chacune un seul organe. La cavité crânienne loge l'encéphale, qui se prolonge par la moelle épinière, seul organe présent dans la cavité rachidienne (Doc. 5).

Doc. 5 Les organes des cavités crânienne et rachidienne

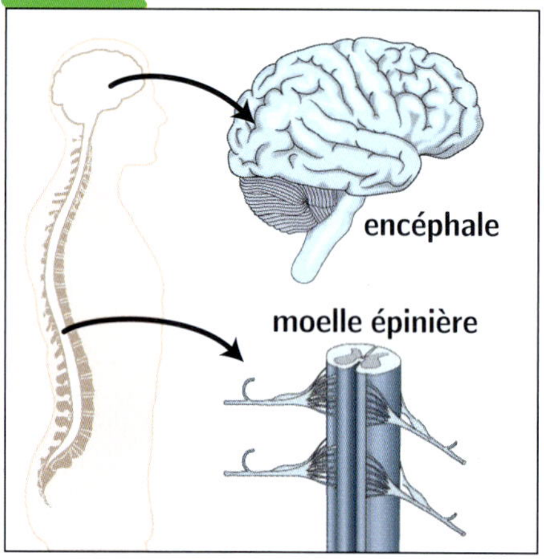

① Quelle est la localisation de la cavité rachidienne ?

② Quels organes logent dans les cavités crânienne et rachidienne ?

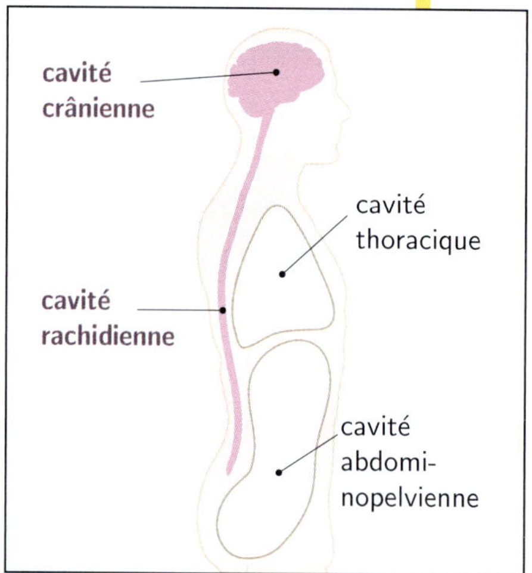

Doc. 6 Localisation des cavités crânienne et rachidienne

2 Localiser les organes de la cavité thoracique

Doc. 7 Les organes de la , thoracique

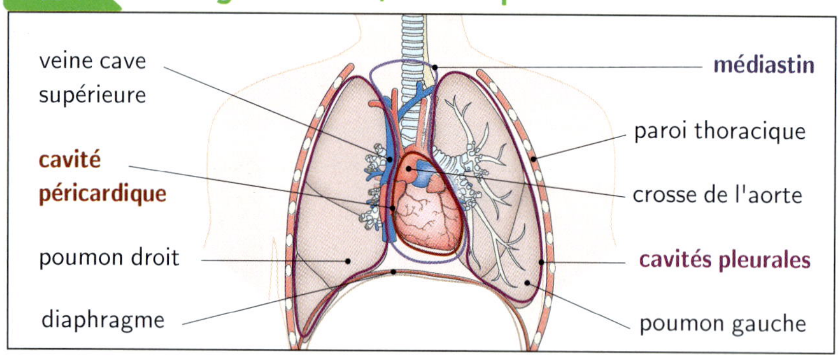

Doc. 8 Localisation de la cavité thoracique

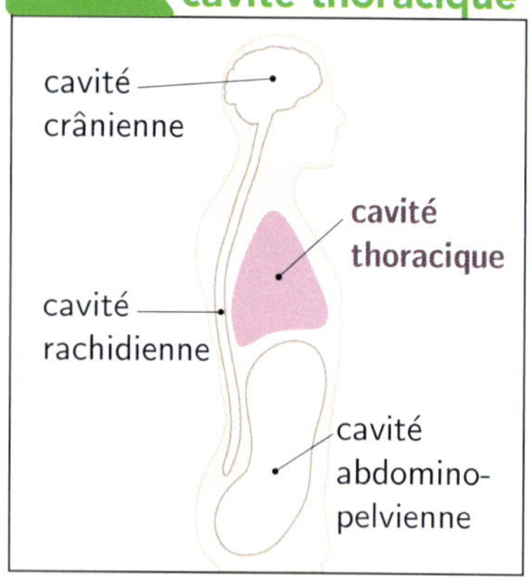

La cavité thoracique est une cavité antérieure, située dans la partie supérieure du tronc. Elle est délimitée supérieurement par le cou, latéralement par les côtes et inférieurement par le diaphragme (Doc. 8).
Les organes de la cavité thoracique sont répartis dans deux cavités latérales séparées par un espace : le médiastin (Doc. 7).
Les organes des cavités sont appelés viscères et sont délimités par une double membrane appelée séreuse.

① Quelle est la localisation de la cavité thoracique ?

② Quels sont les organes entourés par les cavités pleurales ?

③ Comment appelle-t-on les organes situés dans une cavité ?

④ Dans quelle cavité se situe le cœur ?

⑤ Quelle est la localisation de la cavité péricardique dans la cavité thoracique ?

3 Localiser les organes de la cavité abdominale et pelvienne

La cavité abdominopelvienne est la plus grande cavité antérieure du corps humain **(Doc. 9)**. Elle est entourée par une séreuse, le péritoine, et divisée en deux cavités :
- la cavité abdominale, en position supérieure, séparée de la cavité thoracique par le diaphragme ;
- la cavité pelvienne, en position inférieure, séparée de la cavité abdominale par un plan fictif qui passe par la symphyse pubienne et le sacrum.

Les organes de la cavité abdominopelvienne sont répartis dans deux plans : un plan situé sous la peau appelé plan superficiel et un plan plus profond **(Doc. 10)**.

Doc. 9 Localisation de la cavité abdominopelvienne

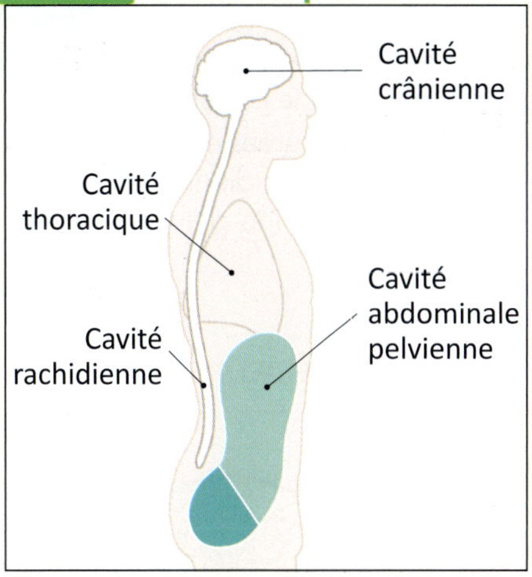

Doc. 10 Répartition des organes de la cavité abdominopelvienne

<table>
<tr><th></th><th>Plan superficiel</th><th>Plan profond</th></tr>
<tr><td>Représentation schématique</td><td>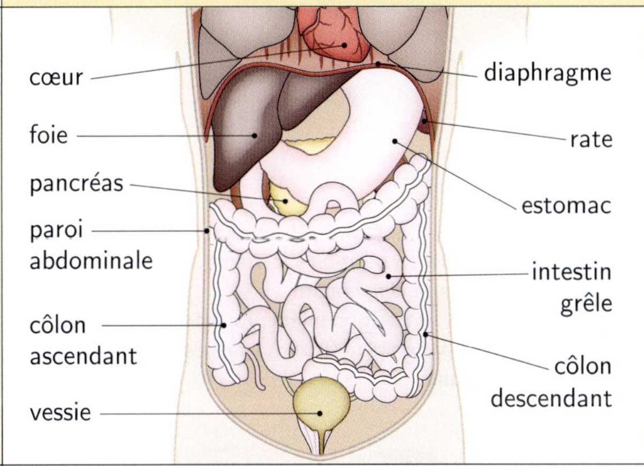
</td><td>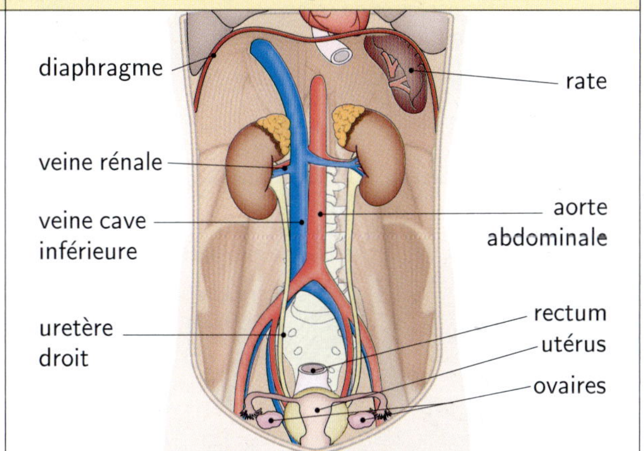
</td></tr>
<tr><td>Nom des organes</td><td>Organes de l'appareil digestif : foie, estomac, pancréas, intestin grêle, côlon.
Un organe de l'appareil urinaire : vessie, en position inférieure dans la région pelvienne.</td><td>Organes appartenant à divers appareils :
– l'appareil urinaire : reins et partie supérieure des uretères ;
– l'appareil cardiovasculaire : gros vaisseaux sanguins (aorte abdominale, veine cave inférieure) ;
– la fin des organes du tube digestif : rectum ;
– les organes génitaux internes : ovaires, trompes, utérus et vagin chez la femme ; prostate, glandes séminales et canaux déférents chez l'homme.</td></tr>
</table>

1. Quelle est la localisation anatomique de la cavité abdominale ?
2. Comment sont répartis les organes à l'intérieur de la cavité abdominopelvienne ?
3. Quels sont les organes présents dans le plan superficiel de la cavité abdominopelvienne ?
4. Quel appareil est présent uniquement dans la cavité abdominopelvienne ?
5. Quelle est la localisation anatomique des reins ?

Essentiel

- **La position anatomique** est une position de référence universelle. Elle permet de décrire avec précision une partie du corps et sa position.
- **Les plans** servent à obtenir des coupes afin de pouvoir situer les différentes structures de l'organisme. Ces coupes sont : la coupe frontale, la coupe sagittale et la coupe transversale.
- **Les cavités** sont séparées en deux types : les cavités postérieures (cavité crânienne et cavité rachidienne) et les cavités antérieures (cavité thoracique et cavité abdomino-pelvienne). Les cavités logent les organes du corps humain.

PLAN TRANSVERSE

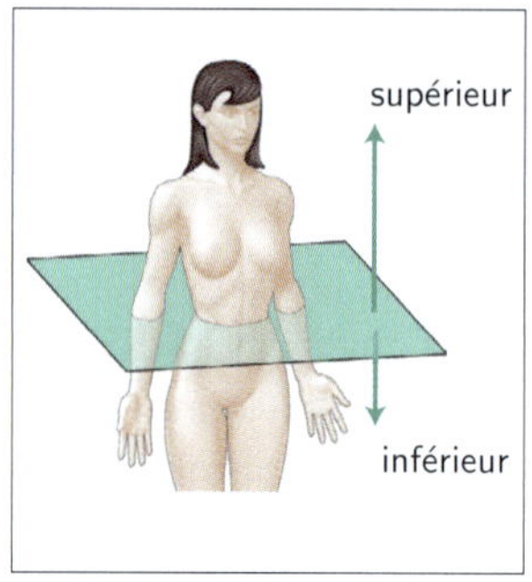

CAVITÉS POSTÉRIEURES

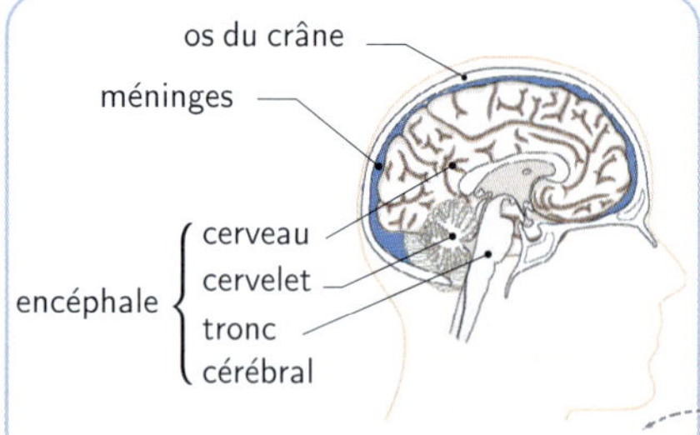

Délimitée par les os du crâne,
elle renferme un organe : **l'encéphale**.

La cavité crânienne

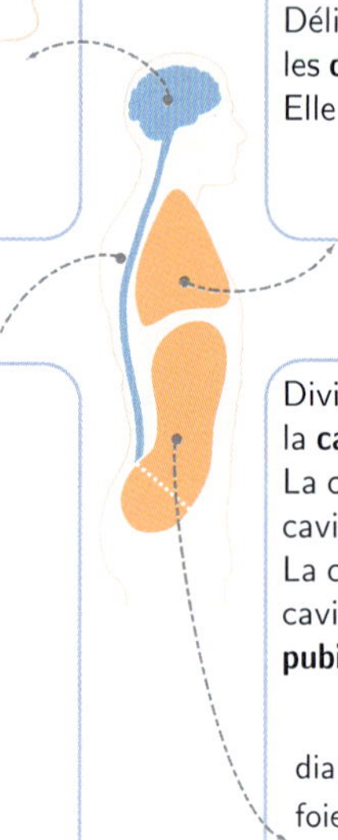

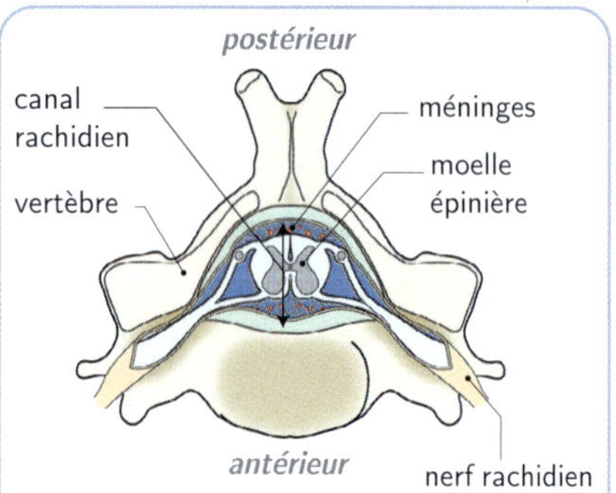

Délimitée par le **canal rachidien** de la colonne vertébrale,
elle renferme un organe : **la moelle épinière**.

La cavité rachidienne

CAVITÉS ANTÉRIEURES

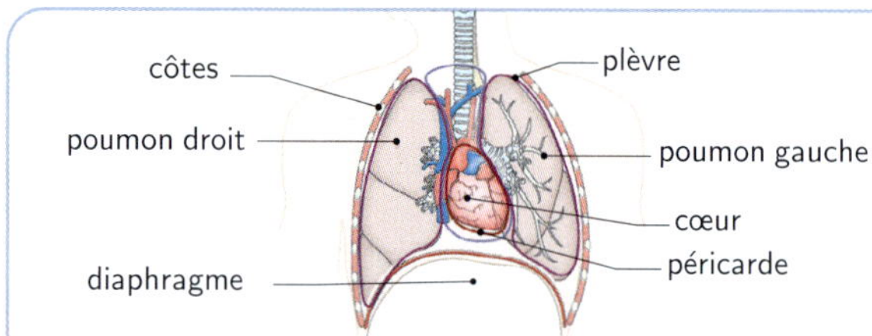

Délimitée supérieurement par le **cou**, latéralement par les **côtes** et inféreurement par le **diaphragme**.
Elle loge les poumons et le cœur.

La cavité thoracique

Divisée en deux cavités :
la **cavité abdominale** et la **cavité pelvienne**.
La cavité abdominale, en position supérieure, est séparée de la cavité thoracique par le **diaphragme**.
La cavité pelvienne, en position inférieure, est séparée de la cavité abdominale par un plan fictif qui passe par la **symphyse pubienne** et le **sacrum**.

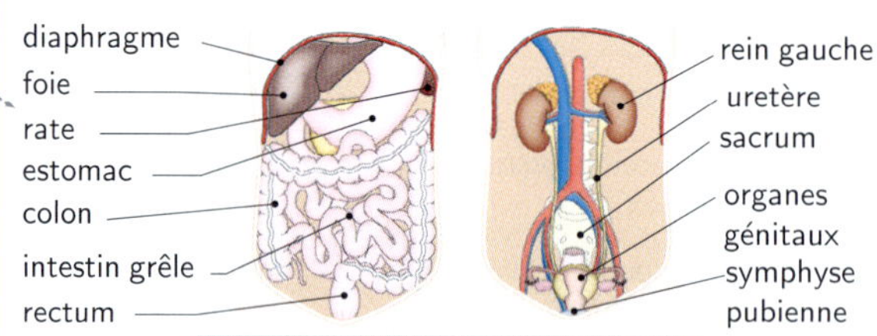

La cavité abdominopelvienne

Je fais le point

- Je suis capable d'orienter des clichés ou des schémas anatomiques et de différencier coupes sagittale, frontale et transversale.
- Je suis capable de localiser les organes des cavités crânienne et rachidienne, thoracique, abdominale et pelvienne.

Exercices

Exercice 1 QCM

Pour chaque question, donner la ou les réponses qui vous paraissent exactes.

1 La position anatomique :

- ❍ **a.** est une position universelle.
- ❍ **b.** permet de décrire avec précision les différentes parties du corps.
- ❍ **c.** montre un individu de profil, côté gauche.
- ❍ **d.** décrit les organes du corps en inversant le sens par rapport à l'examinateur.
- ❍ **e.** montre un individu debout, de face, les paumes des mains tournées vers l'arrière et les pieds joints.

2 Une coupe :

- ❍ **a.** sagittale permet d'observer le corps divisé en deux parties : supérieure et inférieure.
- ❍ **b.** sagittale médiane divise le corps en deux parties égales.
- ❍ **c.** transversale sépare le corps en deux parties : supérieure et inférieure.
- ❍ **d.** frontale passe par un plan parallèle au front.
- ❍ **e.** frontale sépare le corps en deux parties : latérale droite et latérale gauche.

3 Les cavités :

- ❍ **a.** sont toutes localisées dans le tronc.
- ❍ **b.** antérieures sont la cavité crânienne et la cavité thoracique.
- ❍ **c.** renferment tous les organes du corps humain.
- ❍ **d.** abdominale et pelvienne sont séparées par le diaphragme.
- ❍ **e.** postérieures sont la cavité crânienne et la cavité rachidienne, qui loge l'encéphale.

4 Les organes de la cavité thoracique :

- ❍ **a.** sont essentiellement les organes de l'appareil digestif.
- ❍ **b.** sont regroupés dans deux cavités : une cavité pleurale et une cavité médiastinale.
- ❍ **c.** sont le cœur, les poumons, la trachée et l'œsophage.
- ❍ **d.** sont délimités inférieurement par le foie.
- ❍ **e.** sont logés dans une cavité postérieure.

5 Les organes de la cavité abdominale :

- ❍ **a.** sont répartis dans la plus grande cavité du corps.
- ❍ **b.** sont très variés, tous les appareils y sont présents.
- ❍ **c.** sont délimités en position supérieure par le diaphragme.
- ❍ **d.** sont répartis dans deux plans : un plan supérieur et un plan inférieur.
- ❍ **e.** situés dans le plan superficiel appartiennent tous à l'appareil digestif.

Exercice 2 Terminologie

1 Donner le terme correspondant à chaque définition.

a. Position de référence universelle permettant de décrire le corps humain.

b. Coupe horizontale, séparant le corps en une partie supérieure et une partie inférieure.

c. Nom du plan abdominal logeant les reins.

d. Coupe verticale séparant le corps en deux parties symétriques.

2 Donner la définition des termes suivants.

a. Coupe sagittale.

b. Coupe frontale.

c. Cavité thoracique.

d. Cavité crânienne.

Exercice 3 L'orientation dans l'espace

1. Légender le document 1 en utilisant les termes relatifs à l'orientation.
2. Utiliser chacun de ces termes dans une phrase qui positionne deux organes.
3. Nommer les trois plans utilisés en anatomie et donner leur définition.

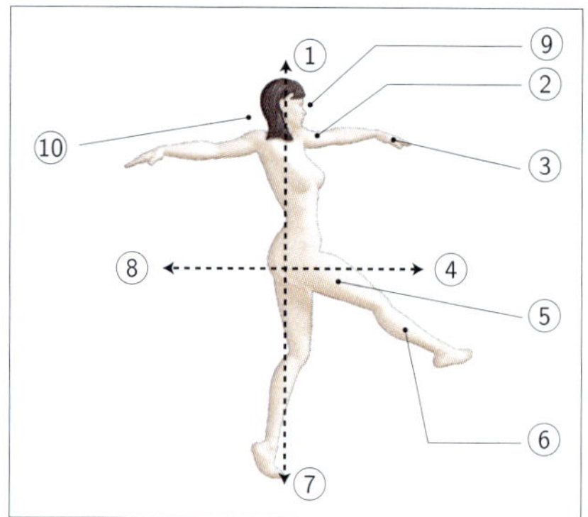

Doc. 1 Orientation du corps

Exercice 4 Les cavités du corps humain

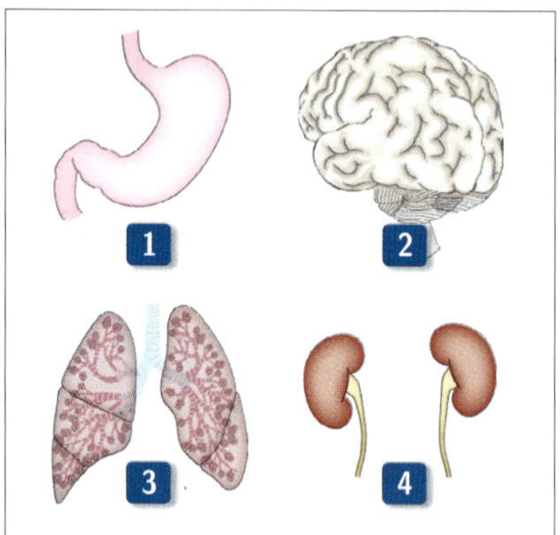

Doc. 2 Viscères

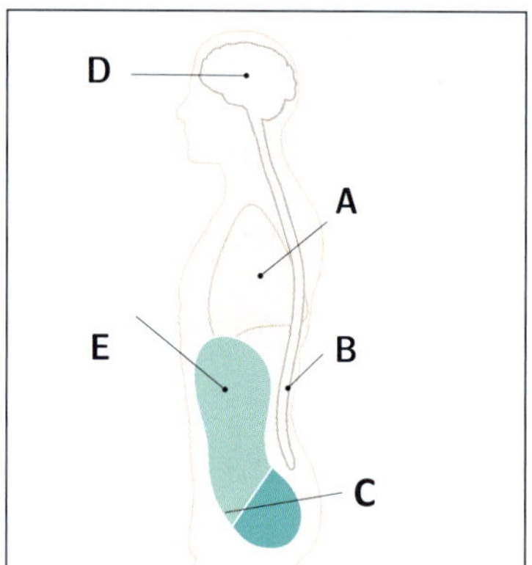

Doc. 3 Cavités

1. Identifier les quatre organes du document 2 et nommer les cinq cavités du document 3.
2. Distinguer les cavités antérieures et les cavités postérieures.
3. Localiser chaque organe cité à la question 1 dans l'une des cavités du corps.

Exercice 5 Identifier une coupe

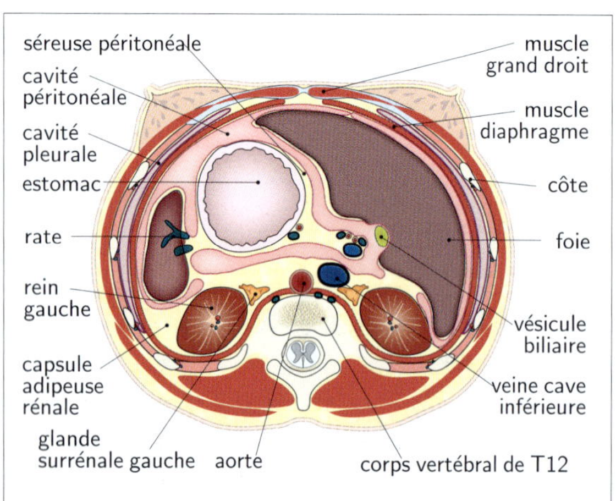

Doc. 4 Une coupe du corps humain

1. Nommer et définir le plan qui a permis d'obtenir cette coupe.
2. Par convention, la gauche de l'image correspond à la droite du patient.
   a. Que penser de la localisation des organes sur le schéma du document 4 ?
   b. Placer sur le schéma les termes : antérieur, postérieur, latéral gauche, latéral droit.
3. En utilisant les termes relatifs à l'orientation, positionner : les reins par rapport à la colonne vertébrale, l'estomac par rapport au foie, la vésicule biliaire par rapport au rein droit, l'aorte par rapport aux reins.

Chapitre 2

Unité et interdépendance des systèmes de l'organisme

Notions et contenus	Capacités exigibles	
Niveaux d'organisation	• Caractériser et identifier les différents niveaux d'organisation : appareil ou système, organe, tissu, cellule, ultrastructure cellulaire, molécule.	p. 18
Tissus	• Comparer tissu épithélial et tissu conjonctif.	p. 22
	• Relier les caractéristiques structurales d'un tissu à sa fonction.	p. 23
Cellules	• Repérer la diversité structurale et fonctionnelle des cellules.	p. 24
Ultrastructures	• Identifier les différentes ultrastructures cellulaires et citer leur rôle principal.	p. 25
Imagerie médicale, microscopie, analyse biochimique	• Repérer les molécules impliquées dans l'organisation des ultrastructures cellulaires.	p. 26
Interdépendance des systèmes et d'appareils	• Repérer les échanges de matière et d'information au sein de l'organisme entre les différents systèmes.	p. 28

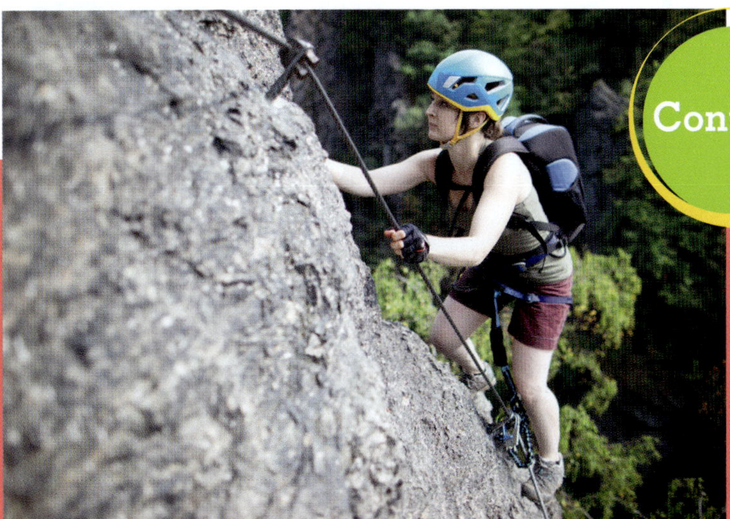

Contexte

L'anatomie décrit le corps humain comme un organisme complexe structuré en différents niveaux d'organisation interdépendants.

Chaque appareil ou système, constitué d'organes et de tissus renfermant des cellules formées par un assemblage de molécules, assure une fonction spécifique dans l'organisme : échanges avec l'environnement, circulation de la matière et de l'information. Tous les appareils et systèmes sont interdépendants. Cette interrelation est à l'origine du fonctionnement intégré de l'être humain.

Activité 1

Caractéristiques et identification des différents niveaux d'organisation

L'être vivant est une structure organisée, où chaque élément joue un rôle précis et essentiel au maintien de la vie **(Doc.1)**.

L'organisme est le niveau d'organisation le plus complexe. Un organisme humain est une structure capable de vivre de façon autonome. Il est formé d'un ensemble d'appareils et de systèmes qui fonctionnent en synergie.

Les appareils et les systèmes sont composés d'une association d'organes qui assurent une fonction spécifique, et dont le rôle est indispensable au bon fonctionnement de l'organisme :

- un appareil correspond à une association d'organes de morphologies différentes : l'appareil squelettique, l'appareil cardiovasculaire, l'appareil digestif, l'appareil respiratoire, l'appareil urinaire, les appareils génitaux ;
- un système regroupe des organes de structure semblable : le système nerveux, le système endocrinien et le système lymphatique.

Les organes sont des unités anatomiques identifiables. Chaque organe joue un rôle spécifique, dans un appareil ou un système, qu'aucun autre organe ne peut remplacer.

Doc.1 Les niveaux d'organisation

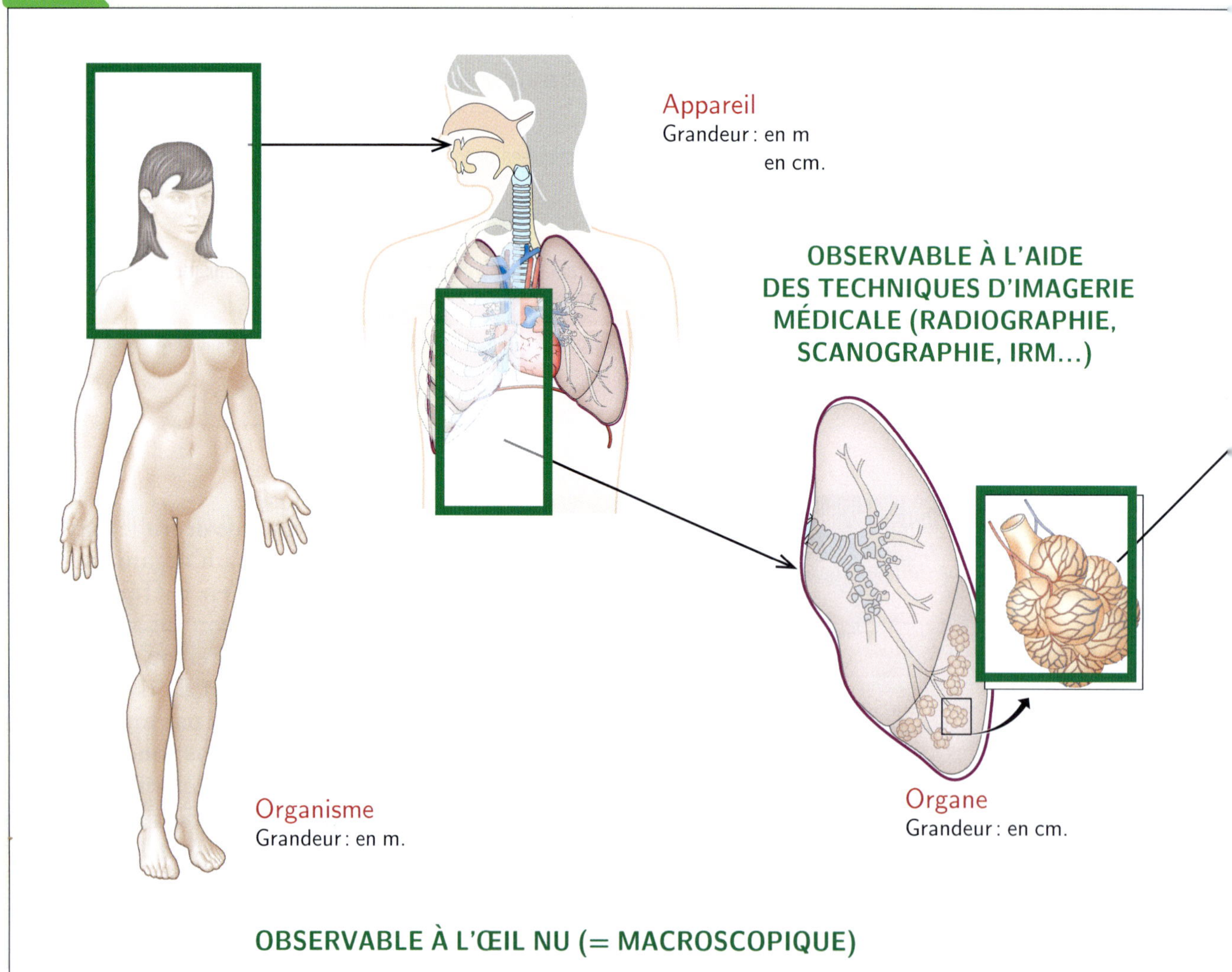

Les tissus forment l'ensemble des organes du corps humain. Un tissu correspond à un ensemble de cellules identiques jouant un rôle commun. Ces tissus sont au nombre de quatre : le tissu épithélial, le tissu conjonctif, le tissu musculaire et le tissu nerveux.
Les cellules sont les plus petites structures vivantes de l'organisme. L'être humain, organisme pluricellulaire, est formé de plusieurs milliards de cellules. Ces cellules sont des cellules eucaryotes, elles renferment un noyau délimité par une enveloppe nucléaire.
Les molécules sont des composés chimiques qui entrent dans la constitution des êtres vivants. Elles sont formées d'atomes qui s'associent pour former les membranes, les organites ou le noyau des cellules. Ces molécules sont les glucides, les lipides, les protides et les acides nucléiques. Elles caractérisent les organismes vivants car elles sont présentes chez toutes les espèces.

1. Quels sont les différents niveaux d'organisation biologiques ?
2. Qu'est-ce qu'un organisme ?
3. Quelle différence existe-t-il entre un appareil et un système ?
4. Quels sont les différents types de tissus ?
5. Pourquoi dit-on que l'être humain est pluricellulaire ?
6. Qu'est-ce qu'une molécule ?

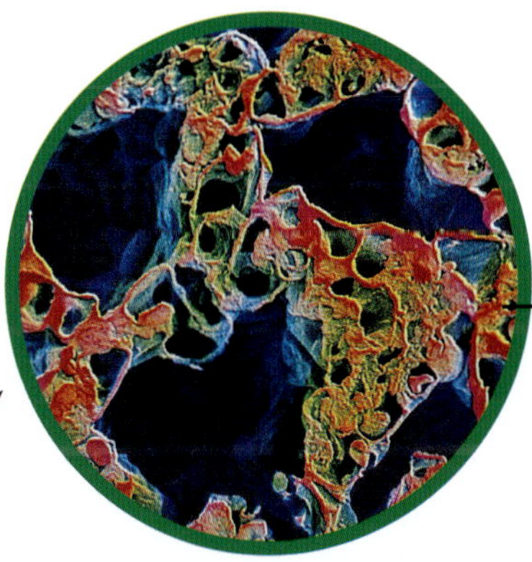

Tissu
Grandeur : en cm ou en mm.

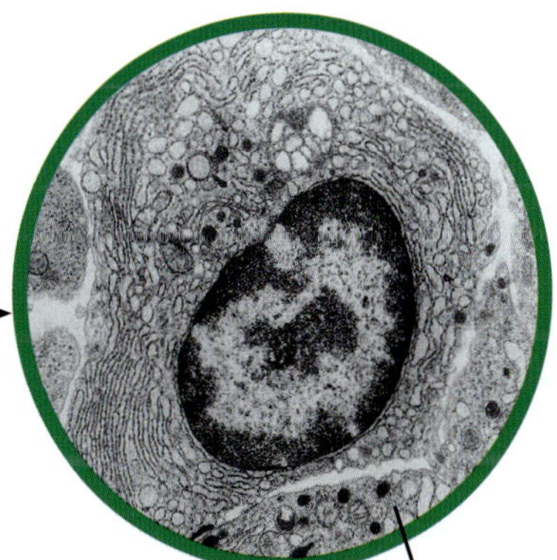

Cellule
Grandeur : en µm.

OBSERVABLE AU MICROSCOPE (= MICROSCOPIQUE)

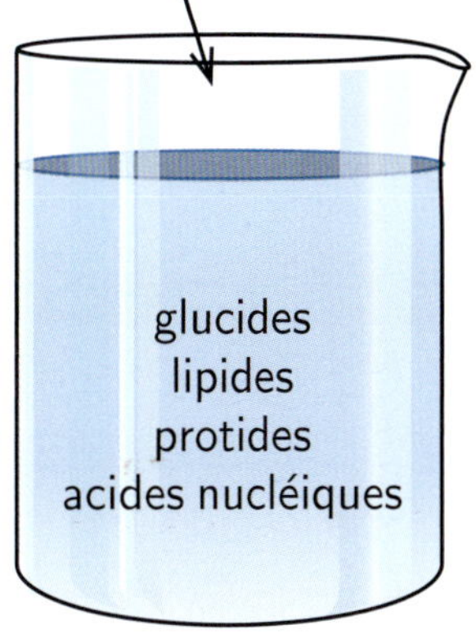

Molécule
Grandeur : en nm.

ANALYSE BIOCHIMIQUE

Activité 2

Les quatre grandes fonctions assurées par l'organisme humain

1 Connaître la fonction de nutrition

La nutrition assure la croissance et l'entretien de l'organisme.
L'appareil digestif apporte les nutriments au milieu intérieur, l'appareil respiratoire assure les échanges gazeux, l'appareil cardiovasculaire assure la circulation des nutriments et du dioxygène vers les cellules. L'appareil urinaire purifie le sang en éliminant les déchets issus des cellules et circulant dans le sang **(Doc. 2)**.

Doc. 2 La fonction de nutrition

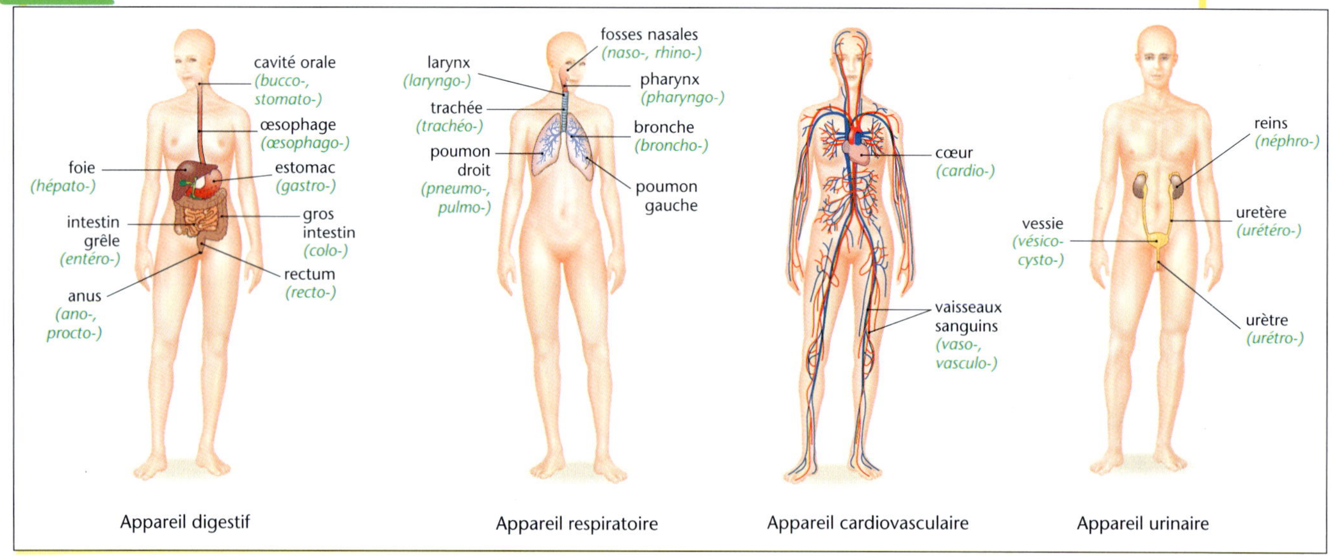

2 Connaître la fonction de relation

Elle met l'organisme en contact avec l'environnement. Elle est assurée par les organes des sens, le système nerveux et le système locomoteur (composé du squelette et des muscles). **(Doc. 3)**

Doc. 3 La fonction de relation

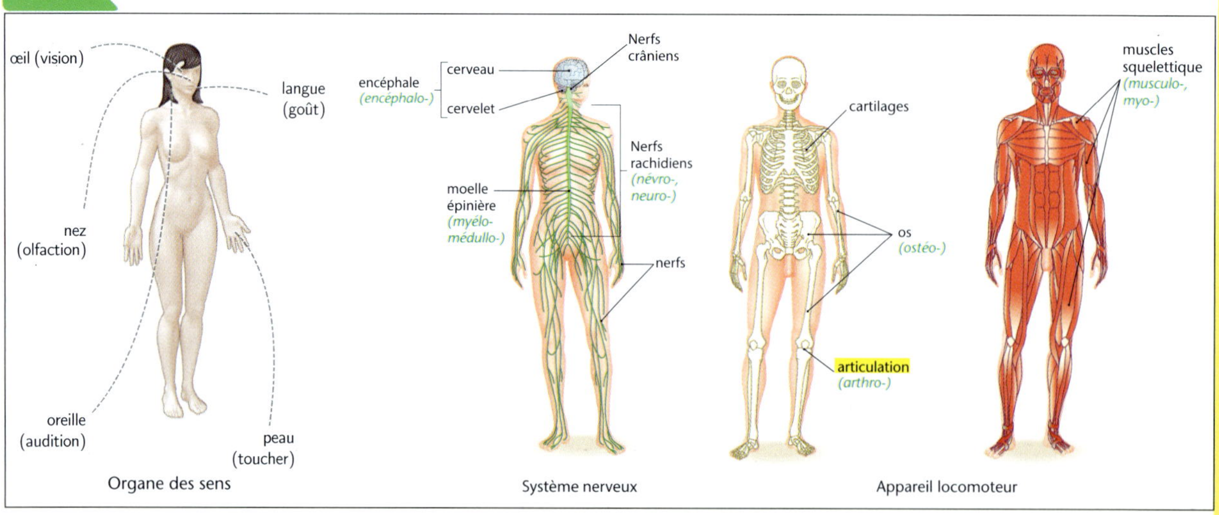

3 Connaître la fonction de maintien de l'intégrité

Elle permet de lutter contre les agressions extérieures. Cette fonction est assurée par le système immunitaire, qui met en jeu des molécules (=anticorps) et des cellules (=lymphocytes) circulant dans un liquide appelé lymphe. Cette fonction permet également la régulation de l'activité des appareils entre eux par la synthèse de molécules : les hormones. Le système endocrinien est constitué de glandes qui sécrètent les hormones, messagers chimiques qui régulent le fonctionnement de certains organes **(Doc. 4)**.

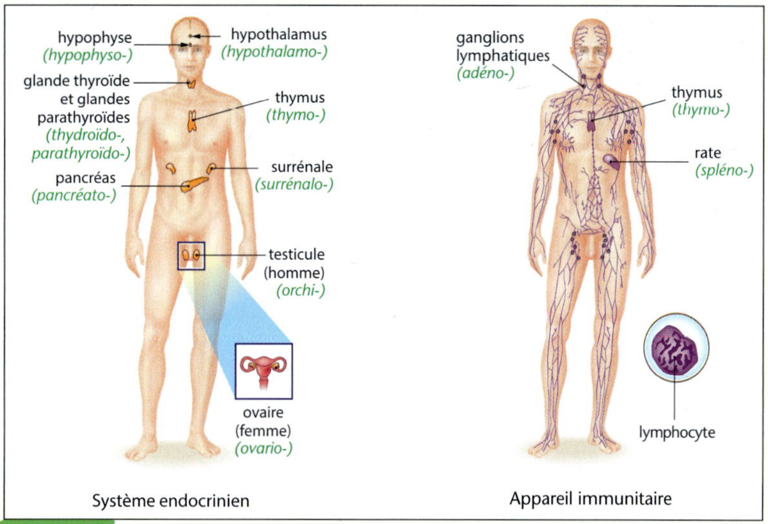

Doc. 4 La fonction de maintien de l'intégrité

4 Connaître la fonction de reproduction

Elle est assurée par les appareils génitaux qui assurent la transmission de la vie **(Doc. 5)**.

Doc. 5 La fonction de reproduction

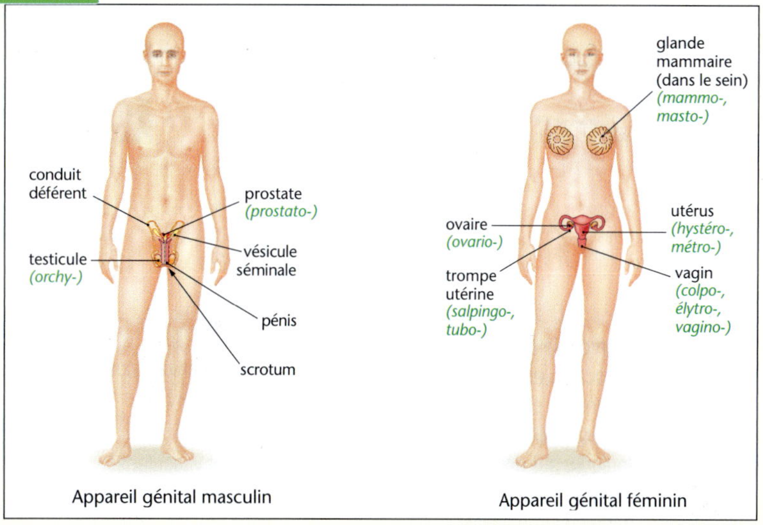

1. Quelles sont les quatre grandes fonctions de l'organisme ?
2. Quels sont les organes de l'appareil cardiovasculaire ? Quel est son rôle ?
3. Quel appareil permet de lutter contre les infections ?
4. Qui assure la fonction de reproduction ?
5. Quels appareils interviennent dans la fonction de relation ?

Activité 3

Les tissus

1 Connaître les quatre familles de tissu

Doc. 6 Les quatre familles de tissu

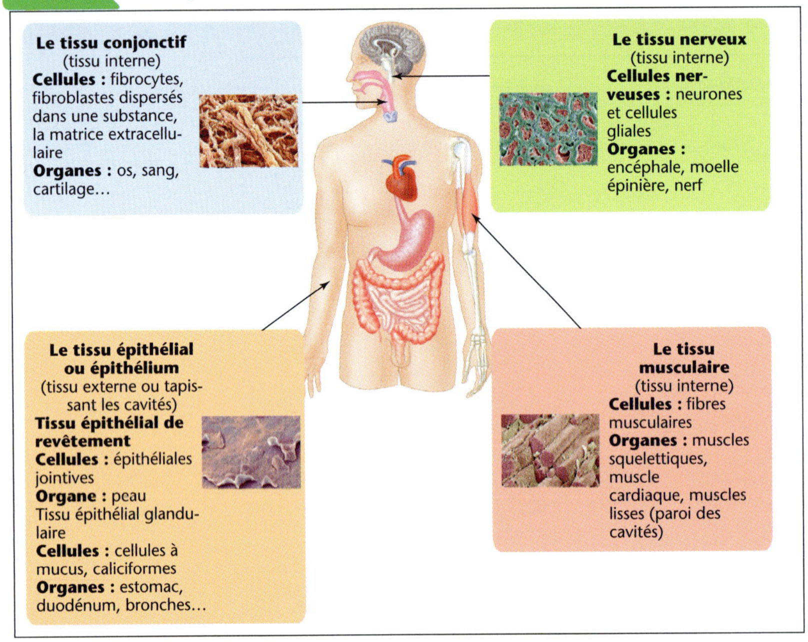

L'étude des tissus constitue l'histologie. Il existe quatre familles de tissu : le tissu épithélial, le tissu conjonctif, le tissu musculaire et le tissu nerveux (Doc. 6), qui entrent dans la composition des organes.

1. Combien de familles de tissus entrent dans la composition des organes ?
2. Quelle est la localisation des tissus épithéliaux ? du tissu nerveux ?
3. Que forme le tissu musculaire ?
4. À quel tissu appartient le sang ?

2 Comparer le tissu épithélial et le tissu conjonctif

	Tissu épithélial		Tissu conjonctif				
	de revêtement	glandulaire	osseux	cartilagineux	conjonctif dense	conjonctif lâche	sanguin
Observation microscopique	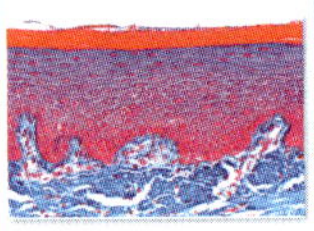	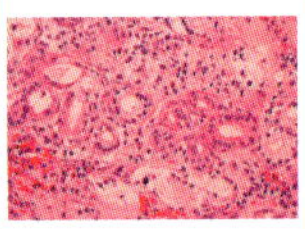	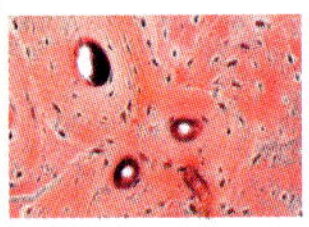	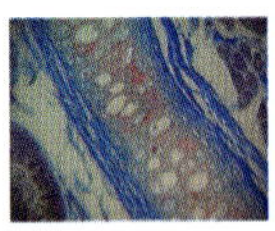	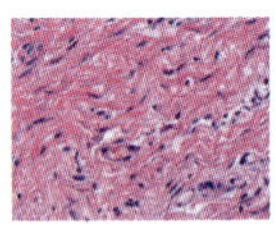	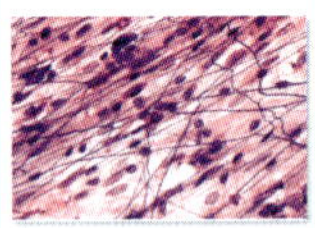	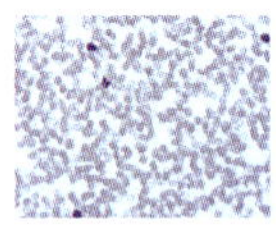
Représentation schématique	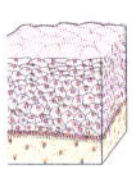	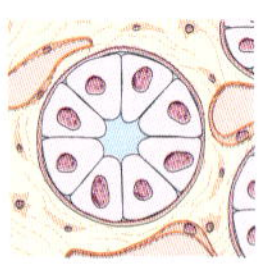	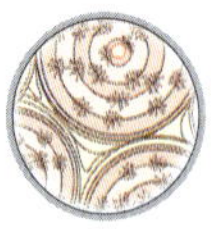	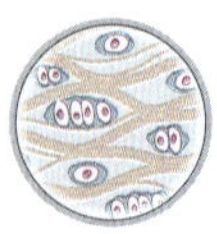	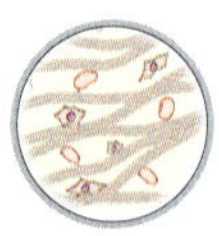	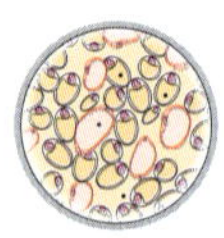	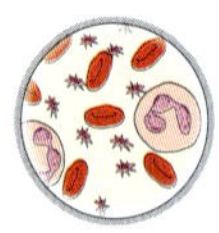
Organisation	Formés de cellules jointives associées entre elles, disposées en une ou plusieurs couches superposées. La 1re couche repose toujours sur une structure la séparant des autres tissus, appelée lame basale.		• Formé de cellules non jointives dispersées dans une matrice plus ou moins dense, constituée de fibres conjonctives et d'une substance fondamentale, composée d'eau et de molécules. • Innervé et vascularisé.				

	Tissu épithélial		Tissu conjonctif				
Localisation	Recouvre le corps (= peau) et tapisse les cavités (= muqueuse)	Forme les glandes	Forme les os	Forme les cartilages	Forme les tendons et les ligaments	Tissu de remplissage entre les autres tissus	Forme le sang
Fonction	Protection	Sécrétion	Nombreuses fonctions : soutien des autres tissus, remplissage, défense immunitaire, nutrition, réserve énergétique…				

① Quelle différence existe-t-il au niveau des cellules du tissu épithélial et du tissu conjonctif ?
② Quelle est la localisation du tissu épithélial et du tissu conjonctif ?
③ Quel est le point commun de toutes les cellules des tissus conjonctifs ?

3 Relier les caractéristiques structurales d'un tissu à sa fonction

Les caractéristiques structurales d'un tissu sont à l'origine de sa fonction et de l'organe qu'il forme. Par exemple, la paroi d'une bronche est composée de plusieurs types de tissu dont **(Doc. 7)** :

- le tissu épithélial, formé de cellules ciliées et de cellules caliciformes. Les cellules caliciformes produisent du mucus qui piège les poussières et les micro-organismes. Les cils assurent un battement ascendant pour que le mucus produit par les cellules caliciformes remonte jusqu'au pharynx pour être dégluti ;
- le tissu cartilagineux, composé d'une substance fondamentale solide et élastique, permet le maintien ouvert de lumière de la bronche et entre ainsi dans la fonction de conduction de l'air ;
- le tissu musculaire lisse, lorsqu'il est relâché, assure également le maintien du calibre de la bronche et donc la conduction normale de l'air, sa contraction est à l'origine d'une crise d'asthme ;
- le tissu conjonctif lâche dont la substance fondamentale a la consistance d'un gel, assure la fonction de soutien, d'emballage des autres tissus de la bronche.

L'étude histologique d'une bronche montre que ses tissus sont adaptés à la protection, à la conduction de l'air et au soutien des autres tissus.

Doc. 7 Représentation des tissus d'une bronche

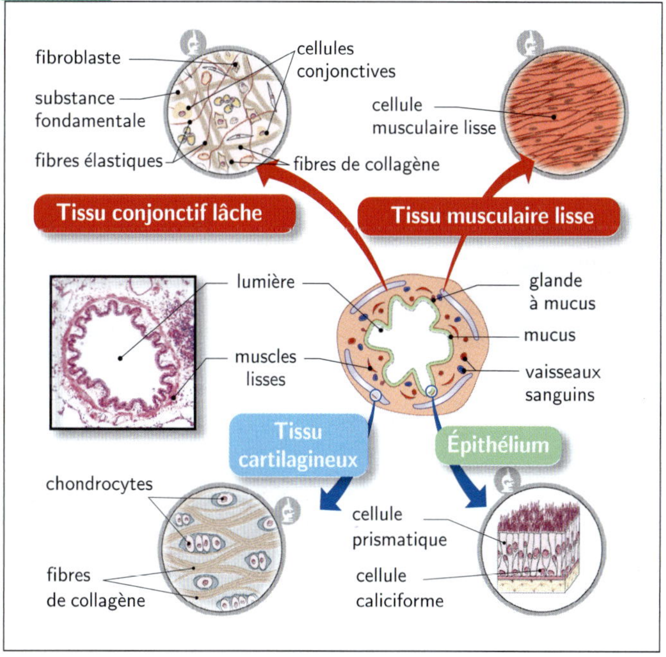

① Quelle est la particularité de l'épithélium bronchique ?
② Quel tissu permet la cohésion des autres tissus ?
③ Quel est le rôle du tissu cartilagineux dans une bronche ?
④ En quoi la présence d'un tissu permet-elle à un organe d'assurer une fonction spécifique ?

Activité 4

Les cellules : structure et ultrastructure

La cellule
https://youtu.be/VDEfZh9lmi0 (4'46)

1 Connaître la structure des cellules

L'observation au microscope optique montre que la cellule est composée d'une membrane plasmique, du cytoplasme et d'un noyau. Cette organisation commune à toutes les cellules eucaryotes constitue la structure de la cellule humaine (Doc. 8).

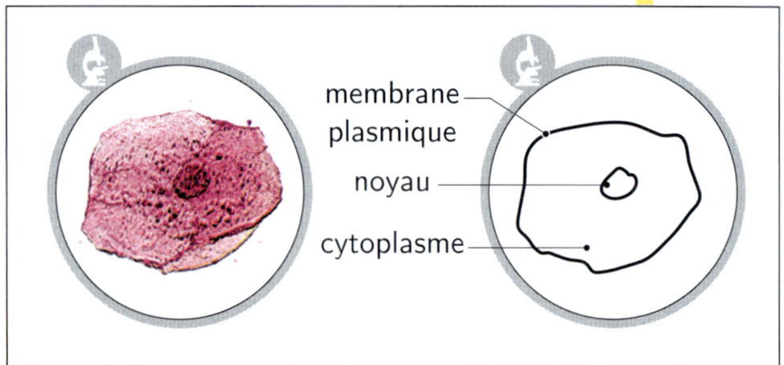

Doc. 8 Observation microscopique de la structure d'une cellule

① Quels sont les trois composants de la structure d'une cellule ?

② En quoi la membrane plasmique est-elle une frontière entre deux milieux différents ?

2 Repérer la diversité structurale et fonctionnelle des cellules

Chaque cellule représente un véritable système vivant, capable de respirer, de se nourrir et de produire des déchets. La cellule est l'unité fonctionnelle et structurale de base des êtres vivants. Les cellules humaines sont libres ou associées entre elles, de cellules mobiles ou immobiles, de taille variable (Doc. 9).

Doc. 9 Diversité des cellules humaines

Nom de la cellule	Vue au microscope optique	Représentation schématique	Forme	Taille	Rôle
Érythrocyte (= hématie)	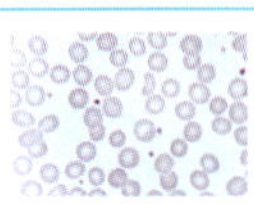	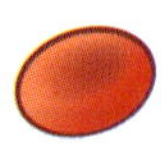	Ronde et Biconcave	7,5 µm de diamètre	Transport du dioxygène
Leucocyte (= globule blanc)	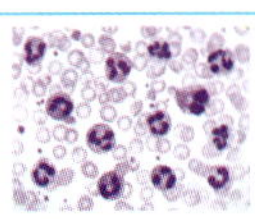	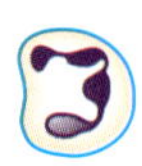	Ronde	8 à 15 µm de diamètre	Défense immunitaire
Cellule caliciforme	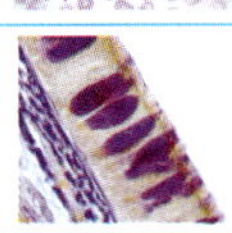	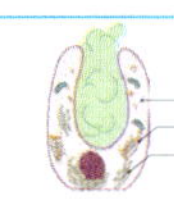	En forme de calice	Quelques µm de haut	Sécrétion de mucus
Cellule intestinale (= entérocyte)	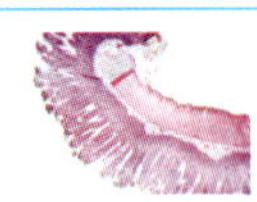	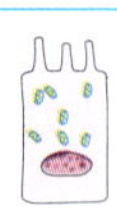	Cylindrique avec des prolongements (= microvillosités)	30 µm dont 3,5 µm de microvillosités	Absorption des nutriments
Cellule ciliée	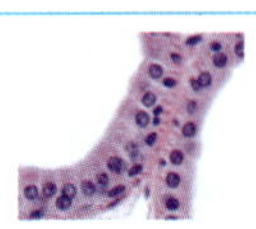	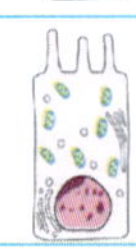	Cylindrique avec des cils	45 µm dont 5 à 7 µm de microvillosités	Déplacement de substances par battement des cils
Spermatozoïde	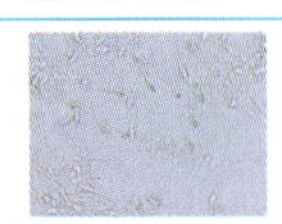	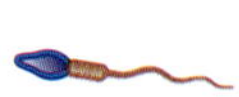	Allongée avec un flagelle	55 µm de long	Reproduction

Exercice 5 La cellule humaine

1 Indiquer le nom correspondant à chacune des légendes notées 1 à 10 du document 3.

2 Indiquer le rôle des éléments 1, 3, 5, 6, 7 et 10.

3 Expliquer pourquoi l'utilisation d'un microscope électronique est indispensable pour observer l'ultrastructure d'une cellule.

Doc. 3 Représentation de l'ultrastructure d'une cellule humaine

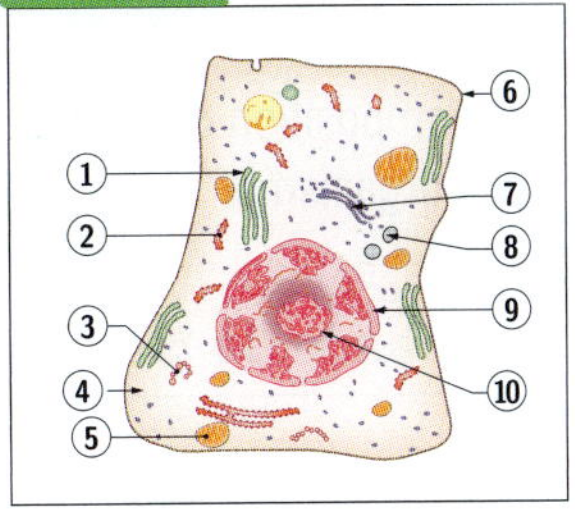

Exercice 6 Relation structure/fonction d'un tissu

L'épithélium bronchique est composé de deux types de cellules différentes (Doc. 4) :

- des cellules plus hautes que larges, qualifiées de prismatiques. Le pôle situé à la surface de l'épithélium (= pôle apical) présente des cils.
- des cellules en forme de petit calice, qualifiées de caliciforme. Le pôle apical est ouvert et est en contact avec la lumière de la bronche. C'est de cette ouverture que le mucus est excrété. L'association de ces deux cellules au sein de l'épithélium assure sa fonction de protection : le mucus produit piège les poussières et les micro-organismes inhalés et les cils propulsent ce mucus vers le pharynx où il sera dégluti.

Doc. 4 Cellules entrant dans la composition de l'épithélium bronchique

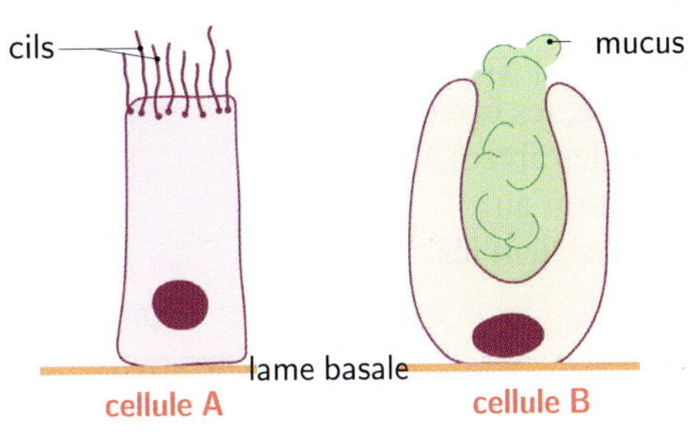

1 Identifier les cellules A et B et annoter le document 4.

2 Le document 5 est une représentation de l'ultrastructure de la cellule B. Rappeler le rôle des trois organites mentionnés et expliquer en quoi l'ultrastructure de cette cellule est adaptée à sa fonction.

3 Associer les photographies A et B du document 6 aux représentations schématiques du document 4. Justifier la réponse.

4 Expliquer en quoi l'épithélium bronchique est un exemple de relation structure/fonction.

Doc. 5 Représentation schématique de l'ultrastructure d'une cellule de l'épithélium bronchique

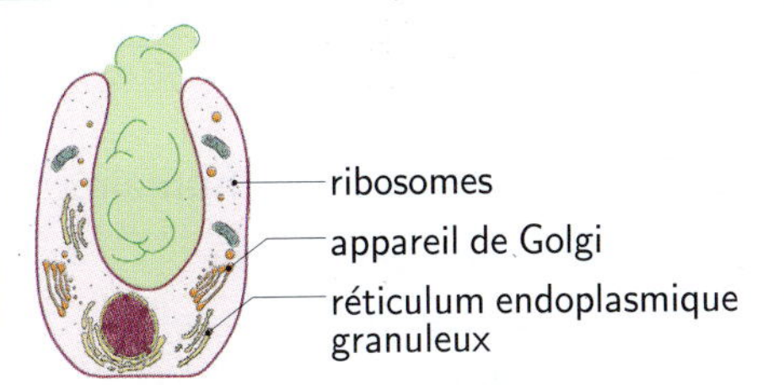

Doc. 6 Observation microscopique des deux cellules de l'épithélium bronchique

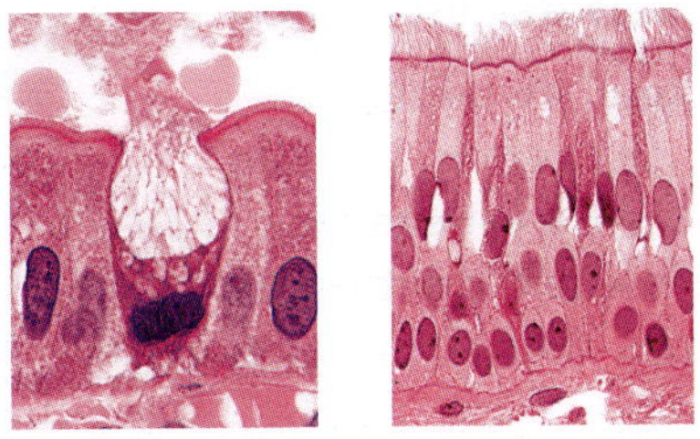

Exercice 8 Fonctionnement intégré de l'organisme

Le **document 8** est une synthèse sur la composition des appareils cardiovasculaire, respiratoire et urinaire, ainsi que sur leurs rôles dans le fonctionnement intégré de l'organisme.

Doc. 8 Relation d'interdépendance de trois appareils

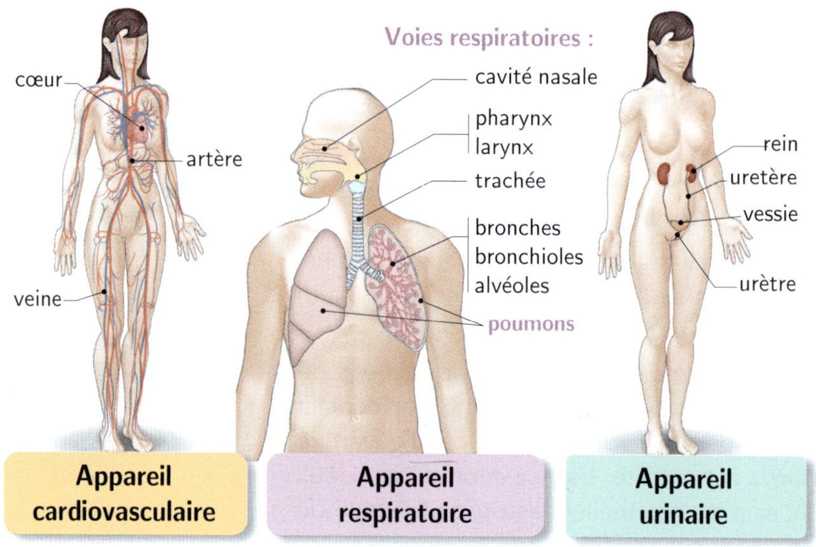

• **Chaque organe a un rôle précis** dans le corps humain : le cœur propulse le sang dans les vaisseaux sanguins, les reins filtrent le sang et créent l'urine...

• L'ensemble des organes qui concourent à une fonction commune **est groupé dans un appareil**. Par exemple, les cavités nasales, le pharynx, le larynx, la trachée, les bronches, les bronchioles et les alvéoles conduisent l'air jusqu'aux poumons où se déroulent les échanges gazeux.

• Certains appareils assurent **des échanges avec l'environnement** :
– l'appareil respiratoire assure les échanges de gaz respiratoires (O_2 et CO_2) entre le milieu extérieur et notre milieu intérieur ;
– l'appareil urinaire élimine dans le milieu extérieur l'excès d'eau et les déchets contenus dans le sang.
L'appareil cardiovasculaire n'assure pas d'échanges avec le milieu extérieur mais il joue un rôle indispensable : il permet la circulation de la matière (gaz respiratoires, nutriments, déchets...) dans notre milieu intérieur.
L'être humain est un organisme composé de milliards de cellules dont certaines ne sont pas en contact avec l'environnement extérieur. Le sang assure le transport de la matière, des zones d'échanges vers l'ensemble des cellules de l'organisme.

• Tous les appareils assurent une relation de dépendance entre eux. Cette interdépendance est la base du fonctionnement intégré de l'être humain.

1. Indiquer la nature des échanges entre l'appareil respiratoire et l'environnement.
2. Retrouver le rôle des reins. En sachant que la vessie est une poche de stockage de l'urine, en déduire le rôle des uretères.
3. Rappeler le rôle du cœur, en déduire le rôle des artères et des veines. Il existe une troisième catégorie de vaisseaux : les capillaires. Ces vaisseaux, dont la paroi est très fine, sont situés dans les organes, entre les artères et les veines. Déduire le rôle des capillaires.
4. Expliquer pourquoi l'appareil cardiovasculaire est important dans le fonctionnement intégré de l'être humain.
5. Montrer l'interdépendance qui existe entre l'appareil respiratoire et l'appareil cardiovasculaire, ainsi qu'entre l'appareil urinaire et l'appareil cardiovasculaire.

PARTIE 2

Appareil locomoteur et motricité

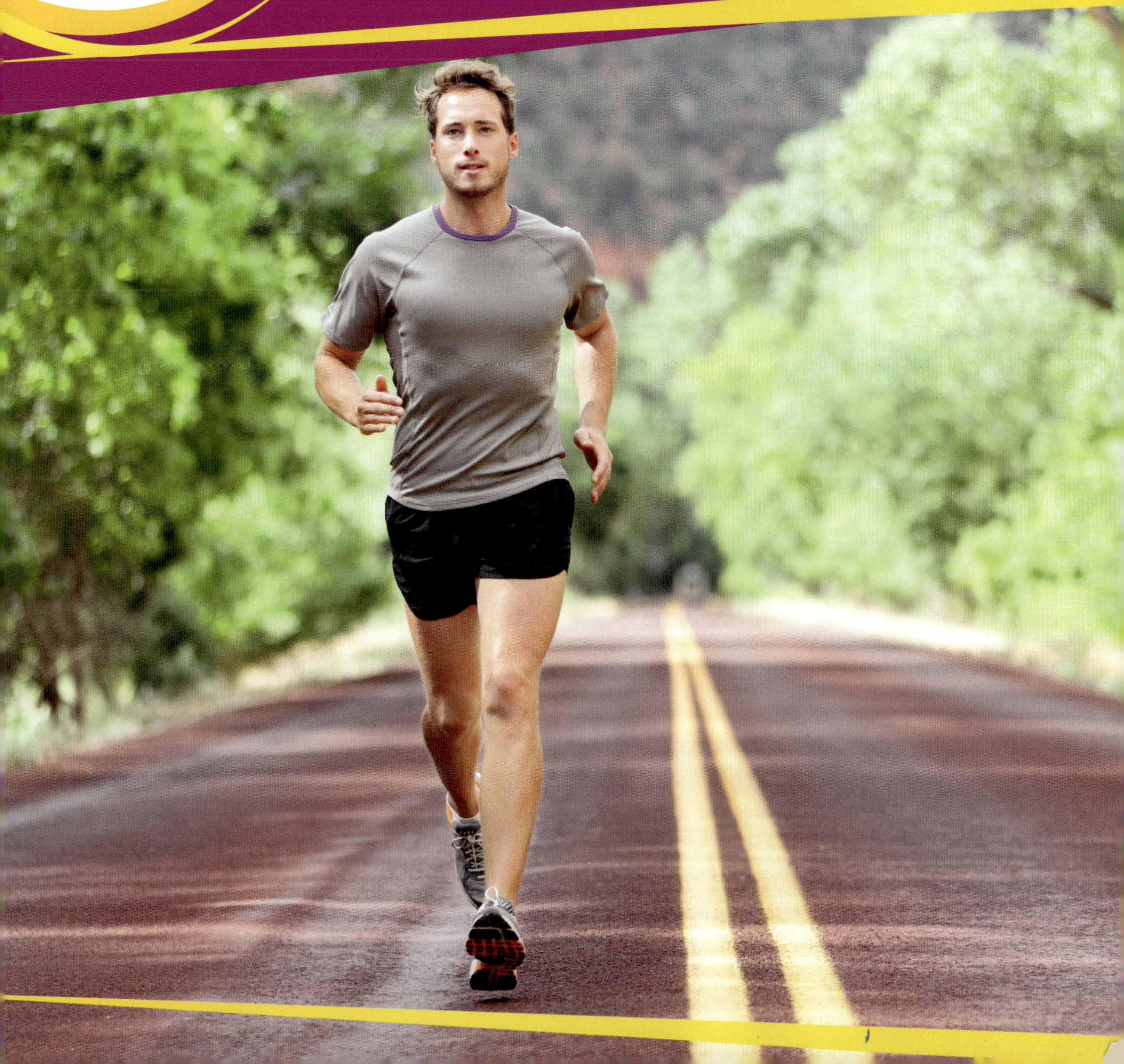

Chapitre 3

Organisation du squelette et du système nerveux

Notions et contenus	Capacités exigibles	
Organisation du squelette	• Identifier les principaux éléments des squelettes axial et appendiculaire.	p. 38
	• Identifier les constituants d'une articulation mobile.	p. 39
Organisation des systèmes nerveux central et périphérique	• Identifier les principaux éléments constitutifs des systèmes nerveux central et périphérique.	p. 40
Organisation du nerf	• Décrire l'organisation d'un nerf.	p. 42
Structure du neurone	• Schématiser, annoter et orienter un neurone.	p. 42
Circulation de l'influx nerveux	• Caractériser l'influx nerveux (potentiel de repos et potentiel d'action).	p. 44
	• Analyser des expériences mettant en évidence les propriétés de l'influx nerveux au niveau du neurone et du nerf.	p. 56

Un exemple de pathologie : lésions de la moelle épinière et AVC

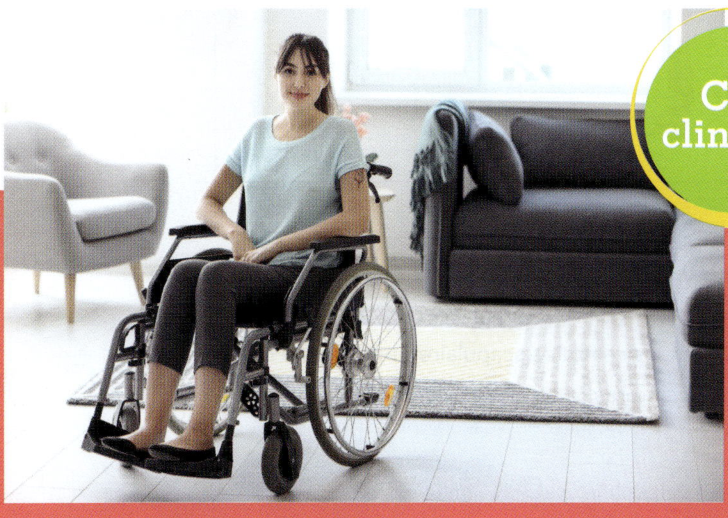

Cas clinique

Suite à un très grave accident de la route, Anne ne sent plus ses jambes. Elle ne ressent rien à la palpation du ventre. Elle est conduite en urgence à l'hôpital, où un scanner du rachis est réalisé. Anne ne pourra plus marcher et devra se déplacer en fauteuil roulant. Elle souffre également de troubles vésical (de la vessie) et sphinctérien.

Activité 1

Organisation du squelette

1 Identifier les principaux éléments des squelettes axial et appendiculaire

Le squelette est constitué de 206 os reliés entre eux au niveau des articulations par des ligaments. Il est la charpente du corps.

Le squelette se divise en deux parties : le squelette axial, qui constitue l'axe du corps, et le squelette appendiculaire (= squelette des membres), qui est fixé sur le squelette axial **(Doc. 1)**.

- Le squelette axial regroupe les os du crâne, la colonne vertébrale, les côtes et le sternum. Il sert de support aux mouvements respiratoires de la cage thoracique. Il délimite des cavités permettant la protection des viscères (système nerveux et appareils respiratoire, digestif, urinaire, reproducteur et cardiovasculaire).
- Le squelette appendiculaire est formé des os des membres supérieurs et des membres inférieurs, de la ceinture scapulaire (omoplates et clavicules) et de la ceinture pelvienne (os iliaques et sacrum).

Les ceintures scapulaire et pelvienne permettent de relier le squelette appendiculaire au squelette axial.

Doc. 1 Les principaux os des squelettes axial et appendiculaire

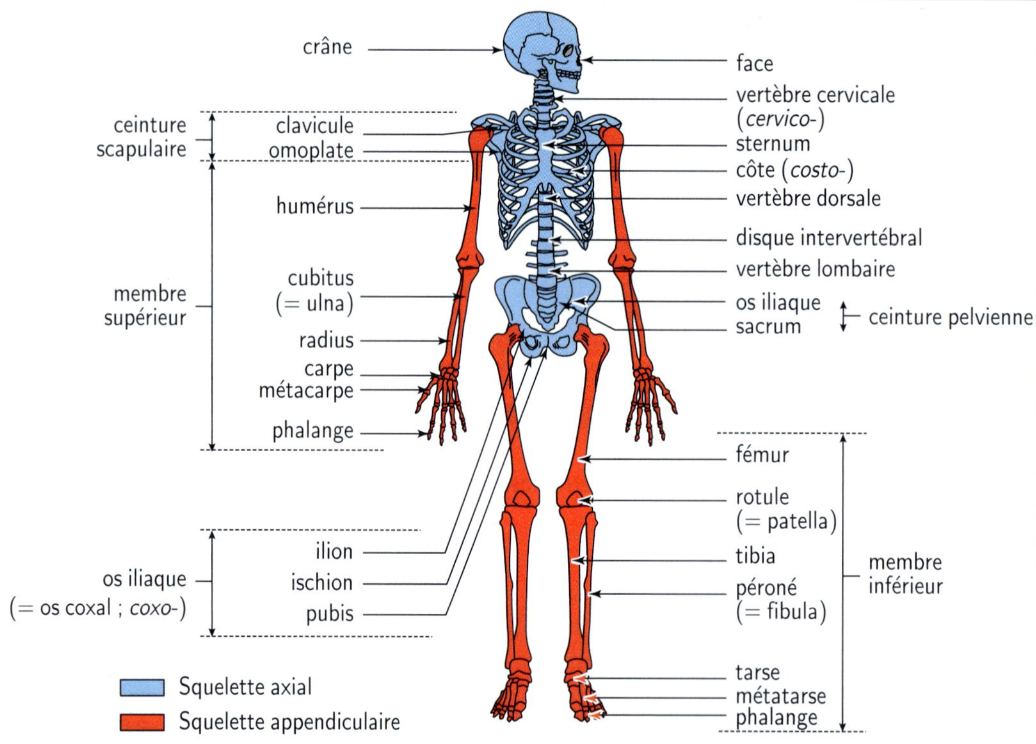

1. En quoi le squelette axial constitue-t-il une charpente ?
2. Quel est le rôle du squelette appendiculaire ?
3. Quels os constituent les ceintures scapulaire et pelvienne ?
4. À quoi servent les ceintures ?

2 Identifier les constituants d'une articulation mobile

Une articulation mobile est une articulation qui permet le mouvement (Doc. 2).
Elle est constituée :
- de deux surfaces articulaires recouvertes de cartilage articulaire ;
- d'une membrane synoviale qui tapisse les surfaces articulaires. Elle sécrète un liquide visqueux et lubrifiant appelé liquide synovial ou synovie ;
- de ligaments constitués de tissu conjonctif de fibres collagène résistantes et peu extensibles qui limitent l'amplitude des mouvements.

Doc. 2 L'articulation du genou

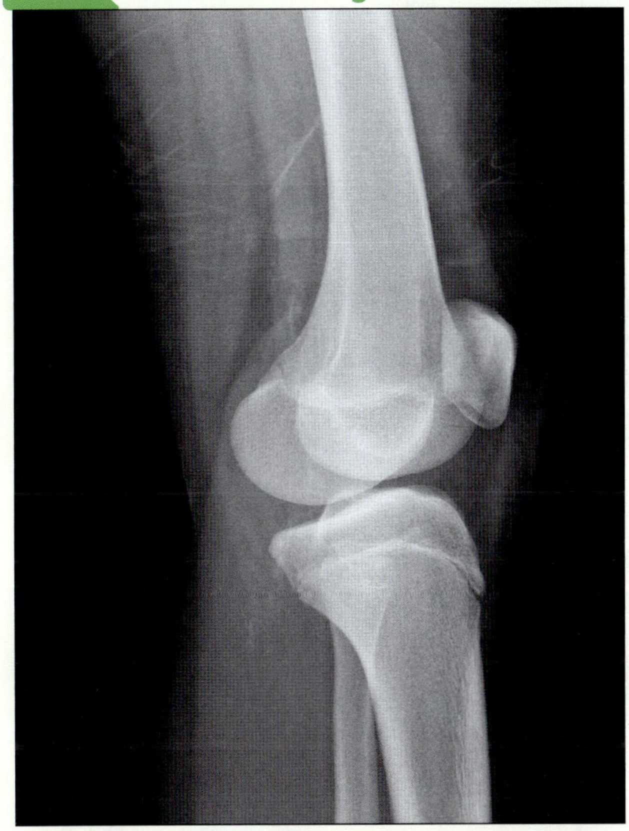

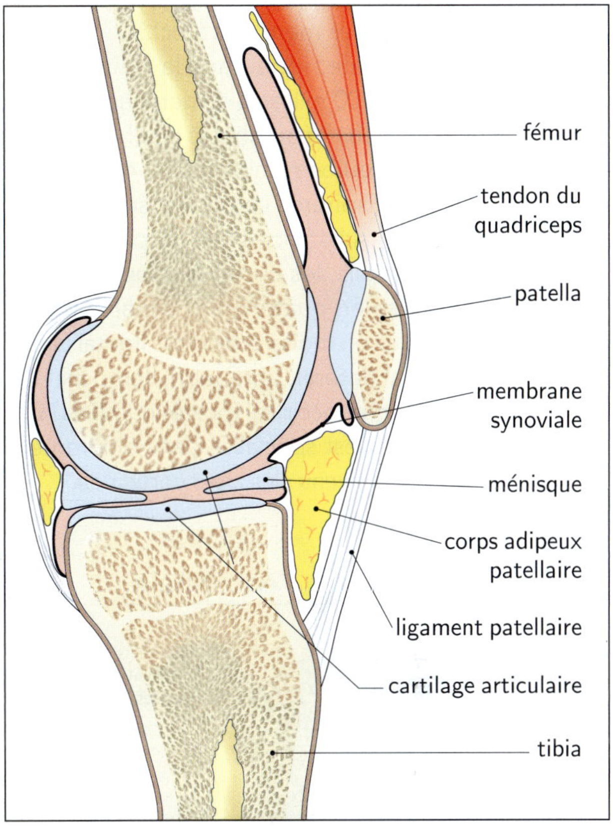

Les articulations semi-mobiles permettent des mouvements limités, au niveau des vertèbres et du pubis. Les articulations immobiles permettent de protéger l'encéphale pour les os du crâne et de soutenir les organes de la cavité pelvienne pour les os iliaques.

1. Quels sont les constituants d'une articulation mobile ?
2. Quel est le rôle du liquide synovial ?
3. Quels sont les différents types d'articulation et leurs rôles respectifs ?

Activité 2

Organisation des systèmes nerveux central et périphérique

Les systèmes nerveux central et périphérique
https://youtu.be/6M2-X1mhNDE (3'02)

1 Identifier les principaux éléments constitutifs du système nerveux central

Le système nerveux central est situé au niveau de l'axe du corps. Il comprend deux centres nerveux, l'encéphale et la moelle épinière, protégés par les méninges **(Doc. 3)**.
L'encéphale, logé dans la boîte crânienne, contient 100 milliards de neurones. Il est constitué de deux hémisphères cérébraux, un cervelet et un bulbe rachidien **(Doc. 4)**.
Les hémisphères cérébraux sont formés d'un cortex (= substance grise) qui présente de nombreux replis, les circonvolutions cérébrales. Il se divise en quatre lobes séparés par des sillons plus ou moins profonds : frontal (antérieur), pariétal (latéral, antérieur), temporal (latéral, inférieur) et occipital (postérieur) **(Doc. 5)**.
Le cortex est spécialisé dans différentes fonctions, au niveau des aires corticales.

Doc. 3 Le système nerveux humain vu de dos

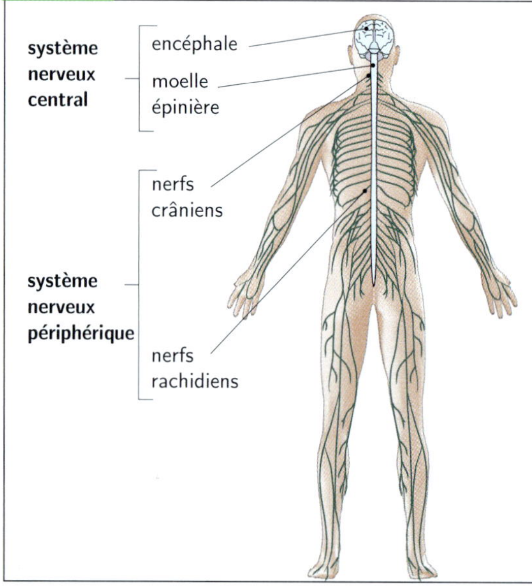

Doc. 4 Anatomie de l'encéphale

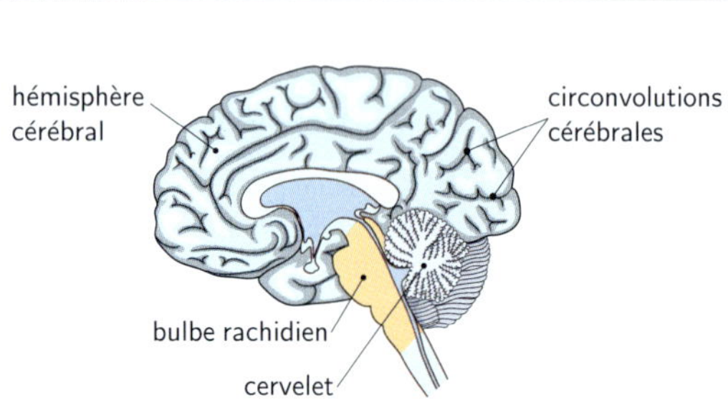

Doc. 5 Localisation anatomique des quatre lobes du cortex

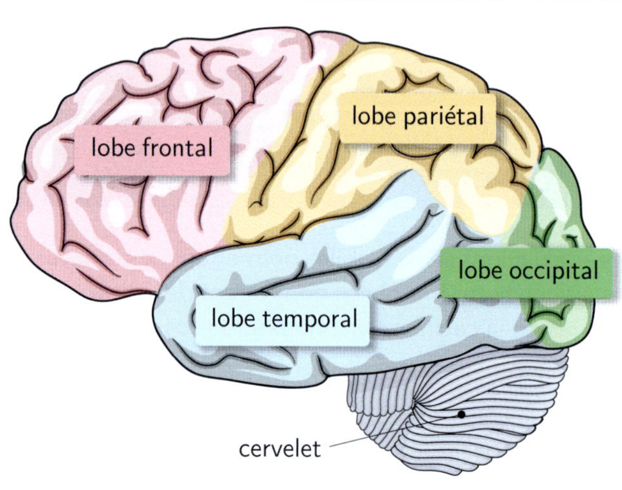

La moelle épinière, logée dans la colonne vertébrale, prolonge l'encéphale. Elle est un centre nerveux réflexe : elle reçoit l'information sensitive des récepteurs sensoriels, l'analyse et génère des messages moteurs vers le tronc et les membres. Cette fonction permet de réaliser des mouvements involontaires (ex. : retrait de la main quand on se brûle ou se pique).
La moelle épinière est aussi une voie de transmission et de réception des messages nerveux pour l'encéphale.
Entre chaque vertèbre, se trouvent des trous, où les racines ventrales et dorsales de chaque nerf se rejoignent pour donner les nerfs rachidiens, qui sont des nerfs mixtes **(Doc. 6)**.

Les nerfs rachidiens comportent des voies sensitives passant par la racine dorsale et des voies motrices passant par la racine ventrale (chargée de conduire les influx nerveux vers les muscles).

1. Quels sont les deux constituants du système nerveux ?
2. Quels sont les deux constituants du système nerveux central ?
3. Anne souffre de paraplégie et de troubles vésical et sphinctérien ; en quoi la structure de la moelle épinière peut-elle l'expliquer ?

Doc.6 Portion de moelle épinière

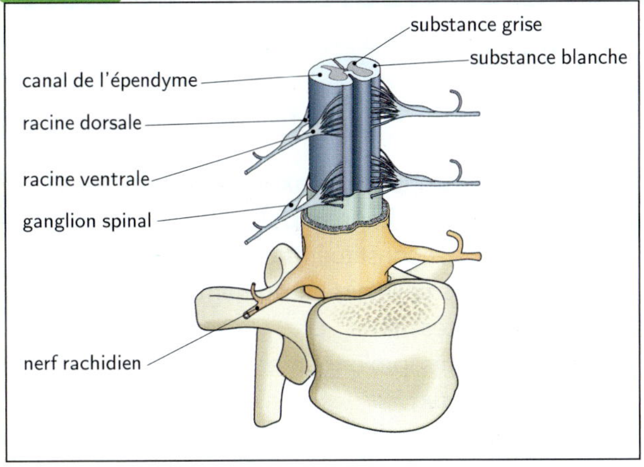

2 Identifier les principaux éléments constitutifs du système nerveux périphérique

Le système nerveux périphérique correspond à l'ensemble des nerfs en connexion avec le système nerveux central. En fonction de leur origine, on distingue :

– 12 paires de nerfs crâniens partant de l'encéphale. Ils innervent la tête et le cou mais aussi différents niveaux de l'organisme. Ils peuvent être sensitifs, moteurs ou mixtes. La dixième paire (= paire vague) est un nerf mixte dont les fibres innervent le cœur, les muscles lisses des voies respiratoires et certains organes ou glandes de l'appareil digestif. Ce nerf a un rôle très important dans le fonctionnement du cœur.

– 31 paires de nerfs rachidiens partant de la moelle épinière. Ils innervent le cou, le tronc et les membres supérieurs et inférieurs.

Ce sont les voies de conduction des messages nerveux sensitifs et moteurs (Doc. 7).

Le nerf sciatique, constitué des fibres des nerfs lombaires L4 et L5 et des nerfs sacraux S1, S2 et S3, est le nerf le plus long et le plus volumineux.

Doc.7 Les nerfs rachidiens et les régions innervées

C1 à C4 : plexus cervical, cou, diaphragme

C5 à T1 : plexus brachial, membres supérieurs

T2 à T12 : muscles intercostaux, muscles du dos et de l'abdomen

L1 à L4 : plexus lombaire, paroi abdominale, organes génitaux et membres inférieurs

L5 à S3 : plexus sacré, jambes et périnée

S4 à S5 et nerf coccygien : plexus coccygien, région anale

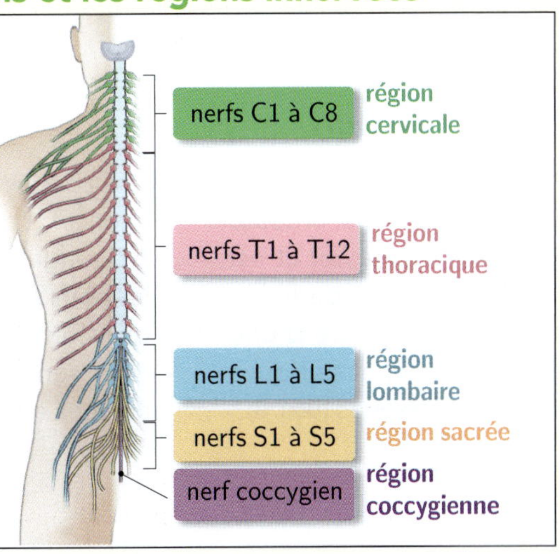

1. Quelle différence y a-t-il entre les nerfs crâniens et les nerfs rachidiens ?
2. Quelles sont les caractéristiques de la dixième paire de nerfs crâniens ?
3. Dans quelle région de la moelle épinière le nerf sciatique prend-il naissance ?

Activité 3

Structure du neurone et du nerf

1 Schématiser, annoter et orienter un neurone

Les nerfs regroupent les axones des neurones. Le neurone est la principale cellule du tissu nerveux. Il est constitué (Doc. 8) :
- d'un corps cellulaire contenant le noyau et les organites ;
- de dendrites, prolongements courts, ramifiés et nombreux ;
- d'un axone, prolongement unique et long ;
- d'une arborisation terminale riche en mitochondries, à l'extrémité de l'axone, qui permet la communication avec d'autres cellules nerveuses, musculaires ou glandulaires.

Un neurone reçoit des informations au niveau des dendrites et les transmet au niveau de l'axone.

Le corps cellulaire des neurones est localisé dans la substance grise des centres nerveux alors que les axones sont localisés dans la substance blanche.

L'axone peut être entouré ou non d'une gaine isolante, discontinue et blanc nacré : la gaine de myéline, qui augmente la vitesse de transmission des messages nerveux.

Le neurone est une cellule qui a une forme spécifique : on parle de cellule différenciée. C'est une cellule qui ne se divise plus. Toute cellule détruite ne peut pas être renouvelée.

Doc.8 Schéma d'un neurone

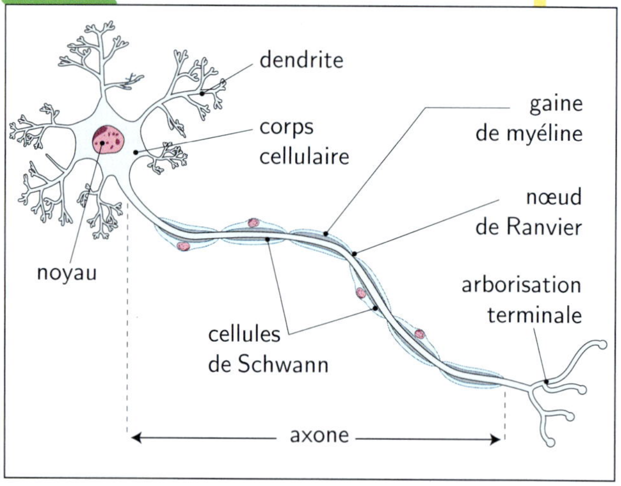

1. Quelles sont les différentes parties d'un neurone ?
2. Où sont situés le noyau et les principaux organites au sein d'un neurone ?
3. Comment circule l'information au niveau du neurone ?

2 Décrire l'organisation d'un nerf

Un nerf a l'aspect d'un cordon blanc nacré, plus ou moins épais et plus ou moins long. Il est entouré d'une enveloppe conjonctive (l'épinèvre) et est composé d'un ensemble de faisceaux de fibres nerveuses. Chaque faisceau est entouré d'une enveloppe conjonctive (le périnèvre) et se trouve constitué de fibres nerveuses, les axones (Doc. 9).

Entre chaque fibre nerveuse, se trouve du tissu conjonctif : l'endonèvre.

On distingue trois catégories de nerfs :
- les nerfs sensitifs, constitués de fibres sensitives, qui véhiculent les informations issues des récepteurs sensoriels vers les centres nerveux (influx nerveux afférents) ;

– les nerfs moteurs constitués de fibres motrices, qui véhiculent des influx du centre nerveux vers la périphérie (influx nerveux efférents) ;
– les nerfs mixtes, qui véhiculent les deux types de messages (sensitifs et moteurs). C'est le cas du nerf sciatique, qui innerve la cuisse, la jambe et le pied.

1. Qu'est-ce qu'une fibre nerveuse ?
2. Quelle enveloppe entoure un nerf ?
3. Qu'est-ce qu'un nerf mixte ?

Doc. 9 Schéma de l'organisation d'un nerf

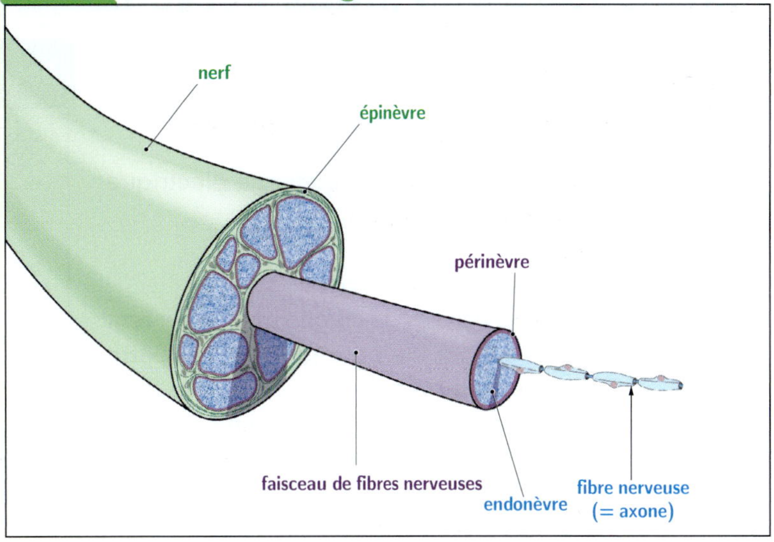

3 Suivre le cheminement d'un influx nerveux

Doc. 10 Le cheminement d'un influx nerveux

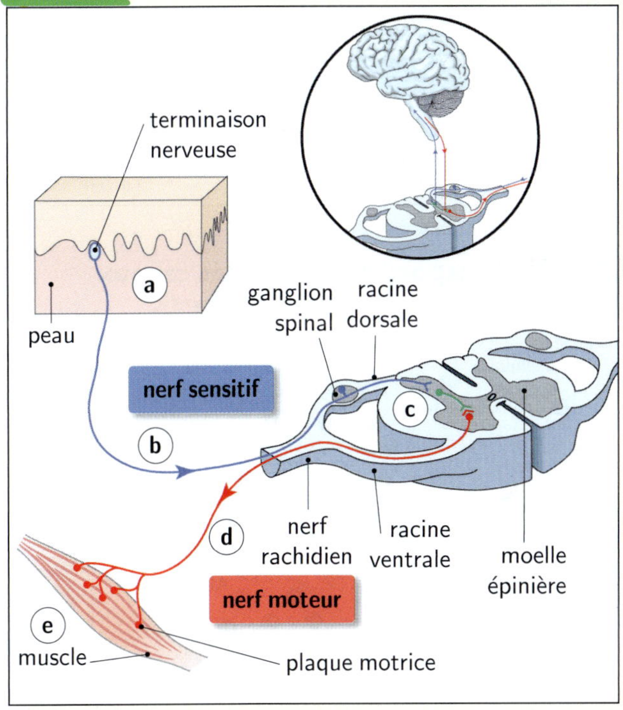

Le cheminement d'un message nerveux nécessite l'intervention du système nerveux central, du système nerveux périphérique, d'un récepteur sensoriel et d'un effecteur **(Doc. 10)** :
ⓐ le récepteur capte l'information ;
ⓑ la voie sensitive du nerf rachidien conduit l'information jusqu'à la moelle épinière, *via* la racine dorsale ;
ⓒ la moelle épinière intègre cette information et génère un influx moteur ;
ⓓ l'influx moteur est conduit jusqu'à l'effecteur par la voie motrice d'un nerf rachidien, *via* la racine ventrale de la moelle épinière ;
ⓔ l'effecteur (le muscle) effectue la réponse, une contraction musculaire.

La moelle épinière constitue également une voie de transmission des messages nerveux entre l'encéphale et l'organisme.

1. Quels sont les types d'influx acheminés par la moelle épinière ?
2. Quels sont les types d'influx acheminés à partir de l'encéphale vers la moelle épinière ?
3. Quelle racine de la moelle est empruntée par la voie sensitive ?
4. Quelle racine de la moelle est empruntée par la voie motrice ?
5. En quoi le trajet de l'influx nerveux permet-il d'expliquer la perte de sensibilité et de motricité d'Anne ?

Activité 4

Circulation de l'influx nerveux

1 Caractériser l'influx nerveux

L'influx nerveux est une charge électrique véhiculée le long d'un nerf.

Le potentiel de repos

Toutes les cellules de l'organisme présentent une différence de potentiel qui peut être mesurée au moyen de deux électrodes E_1 et E_2, placées à la surface d'un axone. Le potentiel mesuré entre les deux électrodes est de 0. Il n'y a pas de différence de potentiel (= ddp).

Doc. 11 ⓐ Principe de l'enregistrement du potentiel de repos et ⓑ résultat

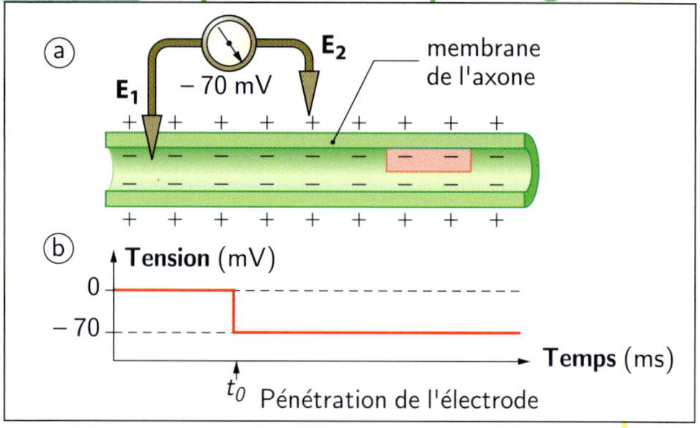

Lorsque l'électrode E_1 est enfoncée à l'intérieur de l'axone, la différence de potentiel enregistrée en moyenne pour la cellule nerveuse est de – 70 mV **(Doc. 11)**. En dehors de toute stimulation, la face interne est chargée négativement par rapport à la face externe, chargée positivement. On dit que la membrane des neurones est polarisée. – 70 mV est ce qu'on appelle le potentiel de repos (= PR).

L'origine du potentiel de repos (PR)

Le PR s'explique par une répartition différente des ions sodium et potassium de part et d'autre de la membrane **(Doc. 12)**.

Le milieu extracellulaire est plus concentré en ions sodium (Na^+) qu'en ions potassium (K^+) ; c'est l'inverse dans le milieu intracellulaire. Les ions se déplacent à travers les membranes par des protéines de transport, appelées canaux de fuite, du milieu où ils sont le plus concentré (hypertonique) vers le milieu où ils sont le moins concentré (hypotonique). Les ions K^+ sortent et les ions Na^+ entrent. On dit qu'ils diffusent. La diffusion ne nécessite pas d'énergie, c'est un phénomène passif. Or il existe toujours une différence de concentration entre l'intérieur et l'extérieur. Cette différence est maintenue par une pompe appelée pompe Na^+/K^+ qui fonctionne grâce à une molécule hautement énergétique appelée ATP. Cette molécule fait sortir 3 ions Na^+ et entrer 2 ions K^+ **(Doc. 13)** pour maintenir la différence entre l'intérieur et l'extérieur. La membrane est donc plus perméable au K^+ qu'au Na^+, ce qui entraîne un excès de charges + à l'extérieur et un déficit de charges + à l'intérieur, et explique l'existence du potentiel membranaire de repos : PR = – 70 mV.

Doc. 12 Composition des milieux extra- et intracellulaires d'un neurone

Ions	Milieu extracellulaire	Milieu intracellulaire
Na^+	140	14
K^+	5	140
Cl^-	147	14

Doc. 13 Transport d'ions par les canaux de fuite et la pompe Na^+/K^+

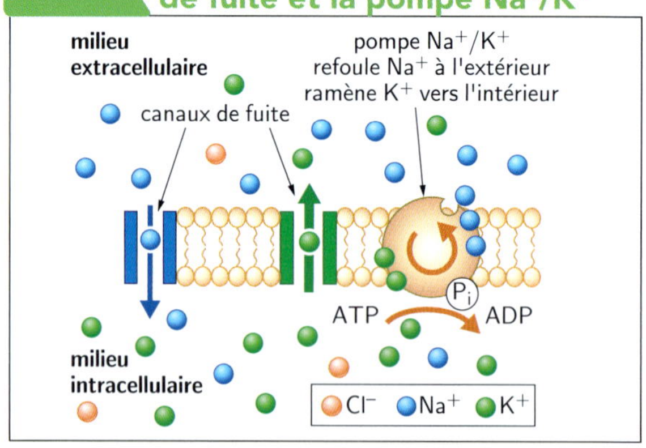

① Qu'appelle-t-on le potentiel de repos ?

② Expliquez pourquoi il existe une différence de potentiel entre l'intérieur et l'extérieur du neurone en dehors d'une stimulation.

③ Quel est le rôle de la pompe Na^+/K^+ ?

2 Expliquer le potentiel d'action d'une fibre nerveuse

Pour qu'une information circule le long d'une fibre nerveuse, il faut la stimuler avec une intensité suffisante (seuil = liminaire). Si la stimulation est en dessous du seuil (infraliminaire), il n'y a pas de potentiel d'action. Si la stimulation est au-dessus du seuil (supraliminaire), un potentiel d'action est obtenu, qui se propage le long du nerf.

Le potentiel d'action (PA) est dû à des inversions progressives de la polarité membranaire liées aux entrées d'ions Na^+ et sorties d'ions K^+ au niveau des canaux spécifiques au Na^+ et K^+ appelés canaux voltage-dépendants **(Doc. 14)**.

Doc. 14 Potentiel d'action d'une fibre nerveuse

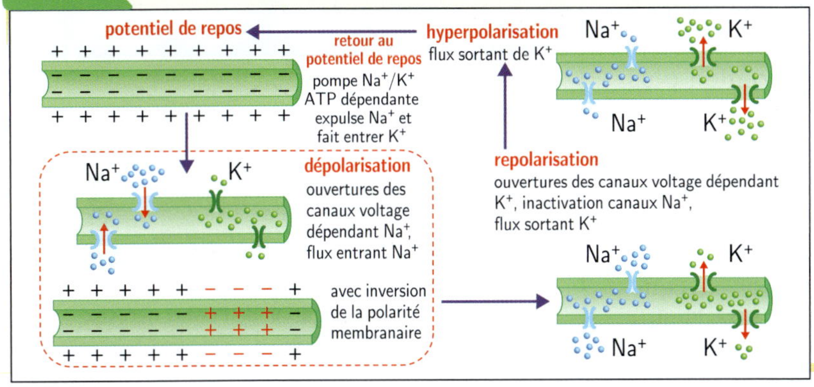

① Quels sont les types de canaux intervenant dans la formation d'un potentiel d'action ?

② Quelle est l'origine de la dépolarisation ?

③ Quelle est l'origine de la repolarisation ?

3 Caractériser le potentiel d'action d'une fibre nerveuse

Doc. 15 Enregistrement graphique du PA d'une fibre nerveuse

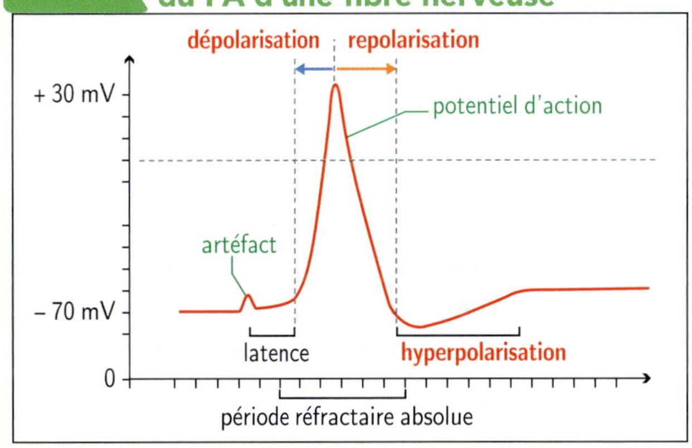

L'enregistrement permet de visualiser sur un écran la stimulation électrique (l'artefact). Après un temps de latence, un potentiel d'action apparaît. Il se caractérise par une amplitude de 100 mV (– 70 mV à + 30 mV) et une durée d'environ 1 ms.

Le potentiel d'action se déroule en trois phases :
- une phase de dépolarisation (= inversion de la polarité) rapide de la membrane de l'axone ;
- une phase de repolarisation (= retour à la polarité) de la membrane ;
- une phase d'hyperpolarisation de la membrane, durant laquelle la différence de potentiel membranaire est inférieure au potentiel de repos **(Doc. 15)**.

À l'issue du potentiel d'action, la pompe Na^+/K^+ dépendant d'ATP rétablit la répartition normale des ions de part et d'autre de la membrane.

Durant le potentiel d'action, il existe une période au cours de laquelle toute stimulation même supraliminaire est inefficace puisque la fibre est dépolarisée. Cette période est qualifiée de période réfractaire absolue.

L'amplitude du potentiel d'action est toujours identique. C'est la loi du tout ou rien.

En revanche, la fréquence des potentiels augmente avec l'intensité de la stimulation. Le message nerveux est donc codé en modulation de fréquence.

① Comment représente-t-on un potentiel d'action ?

② Quelles sont les phases du potentiel d'action ?

③ Que veut dire « loi du tout ou rien » ?

Circulation de l'influx nerveux

4 Expliquer la propagation de l'influx nerveux au niveau de la gaine de myéline

La gaine de myéline modifie les propriétés de l'axone et ne laisse exposées que de petites régions de membrane excitable appelées nœuds de Ranvier (Doc. 16).

Les courants s'établissent d'un nœud de Ranvier à l'autre.

Cette conduction permet une propagation plus rapide de l'influx nerveux.

La vitesse de propagation de l'influx nerveux augmente également avec le diamètre des fibres nerveuses. Plus le diamètre est grand et plus la vitesse augmente.

Dans la sclérose en plaques, la destruction de cette gaine explique l'arrêt de la propagation de l'influx nerveux et la paralysie progressive.

Doc. 16 Gaine de myéline et propagation de l'influx nerveux

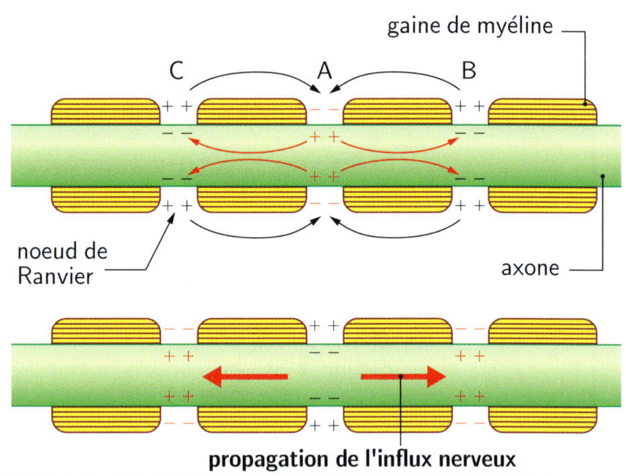

① Quel rôle joue la gaine de myéline dans la propagation de l'influx nerveux ?

② Où sont localisés les canaux voltage-dépendants ?

5 Caractériser l'influx nerveux au niveau d'un nerf

Un nerf est composé de plusieurs familles de fibres nerveuses regroupées en faisceaux qui se caractérisent par des seuils d'excitabilité différents et des vitesses de conduction différentes. Pour une catégorie de fibres, plus le diamètre de la fibre nerveuse est grand et plus la vitesse de conduction de l'influx nerveux est rapide (Doc. 17).

L'amplitude de la réponse varie avec l'intensité de la stimulation. Si on stimule un nombre croissant de fibres nerveuses, l'amplitude augmente. Quand toutes les fibres sont stimulées, l'amplitude de la réponse ne varie plus.

Doc. 17 Différents types de fibres nerveuses dans les nerfs

Types de fibres	Fonctions	Diamètre en µm	Vitesse de conduction en m/s
A	Motricité volontaire, réflexe	12 à 20	70 à 120
	Toucher, pression	5 à 12	30 à 70
	Motricité des fuseaux musculaires	3 à 6	15 à 30
B et C	Douleur, température	0,4 à 1,3	0,5 à 15

① Pourquoi la réponse du nerf augmente-t-elle lorsqu'on augmente l'intensité des stimulations ?

② Pourquoi, à partir d'une certaine intensité de stimulation, la réponse du nerf ne varie-t-elle plus ?

③ Comment varie la vitesse de conduction de l'influx nerveux quand le diamètre d'une fibre nerveuse diminue ?

Fiche AT

La moelle épinière : observer des lames au microscope

1 Matériel

Un microscope et des lames de moelle épinière.

2 Protocole

Placer les lames sous le microscope et observer la moelle épinière à différents grossissements.

Coupes transversales de la moelle épinière (a), et des substances grise et blanche (b)

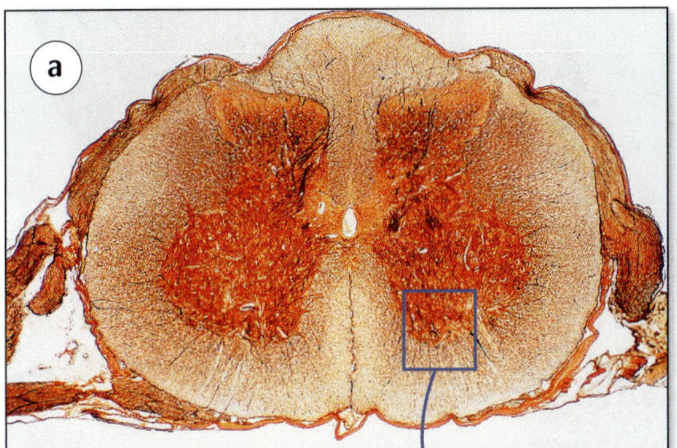

× 40

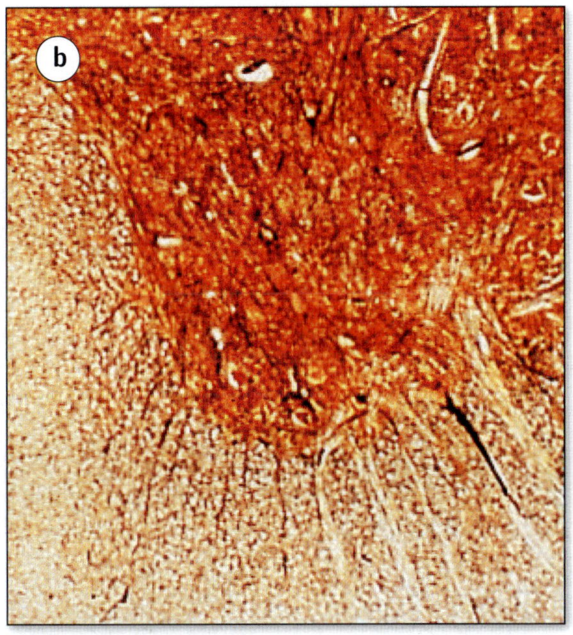

× 400

3 Résultats

La moelle épinière (ME) est localisée dans le canal rachidien de la colonne vertébrale.
Elle est un cordon blanc nacré de 40 cm de long sur 1 cm de large et s'étend de C1 à L1.
Elle est formée de deux zones qui se présentent sous deux aspects :
– au centre, une structure en forme de X, riche en noyaux ;
– à la périphérie, une substance riche en fibres nerveuses.

1. En vous aidant de la **photo a**, réalisez un schéma de la moelle épinière. Repérez les deux zones qui la constituent. Annotez avec le vocabulaire spécifique : *antérieur, postérieur, nerf rachidien, racine dorsale, racine ventrale, ganglion rachidien, racine antérieur, racine postérieure, sillon antérieur, sillon postérieur, substance blanche, substance grise.*

2. Observez la **photo b** et répondez aux questions suivantes :
– Sur laquelle des deux zones observe-t-on la présence de noyaux ?
– Sur laquelle des deux zones observe-t-on la présence de fibres nerveuses ?

Fiche AT

Le nerf: observer des coupes histologiques au microscope

1 Matériel

Un microscope et des lames de nerf.

2 Protocole

Placer les lames sous le microscope et observer l'organisation du nerf en faisceau et en fibres nerveuses.

Coupes transversales de nerf observées au microscope optique à trois grossissements différents

a
× 40

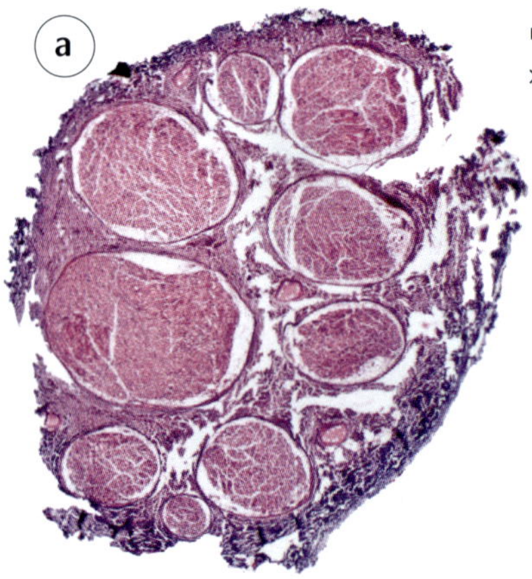

b
× 100

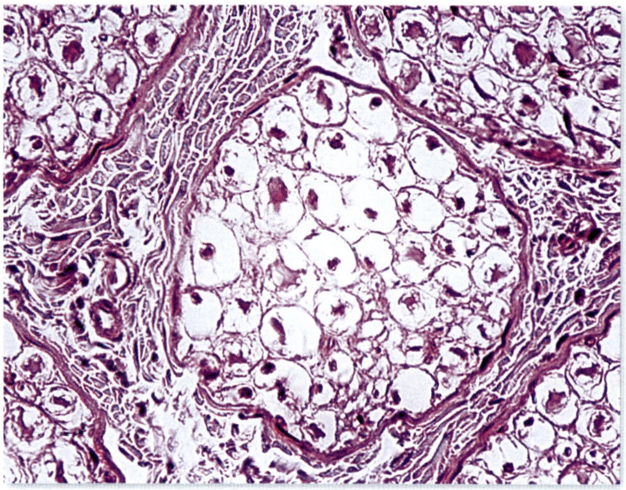

c
× 400

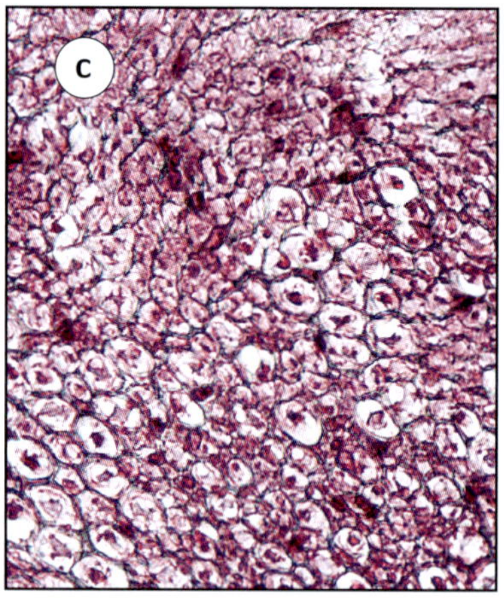

3 Résultats

Un nerf est constitué de fibres nerveuses regroupées en plusieurs faisceaux, chacun limité par une enveloppe de tissu conjonctif. Celle qui entoure le nerf est l'épinèvre, celle qui entoure les faisceaux de fibres est le périnèvre et celle qui entoure les fibres nerveuses est l'endonèvre. Les fibres parcourent l'organisme sur de longues distances, assurant la communication entre les organes.

Réalisez un schéma d'un nerf à partir des **photos a** et **b** en mettant en évidence un faisceau de fibres nerveuses et une fibre nerveuse.

Fiche pathologie

Les lésions de la moelle épinière

1 Les causes

Les causes les plus fréquentes des lésions de la moelle épinière sont les accidents de la voie publique, les plongeons, les chutes lors d'activité sportives ou professionnelles dans le bâtiment... Elles causent des traumatismes de la moelle épinière aux niveaux cervical et dorsal, entraînant le décès, un handicap permanent ou une perte de sensation des parties du corps situées en dessous de la lésion.

2 Les conséquences en fonction de la gravité et de la localisation

Les conséquences d'une lésion de la moelle épinière dépendent de sa gravité et de sa localisation. Les plus graves peuvent être des sections, mais ce sont le plus souvent des commotions ou des contusions.

Un traumatisme de la moelle crée un hématome qui comprime la moelle épinière, entraînant la perte de capacités en dessous de la lésion.

– Une section entre Cl et C2 est mortelle. Le diaphragme ne peut plus se contracter, provoquant la mort par arrêt respiratoire. Les sections après C5 n'ont plus d'incidences sur la respiration.
– Une section entre C4 et C7 provoque la paralysie des membres supérieurs et inférieurs. La paralysie des quatre membres et du tronc est une tétraplégie.
– Une section de T1 à L1, provoque une paralysie des deux membres inférieurs (= paraplégie). Elle s'accompagne le plus souvent de troubles de la partie basse du tronc, avec une perte de contrôle des intestins, de la vessie, des sphincters et des organes génitaux.
– Une section en dessous de L2 provoque des troubles vésico-sphinctériens et sexuels. Il n'y a plus de paralysie complète des membres inférieurs mais des névralgies sciatiques, par exemple.

Conséquences d'une section de la moelle épinière

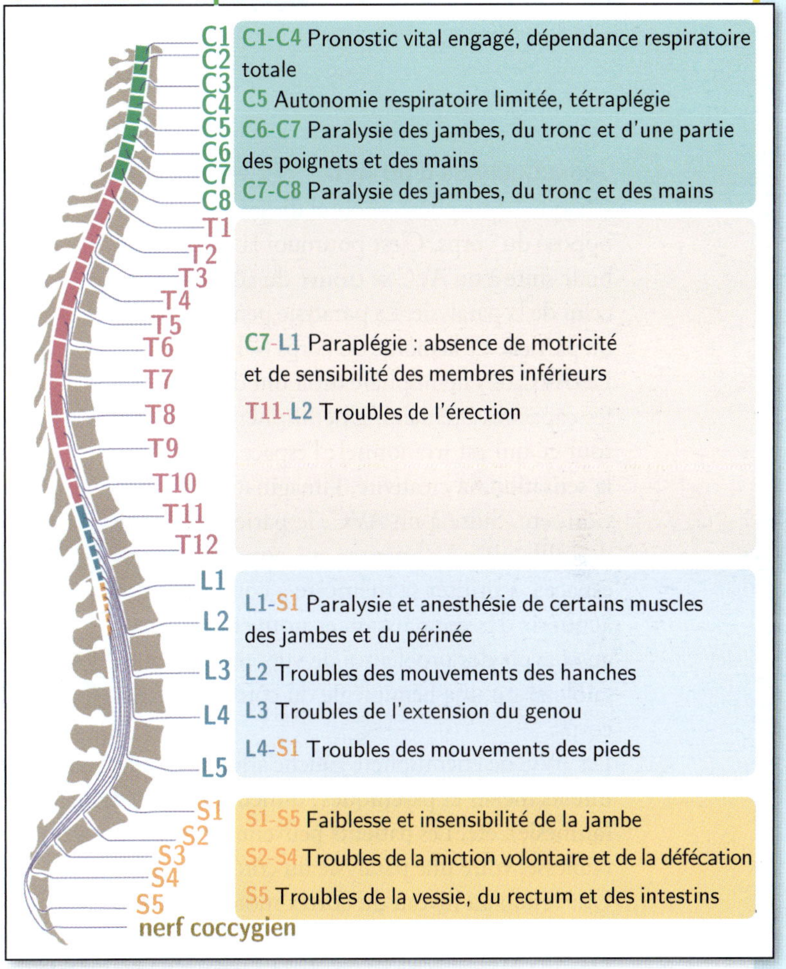

Une section de la moelle épinière s'accompagne le plus souvent d'un problème secondaire à la pathologie, comme l'obésité, des infections urinaires ou des escarres.

Les lésions de l'encéphale : accident vasculaire cérébral (AVC)

1 Origine d'un AVC

Un AVC est une lésion cérébrale d'origine interne. Il survient suite à l'obstruction d'un vaisseau par un caillot (80 % des cas) ou suite à une hémorragie (20 % des cas). Il peut entraîner une contusion ou une destruction de la substance nerveuse. Les conséquences des lésions cérébrales dépendent de leur gravité et de la zone touchée.

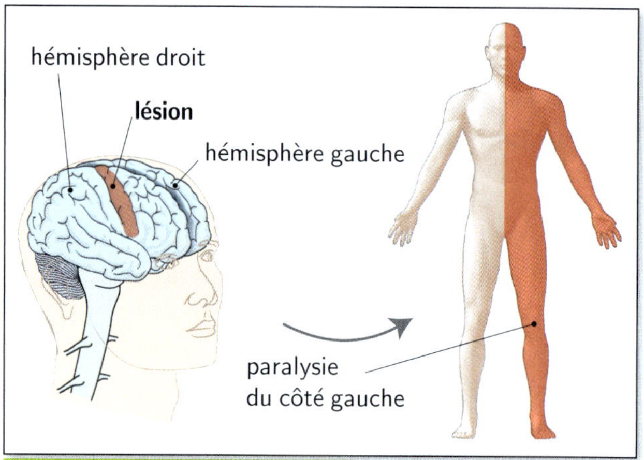

Conséquence d'une lésion de l'hémisphère droit

2 Conséquences d'un AVC

Chaque hémisphère cérébral dirige tout le côté opposé du corps. C'est pourquoi la lésion cérébrale suite à un AVC se trouve du côté opposé à celui de la paralysie. La paralysie peut être totale ou partielle de la moitié du corps (= hémiplégie).
Les AVC de l'hémisphère droit ont des effets sur les capacités mentales. L'hémisphère droit gère tout ce qui est irrationnel : l'espace, l'émotion, la sensation, la créativité, l'imagination, l'intuition, etc. Suite à un AVC, le patient éprouve des difficultés à s'orienter et à appréhender les espaces, à utiliser sa mémoire à court terme, à acquérir des connaissances nouvelles. Il peut aussi avoir des problèmes de vue, ressentir une faiblesse ou une hémiplégie du côté gauche du corps.

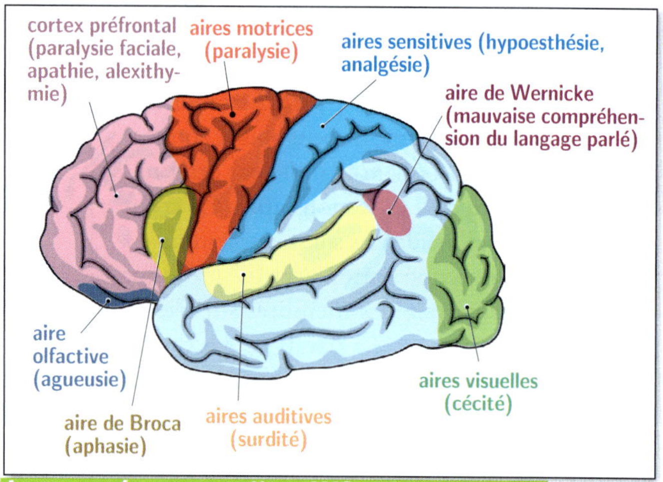

Les conséquences d'un AVC selon les aires corticales de l'hémisphère gauche touchées

Les AVC de l'hémisphère gauche affectent tout ce qui est rationnel. Ils ont des conséquences sur les capacités intellectuelles et psychiques : difficultés à lire (dyslexie), parler (dysphasie), écrire (dysgraphie), mémoriser (amnésie), etc. Les patients peuvent avoir des mouvements lents et hésitants. Ils peuvent aussi ressentir une faiblesse, voire une paralysie du côté droit du corps.
Une lésion au niveau du cortex moteur va créer une paralysie d'une ou plusieurs parties du côté opposé du corps (hémiplégie).
Selon la région cérébrale lésée, d'autres systèmes d'information peuvent être touchés : la vision, l'audition, l'olfaction, le goût…
Néanmoins, grâce à la plasticité du cortex moteur, les neurones ont la capacité de recréer des liens synaptiques permettant aux zones non atteintes du cerveau de suppléer les fonctions perdues des zones nécrosées. Ceci explique qu'après un AVC, les patients puissent récupérer partiellement au cours du temps : 60 % après deux jours, 75 % après dix jours. L'IRMf (IRM fonctionnelle) de ces patients présente des modifications des cartes motrices (modification de la localisation des aires affectées).

Essentiel

Organisation du squelette et du système nerveux

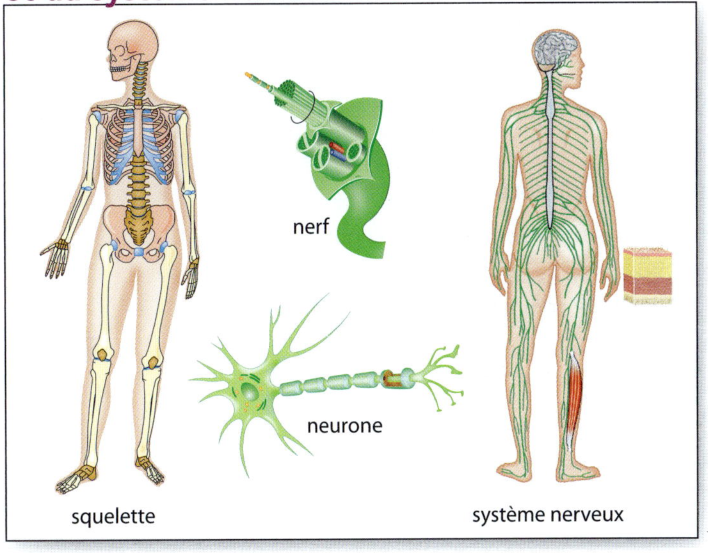

- **Le squelette** est organisé en squelettes axial (organes) et appendiculaire (membres).
- **Le système nerveux** est constitué d'un système nerveux central et d'un système nerveux périphérique.
  Le système nerveux central est composé de deux centres nerveux :
  – l'encéphale, composé des deux hémisphères cérébraux, du cervelet et du bulbe rachidien. Chaque hémisphère est recouvert d'une écorce de substance grise et de la substance blanche plus interne. Le cortex cérébral est divisé en quatre lobes, divisés chacun en aires spécialisées ;
  – la moelle épinière, située dans le prolongement de l'encéphale. Elle est protégée par les vertèbres. La substance grise est centrale et la substance blanche est périphérique. Les racines dorsales conduisent les informations sensorielles, les racines ventrales conduisent les informations motrices. La moelle épinière possède deux fonctions : l'intégration des informations et la conduction des messages.
- **Les nerfs** (crâniens ou rachidiens) constituent le système nerveux périphérique. Ils peuvent être sensitifs, moteurs ou mixtes. Ils sont constitués d'un ensemble de fibres nerveuses, les axones, regroupés en faisceaux.
- **L'influx nerveux** est une charge électrique véhiculée le long d'un nerf. Le potentiel de repos d'un neurone est de – 70 mV. Le potentiel d'action apparaît suite à une stimulation suffisante par une dépolarisation, une repolarisation et une hyperpolarisation. Il répond à la loi du tout ou rien (= pas de variation avec l'intensité). Au niveau du nerf, l'amplitude du potentiel d'action dépend de l'intensité de la stimulation et la vitesse dépend du type (A, B, C) et du diamètre des fibres.

Je fais le point

- Je sais identifier les principaux éléments des squelettes axial et appendiculaire.
- Je sais identifier les constituants d'une articulation mobile.
- Je sais identifier les principaux éléments constitutifs des systèmes nerveux central et périphérique.
- Je sais expliquer les conséquences d'une lésion de la moelle épinière en fonction de sa gravité et de sa localisation.
- Je sais comparer les conséquences d'une atteinte de l'encéphale en fonction de sa localisation.
- Je sais décrire l'organisation d'un nerf.
- Je sais schématiser, annoter et orienter un neurone.
- Je sais caractériser l'influx nerveux (potentiel de repos et potentiel d'action).
- Je sais analyser des expériences mettant en évidence les propriétés de l'influx nerveux au niveau du neurone et du nerf.

Exercices

Exercice 1 QCM

Pour chaque question, donner la ou les réponses qui vous paraissent exactes.

1 La moelle épinière :

- ❍ **a.** est recouverte par les méninges.
- ❍ **b.** présente sa substance blanche en position centrale comme dans l'encéphale.
- ❍ **c.** comprend des racines ventrales qui conduisent les influx nerveux sensitifs.
- ❍ **d.** est un centre nerveux réflexe.
- ❍ **e.** capte les informations provenant du milieu extérieur.

2 Un nerf :

- ❍ **a.** est constitué d'un ensemble de fibres nerveuses.
- ❍ **b.** rachidien est relié à la moelle épinière.
- ❍ **c.** moteur transporte les informations sensitives issues de l'encéphale.
- ❍ **d.** sensitif transporte les informations sensitives issues de la moelle épinière.
- ❍ **e.** mixte transporte des informations motrices et des informations sensitives.

3 Le potentiel de repos est :

- ❍ **a.** une différence de potentiel entre le milieu extracellulaire et le milieu intracellulaire.
- ❍ **b.** aussi appelé potentiel de membrane.
- ❍ **c.** mesuré à l'aide d'une électrode.
- ❍ **d.** maintenu grâce à un transport actif d'ions.
- ❍ **e.** égal à – 70 mV dans toutes les cellules.

4 Le potentiel d'action :

- ❍ **a.** est une variation de la différence de potentiel transmembranaire.
- ❍ **b.** est suivi d'un artefact de stimulation.
- ❍ **c.** apparaît après un temps de latence.
- ❍ **d.** apparaît à la suite d'une stimulation suffisante.
- ❍ **e.** est caractérisé par une amplitude de 30 mV.

5 Le message nerveux :

- ❍ **a.** dans une fibre nerveuse de petit diamètre, possède une vitesse de conduction très importante.
- ❍ **b.** est caractérisé par la loi du tout ou rien qui s'applique au niveau du nerf.
- ❍ **c.** est caractérisé par la loi du tout ou rien au niveau de la fibre nerveuse.
- ❍ **d.** est codé en modulation de fréquence au niveau de la fibre nerveuse.
- ❍ **e.** est codé en modulation de concentration au niveau de la fibre nerveuse.

Exercice 2 Terminologie

Donner le terme correspondant à chaque définition :

a. Structure périphérique des hémisphères cérébraux.

b. Nerfs reliés à la moelle épinière.

c. Technique d'exploration anatomique utilisant un tube à rayons X dans lequel on place le patient (*cf.* Fiches techniques).

d. Membranes qui enveloppent l'encéphale et la moelle épinière.

e. Paralysie d'un côté du corps.

f. Paralysie des jambes et parfois d'une partie du tronc.

g. Paralysie des quatre membres.

h. Différence de potentiel entre la surface et l'intérieur de l'axone.

i. Différence de potentiel mesurée entre la surface et l'intérieur de l'axone à la suite d'une stimulation suffisante.

Exercice 3 Le squelette

1. Légender le **document 1** à l'aide des **numéros 1 à 15**.
2. En utilisant le **document 1**, compléter le tableau suivant, en indiquant dans les cases vides les noms des os manquants.

Membre supérieur	Membre inférieur
	ceinture pelvienne
humérus	
	patella
	tibia
radius	
carpe	
	phalanges

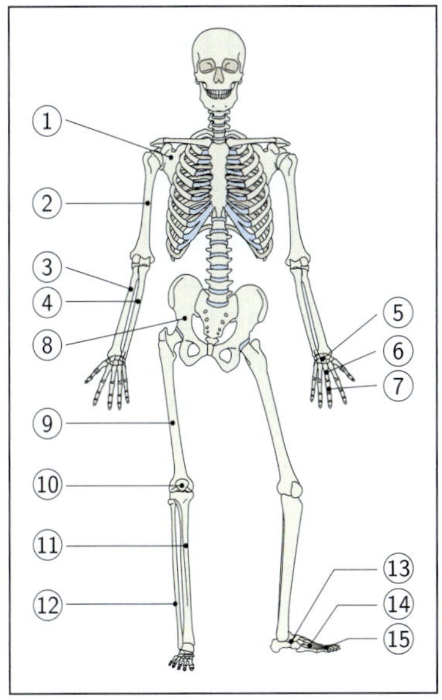

Doc. 1 Le squelette

Exercice 4 L'articulation du coude

1. Donner la définition du terme articulation.
2. Quels sont les différents types d'articulations ?
3. Donner un exemple de chaque type d'articulation.
4. Légender le **document 2**. De quel type d'articulation s'agit-il ?

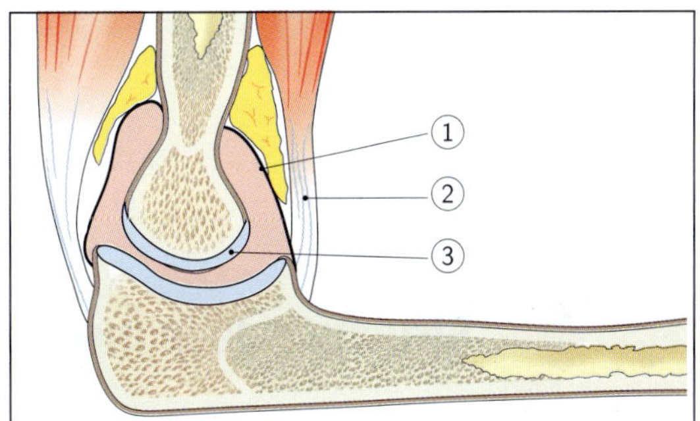

Doc. 2 Articulation du coude

Exercice 5 Radiographie et fracture

Pierre, 8 ans, sort de chez lui pour se rendre à l'école. Sur le trottoir d'en face, il aperçoit l'un de ses amis et traverse précipitamment la rue sans prendre garde à la voiture qui arrive et ne peut l'éviter. L'enfant, accroché au niveau du membre inférieur, tombe. Il est conduit aux urgences. Ses parents, prévenus, arrivent. La douleur au niveau du pied est importante, l'enfant évite de poser le pied par terre et sa cheville est enflée. La mobilisation et la palpation de cette cheville sont douloureuses. (Voir fiches techniques à la fin du manuel)

1. Quel examen le médecin va-t-il prescrire en première intention ? Quel en est le principe ?
2. Une fracture est décelée au niveau d'un os du tarse, cette fracture est fermée et non déplacée. Quel traitement peut être employé ? De quelle articulation s'agit-il ?

Exercice 6 Le neurone

1. Annoter le schéma du **document 3**.
2. Identifier sur ce schéma les **régions anatomiques A à C** présentes dans la substance grise et dans la substance blanche du cerveau et de la moelle épinière.

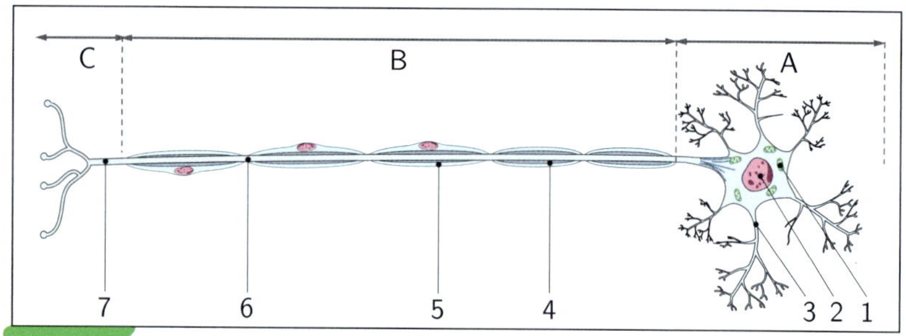

Doc. 3 Le neurone

Exercice 7 L'encéphale

1. Annoter le **document 4** en donnant la légende correspondant à chacun des **numéros** de **1** à **9**.
2. Quelles sont les structures de l'encéphale ?

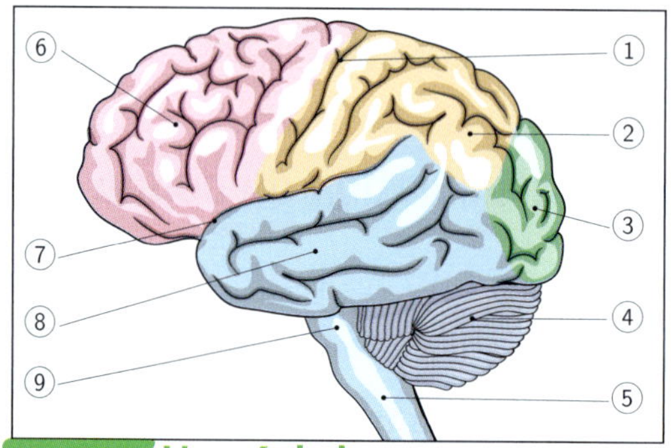

Doc. 4 L'encéphale et les lobes du cortex

Exercice 8 Structure de la moelle épinière

Le **document 5** représente une partie du système nerveux central.

1. Attribuer, à chacun des **numéros 1 à 8** du document, la légende qui convient parmi : *nerf rachidien, ganglion spinal, substance grise, substance blanche, canal de l'épendyme, racine dorsale, racine ventrale.*
2. Schématiser la moelle épinière et le trajet de l'influx dans un arc réflexe.

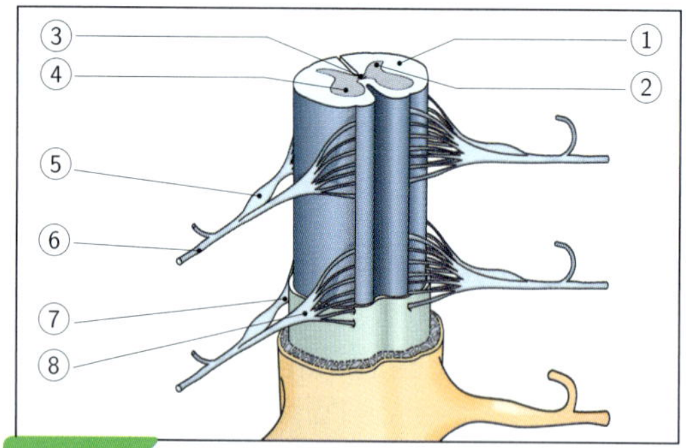

Doc. 5 La moelle épinière

Exercice 9 Rôles du système nerveux central

Le système nerveux intervient dans la communication entre nos différents organes : il intègre les informations reçues par l'organisme et élabore en retour des réponses adaptées.

- **Mettre en relation pour chacune des situations suivantes.**

– la partie du système nerveux qui intervient :

1) Émilie lâche le manche très chaud de la casserole d'eau bouillante.
2) En classe, Eugénie lit un texte devant les autres élèves.
3) Adrien écoute un morceau de musique.

– la partie du système nerveux qui n'intervient plus :

4) Sayed, paralysé des deux jambes, se déplace en fauteuil roulant.
5) Pierre ne capte plus aucune sensation sur toute la moitié gauche du corps.

A) moelle épinière
B) aire du langage
C) aire cérébrale sensitive droite
D) aire auditive
E) récepteur sensitif

Exercice 10 Fractures de la moelle épinière et conséquences

À la suite d'un accident de voiture, Anne est admise au service des urgences.
L'équipe médicale constate qu'Anne ne peut plus marcher. Ses réflexes sont abolis au niveau des deux jambes.
Elle souffre également de troubles vésico-urinaires.
Elle peut néanmoins se servir de ses deux bras sans problème.
Un scanner est pratiqué au niveau de la colonne vertébrale.
Il permet de déceler, au niveau de la vertèbre lombaire L1, une fracture complexe.

1. **Annoter le document proposé.**
2. **Que peut entraîner cette fracture complexe ?**
3. **Mettre en relation les symptômes observés et les conséquences de cette fracture complexe chez la patiente.**
4. **Quelle serait la conséquence observée si la fracture s'était produite au niveau de la vertèbre C5 ?**
5. **Quelle serait la conséquence observée si la fracture s'était produite au niveau de la vertèbre C3 ?**

Doc.6 Scanner d'une partie de la colonne vertébrale d'Anne en vue latérale et schéma correspondant

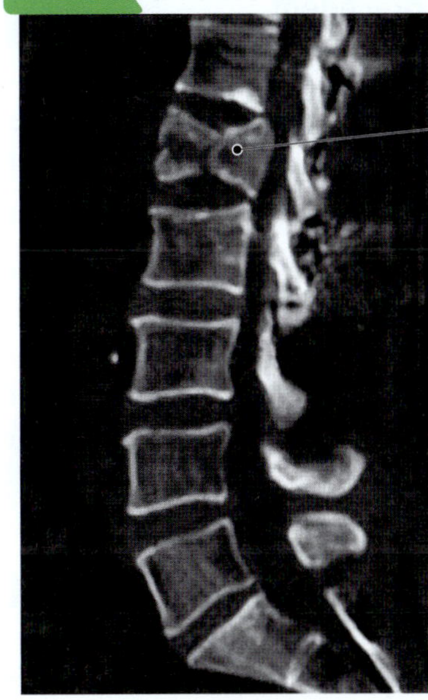

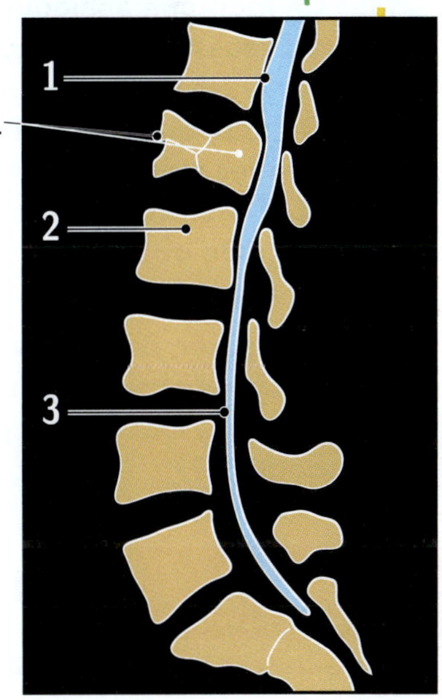

Exercice 11 Tomodensitométrie (TDM) de l'encéphale

Le **document 7** représente une coupe sagittale de l'encéphale, obtenue par tomodensitométrie (*cf.* Fiche technique 2).

- **Attribuer à chacun des numéros du document la légende qui convient parmi :** ***cervelet, cuir chevelu, moelle épinière, circonvolution cérébrale, bulbe rachidien, ventricule, hémisphère cérébral, vertèbre, boîte crânienne.***

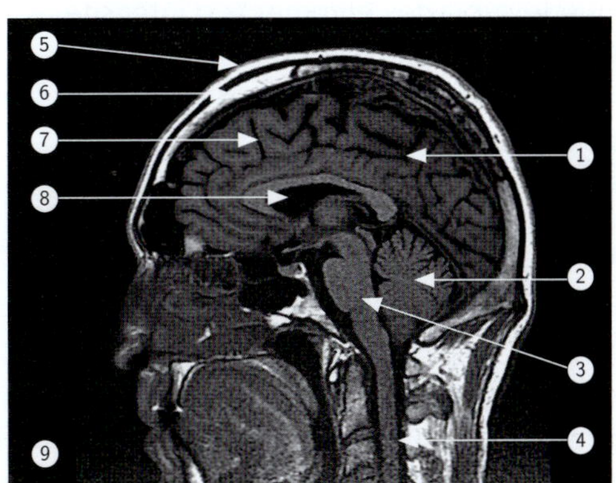

Doc.7 TDM de l'encéphale

Exercice 12 Réponse d'une fibre nerveuse et d'un nerf à une intensité croissante

À la surface d'une fibre nerveuse isolée, on place deux électrodes excitatrices et deux électrodes réceptrices.
On applique successivement à cette fibre des excitations espacées et d'intensité croissante : I_1, I_2, I_3, I_4, I_5 et I_6. On obtient l'**enregistrement A** du **document 8**.

1. À quoi correspond la **partie S** de l'**enregistrement A** du **document 8** ?
2. Qualifier la **stimulation I_1**.
3. Qualifier la **stimulation I_2**.
4. Indiquer la propriété de la fibre nerveuse que cette expérience met en évidence.
Un montage analogue au précédent est réalisé en remplaçant la fibre nerveuse isolée par un nerf.
On applique successivement à ce nerf les mêmes excitations espacées et d'intensité croissante I_1, I_2, I_3, I_4, I_5 et I_6. On obtient l'**enregistrement B** du **document 8**.
5. Comparer, sur l'**enregistrement B**, les résultats obtenus pour les **stimulations** I_1, I_2, I_3, I_4, I_5 et I_6. Que peut-on en déduire ?

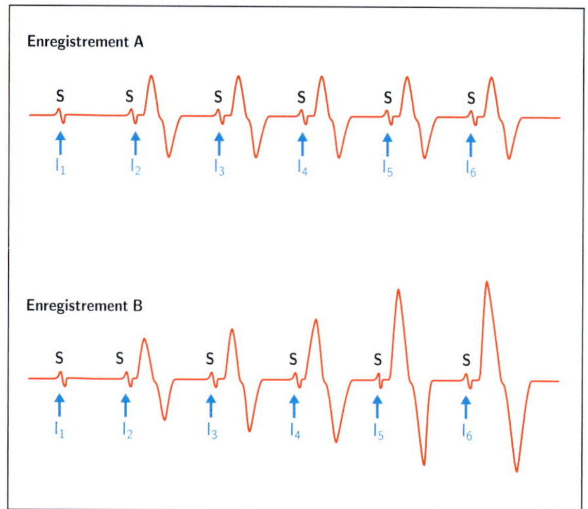

Doc. 8 Réponse d'une fibre nerveuse et d'un nerf à une intensité croissante

6. Expliquer les différences obtenues sur l'**enregistrement B** pour les **stimulations** I_3, I_4 et I_5.
7. Expliquer les résultats obtenus pour les **stimulations** I_5 et I_6 sur l'**enregistrement B**.
8. Comment peut-on expliquer qu'avec les mêmes intensités de stimulation, les résultats obtenus sur la fibre **(enregistrement A)** et ceux obtenus sur le nerf **(enregistrement B)** soient différents ?

Exercice 13 Réponse d'un axone à une stimulation d'intensité croissante

On enregistre chez un animal les potentiels d'action sur un axone. Les potentiels d'action sont issus d'un récepteur sensible à l'étirement d'un muscle, auquel on accroche des masses de plus en plus importantes. Ce muscle subit des étirements d'intensité croissante. On observe que les potentiels d'action ont tous la même amplitude mais, en revanche, que la fréquence des potentiels d'action augmente **(document 9)**.

1. Pourquoi le potentiel d'action ne varie-t-il pas en amplitude au niveau d'une fibre nerveuse ?
2. Comment est traduite l'augmentation d'une stimulation supraliminaire ?
3. Schématiser l'enregistrement obtenu pour une stimulation infraliminaire.

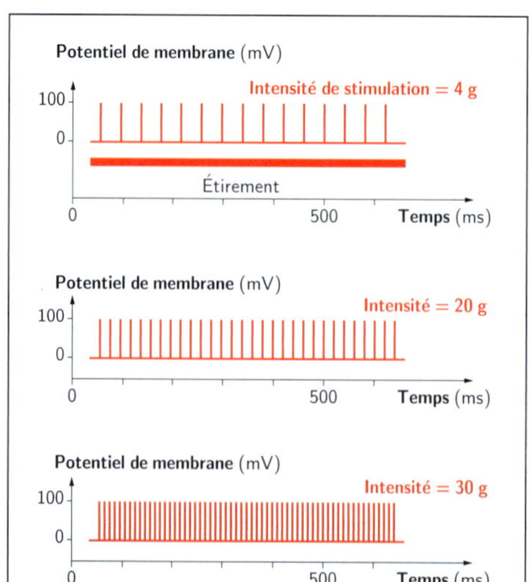

Doc. 9 Réponse d'un axone à une stimulation d'intensité croissante

Chapitre 4

Muscle et mobilité

Notions et contenus	Capacités exigibles	
Structure du muscle strié	• Identifier les éléments constitutifs du muscle strié squelettique et décrire l'organisation hiérarchisée du muscle à la myofibrille.	p. 59
Mécanisme de la contraction musculaire	• Schématiser un sarcomère. • Présenter simplement le glissement des myofilaments.	p. 60 p. 61
La jonction neuromusculaire	• Identifier les constituants d'une jonction neuromusculaire et expliquer son fonctionnement.	p. 62

Un exemple de pathologie : la myopathie de Duchenne

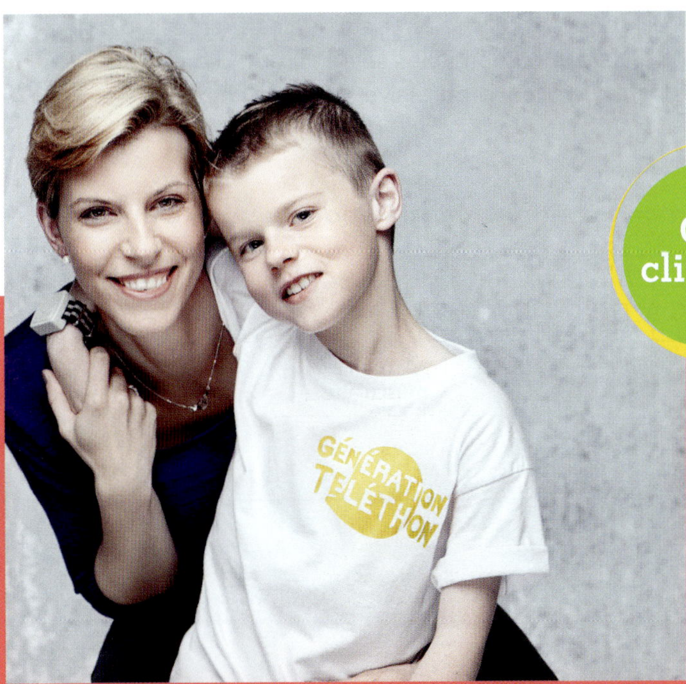

Cas clinique

Paul, 12 ans, est atteint de la myopathie de Duchenne, une maladie génétique évolutive qui affecte uniquement les garçons et entraîne une déficience musculaire progressive. Paul a commencé par présenter, avant l'âge de 3 ans, une hypotonie et une démarche digitigrade. Progressivement, sa force musculaire s'est affaiblie. Depuis quelques mois, l'état de santé de Paul s'est aggravé : il a perdu la capacité de marcher et doit maintenant se déplacer en fauteuil roulant.

Activité 1

Structure du muscle strié

1 Repérer les signes cliniques et paracliniques de la myopathie de Duchenne

La myopathie de Duchenne, dont est atteint Paul, est une maladie évolutive **(Doc. 1)** qui présente des signes cliniques, observables au cours de l'examen clinique et de l'interrogatoire dans le cabinet du médecin, et des signes paracliniques, détectables à l'aide d'examens complémentaires.

Doc. 1 Évolution de la myopathie de Duchenne en fonction de l'âge

Avant 3 ans	Entre 3 et 8 ans	Entre 9 et 12 ans
Mise en évidence de quelques signes par un diagnostic clinique : – hypotonie (1) ; – démarche digitigrade due à la rétraction du tendon d'Achille (2). 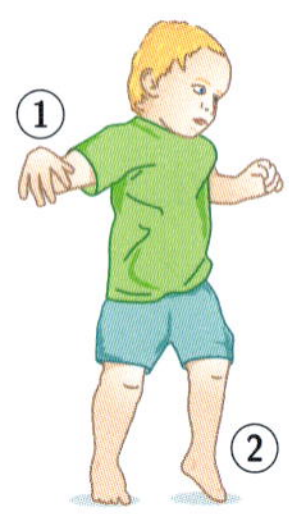	**Découverte de signes symptomatiques de la maladie :** – incapacité à se relever sans prendre appui sur les genoux (1) ; – hypertrophie des mollets (2) ; – augmentation du taux sanguin de la créatine-phosphokinase ; – tachycardie > 100 battements/min. 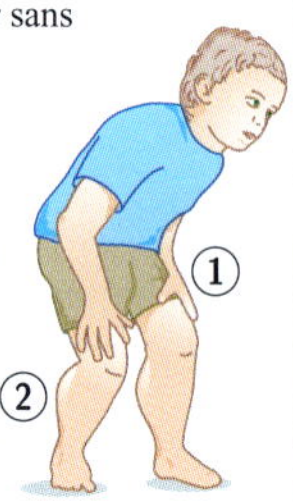	**Évolution très nette de la maladie :** – perte de la capacité à marcher (1), utilisation d'un fauteuil roulant ; – aggravation des déformations rachidiennes (2) et pelviennes (3) ; – scoliose après la perte de la marche. 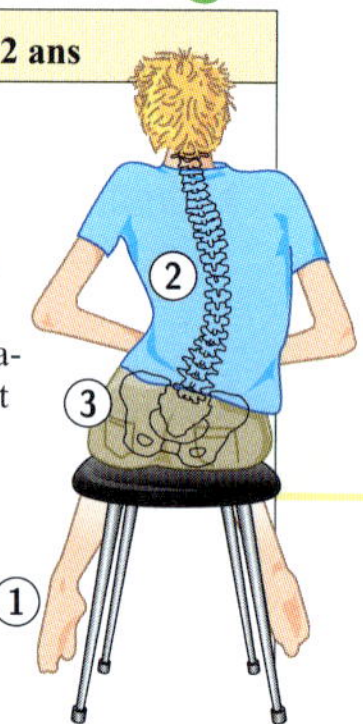

(1) Quels signes cliniques spécifiques permettent de diagnostiquer la maladie de Duchenne ?

(2) Quels sont les principaux signes cliniques concernant l'appareil locomoteur ?

(3) Quel signe paraclinique indique une atteinte cardiaque ?

2 Identifier les facteurs de risque

Le gène responsable de la myopathie de Duchenne appelé *DMD* (*Duchenne Muscular Dystrophy*) a été découvert en 1986. Chez une personne saine, ce gène permet la synthèse d'une protéine de structure située sous la membrane des cellules musculaires (sarcolemme) : la dystrophine. Cette protéine permet la solidité et la cohésion des fibres musculaires entre elles.

Paul possède le gène sous sa forme mutée **(Doc. 2)**. Cette mutation génétique empêche la synthèse de dystrophine, ce qui rend les fibres de ses muscles plus fragiles. Les fibres musculaires ne peuvent plus résister aux forces exercées lors de la contraction, elles se déchirent, d'où l'atrophie musculaire progressive observée chez Paul.

Doc. 2 Exemple de mutation génétique par délétion du gène DMD

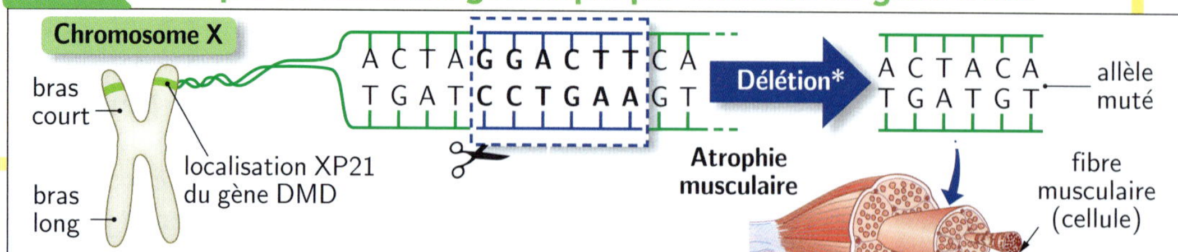

* Suppression d'une portion de gène.

(1) Quelle est l'origine de la myopathie de Duchenne ?

(2) Quel est le rôle de la dystrophine ?

(3) Comment expliquer l'atrophie musculaire chez un myopathe ?

3 Décrire l'organisation hiérarchisée du muscle à la myofibrille

Le muscle strié squelettique est constitué de cellules musculaires filiformes appelées fibres musculaires ou myocytes. Chaque fibre musculaire se présente sous forme d'un minuscule cylindre, qui mesure 10 à 100 µm de diamètre et 2 à 300 mm de long (Doc. 3).

Les fibres musculaires sont plurinucléées et délimitées par une membrane plasmique, le sarcolemme. La dystrophine est une protéine présente sous le sarcolemme et indispensable au maintien de l'architecture de la fibre.

Doc. 3 **Unité structurale du muscle : la fibre musculaire**

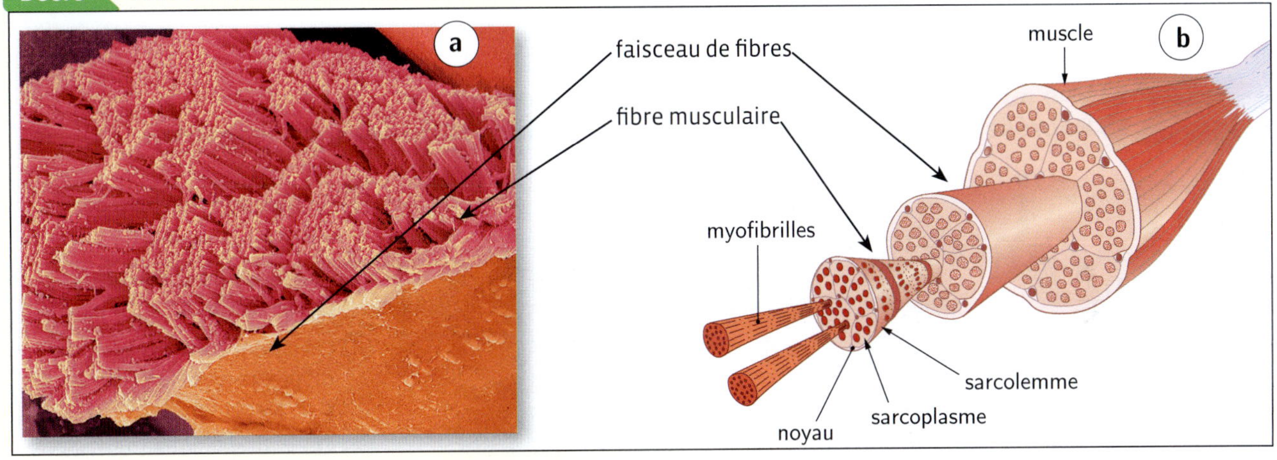

La fibre musculaire est constituée de plusieurs petites fibres pouvant se contracter : les myofibrilles.

Elles sont rangées parallèlement et sont formées d'une alternance de bandes claires et de bandes sombres. La répartition de ces disques donne l'aspect strié caractéristique de la fibre musculaire striée squelettique. Les myofibrilles mesurent 1 à 2 µm de diamètre et représentent 80 % du volume cellulaire (Doc. 4).

Doc. 4 **Ultrastructure de la fibre musculaire : les myofibrilles**

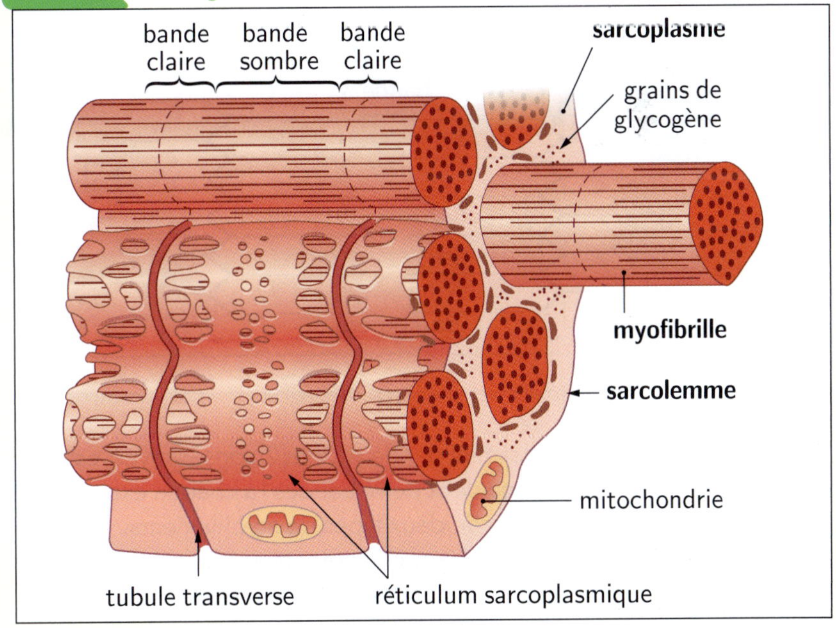

1. Quelle est la particularité histologique de la fibre musculaire ?
2. Comment appelle-t-on la membrane de la fibre musculaire ?
3. Quels sont les organites présents dans une fibre musculaire ? Citer leur rôle.
4. Qu'est-ce qu'une myofibrille ?
5. Comment expliquer la striation de la fibre musculaire ?

Activité 2

Mécanisme de la contraction musculaire

La contraction musculaire
https://youtu.be/qdZcWnwLI8A (4'44)

1 Schématiser un sarcomère

Le sarcomère, unité histologique du muscle, correspond à une portion de myofibrille. Les myofibrilles sont constituées d'une alternance de bandes claires et de bandes sombres (Doc.5). Observées au microscope en lumière polarisante, les bandes claires laissent passer la lumière et sont dites isotropes, d'où leur nom de bandes I ; les bandes sombres ne la laissent pas passer mais la reflètent : elles sont anisotropes, d'où leur nom de bandes A.

Doc. 5 ⓐ Vue au microscope électronique d'un sarcomère ⓑ Représentation schématique de ce sarcomère et de ses myofilaments

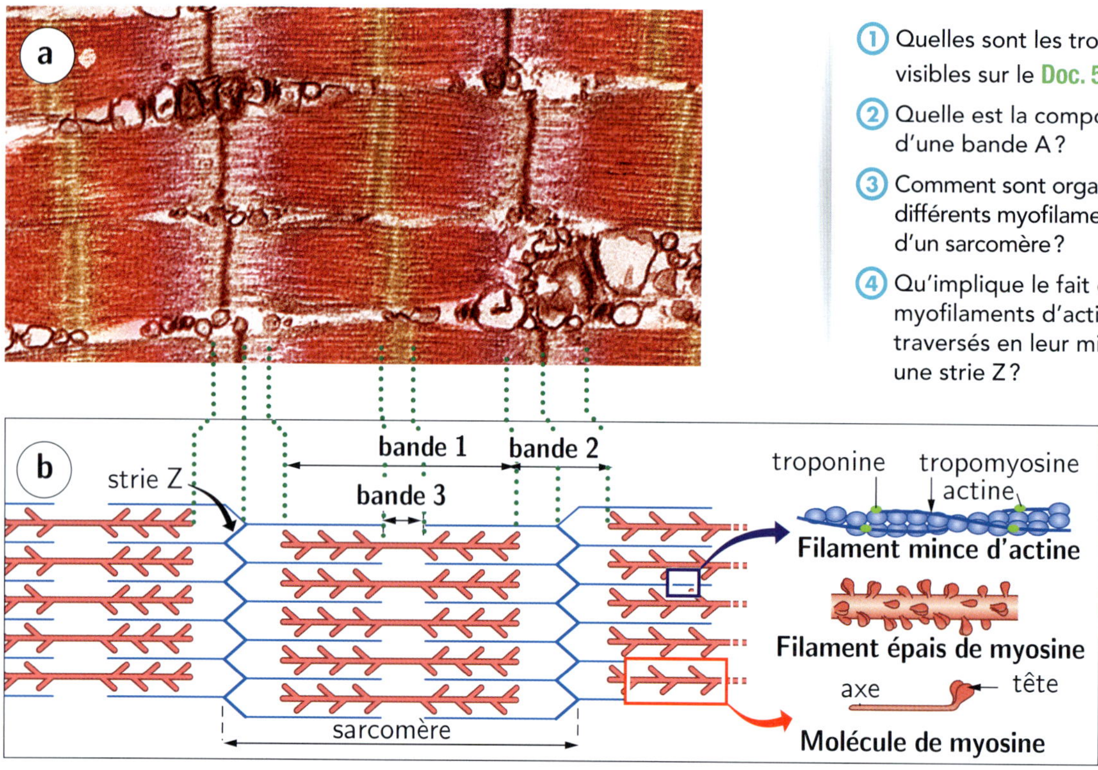

① Quelles sont les trois bandes visibles sur le Doc. 5 ?

② Quelle est la composition d'une bande A ?

③ Comment sont organisés les différents myofilaments au sein d'un sarcomère ?

④ Qu'implique le fait que les myofilaments d'actine soient traversés en leur milieu par une strie Z ?

Le sarcomère, délimité par deux stries Z consécutives, est formé d'une bande A en son centre et de deux demi-bandes I à chaque extrémité (Doc.5). Les bandes A et I sont formées de deux types de myofilaments.

- Dans la bande A, les myofilaments épais, dont le diamètre varie de 12 à 18 nanomètres, sont constitués d'une protéine appelée myosine. Les myofilaments plus fins sont formés d'une autre protéine : l'actine. La bande H comporte seulement des myofilaments épais de myosine.
- Dans la bande I se trouve uniquement de l'actine, dont le diamètre varie de 5 à 8 nanomètres. Ces myofilaments d'actine sont traversés en leur milieu par une strie Z : ceci implique que chaque moitié d'un myofilament d'actine appartient à un sarcomère différent mais accolé.

2 Présenter simplement le glissement des myofilaments

Le déficit en dystrophine présenté par Paul est à l'origine d'une absence de cohésion au sein de l'architecture des cellules musculaires. Les fibres musculaires vont alors progressivement se dégrader car elles ne peuvent résister aux forces exercées au moment de la contraction. La contraction musculaire se traduit par un raccourcissement des sarcomères qui entraîne un rétrécissement des myofibrilles, donc des cellules (fibres musculaires) et de l'ensemble du muscle **(Doc. 6)**.

Lors de la contraction de la myofibrille :
- les bandes A ne changent pas de longueur ;
- les bandes I diminuent de longueur ;
- la bande H tend à disparaître.

Ces transformations montrent que les filaments d'actine et de myosine ne se raccourcissent pas mais glissent les uns par rapport aux autres, faisant disparaître presque complètement la bande H.

Doc. 6 Sarcomère, relâché puis contracté, observé au microscope électronique

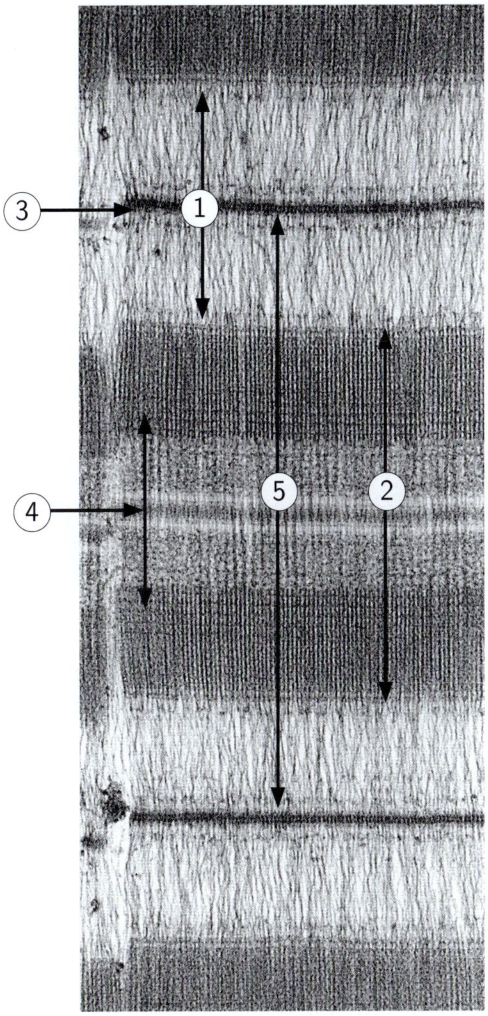

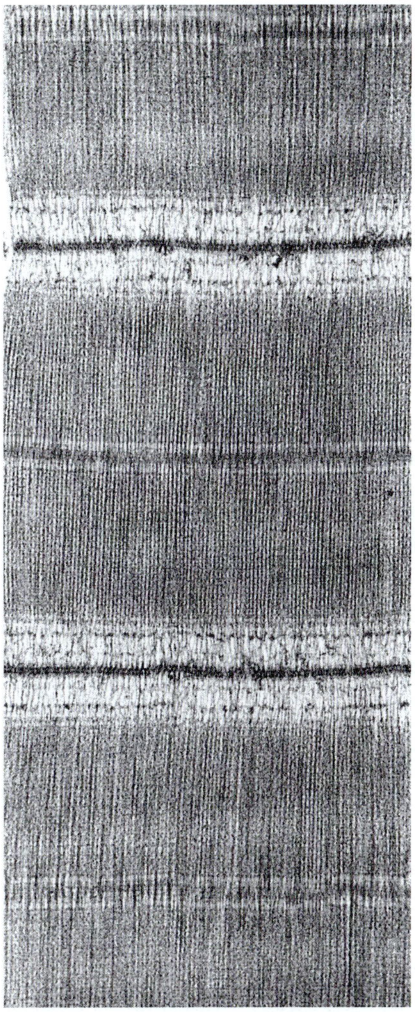

1. À quelles légendes correspondent les **repères 1** à **5** ?
2. Quelle différence existe-t-il entre un sarcomère relâché et un sarcomère contracté ?
3. Quelles modifications permettent le raccourcissement du sarcomère ?
4. Réalisez un schéma simple du mécanisme de la contraction musculaire.

Activité 3

La jonction neuromusculaire

1 Identifier les constituants d'une jonction neuromusculaire

La jonction neuromusculaire est un point de contact (= synapse) entre un neurone et une ou plusieurs cellules musculaires (Doc. 7) Les neurones transmettent un message électrique, un influx nerveux, à une cellule musculaire, ce qui déclenche sa contraction.

Doc. 7 Relation entre neurone et cellule musculaire

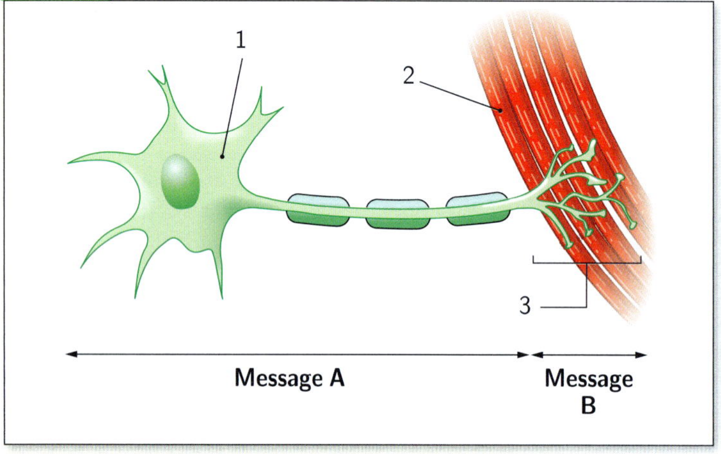

1. Quelles sont les annotations 1 à 6 des Doc. 7 et 8 ?
2. Quels sont les trois éléments de la jonction neuromusculaire ?
3. Quelle est la nature du message A ?
4. Comment s'effectue la transmission du message nerveux du neurone aux cellules musculaires ?

Doc. 8 La jonction neuromusculaire

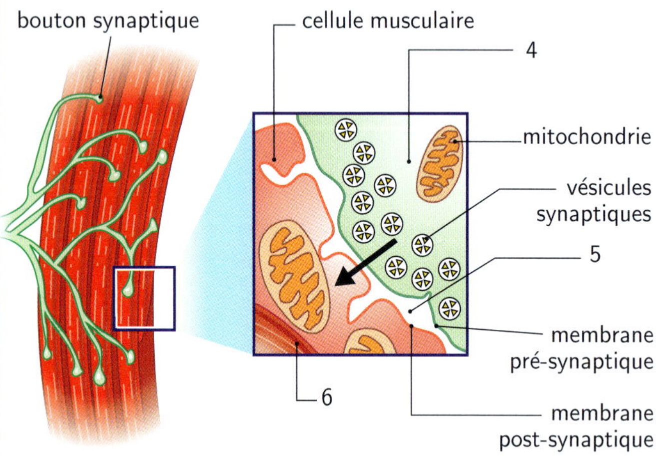

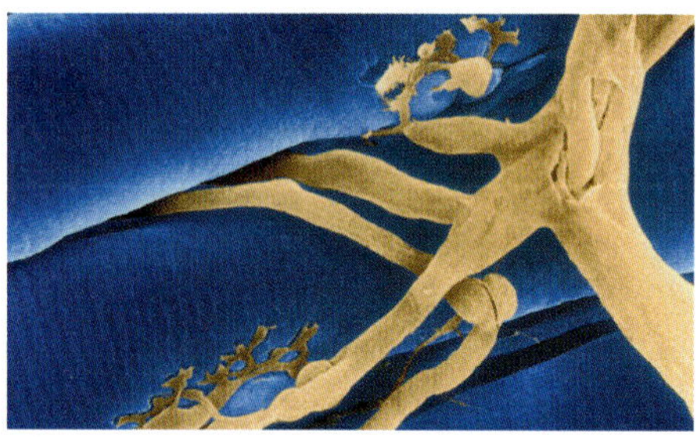

Plaque motrice au microscope électronique à balayage.

La synapse neuromusculaire comporte (Doc. 8) :
- un élément pré-synaptique : extrémité du neurone contenant des vésicules synaptiques. Les vésicules synaptiques renferment les neurotransmetteurs ;
- une fente synaptique, espace entre les deux éléments pré- et post-synaptiques ;
- un élément post-synaptique : cellule musculaire. Le sarcolemme possède une région membranaire spécialisée : il porte des récepteurs spécifiques aux neurotransmetteurs. Ce mécanisme impose le sens unidirectionnel de transmission de l'influx nerveux.

2 Expliquer le fonctionnement de la jonction neuromusculaire.

L'arrivée d'un influx nerveux au niveau du muscle provoque alors une contraction musculaire. Il y a transmission de l'information entre la cellule nerveuse et la cellule musculaire, bien qu'il n'y ait pas de contact entre ces deux cellules : la transmission de l'influx nerveux se fait par voie chimique, à l'aide d'une substance appelée neurotransmetteur. Au niveau de la synapse neuromusculaire, le neurotransmetteur est l'acétylcholine.

Au cours du Téléthon, Paul rencontre Léo atteint de la maladie de Kennedy qui est également une pathologie neuromusculaire génétique. Les fibres musculaires de Léo sont intactes, ses troubles musculaires résultent d'un dysfonctionnement de la jonction neuromusculaire.

Le **Doc. 9** est une représentation schématique reprenant les étapes du mécanisme de fonctionnement de la jonction neuromusculaire.

Doc. 9 Les étapes de la transmission synaptique.

(a) L'arrivée de l'influx nerveux au niveau de l'élément pré-synaptique provoque l'entrée des ions calcium. Cette entrée est à l'origine de mécanismes qui aboutissent à la libération de l'acétylcholine dans la fente synaptique.

(b) L'acétylcholine se fixe sur des récepteurs situés sur le sarcolemme, ce qui provoque l'entrée des ions sodium.

(c) Cette entrée d'ions déclenche la création d'un PA qui se propage à la surface du sarcolemme.

(d) L'arrivée du PA au niveau des tubules T permet la stimulation de l'ensemble de la cellule musculaire.

(e) Cette stimulation provoque la libération, dans le sarcoplasme, des ions calcium stockés dans le réticulum endoplasmique.

(f) Le calcium agit sur les myofilaments et entraîne leur glissement, à l'origine de la contraction musculaire.

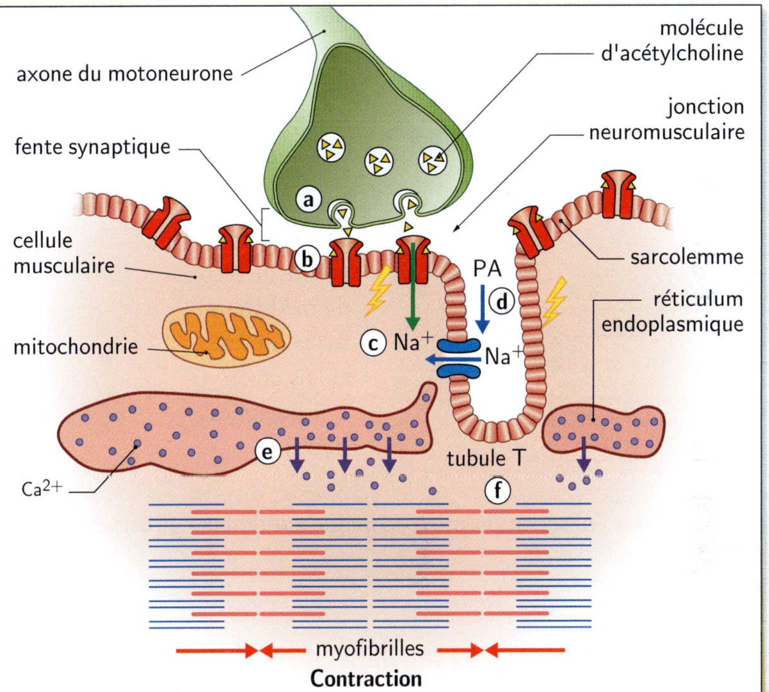

1. Comment se nomme le neurotransmetteur impliqué dans la transmission synaptique ?
2. Pourquoi la présence d'ions calcium est-elle importante aussi bien à l'intérieur qu'à l'extérieur de la cellule musculaire ?
3. Que déclenche la fixation de l'acétylcholine sur les récepteurs de l'élément post-synaptique ?
4. À quoi est due la contraction musculaire ?
5. Comment expliquer l'absence de contraction dans le cas de la maladie de Kennedy ?

Fiche AT

Dilacérer un muscle pour l'observer au microscope

1 Matériel

Morceau de muscle de bœuf cru, lame, lamelle, pince fine, aiguille montée, bleu de méthylène, microscope.

2 Protocole

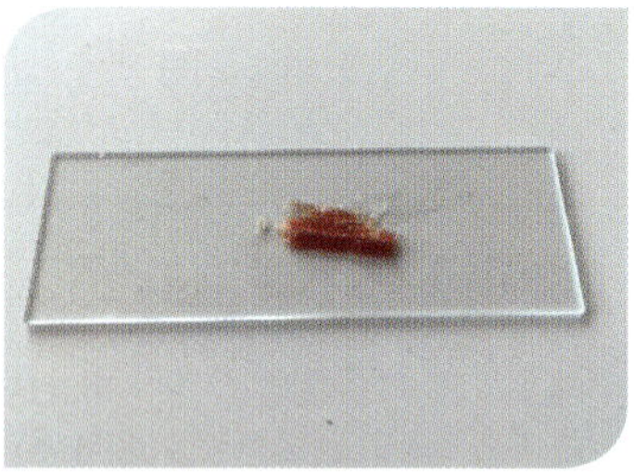

- Dégager un fragment d'un faisceau de fibres musculaires dans un morceau de muscle et le déposer sur une lame.

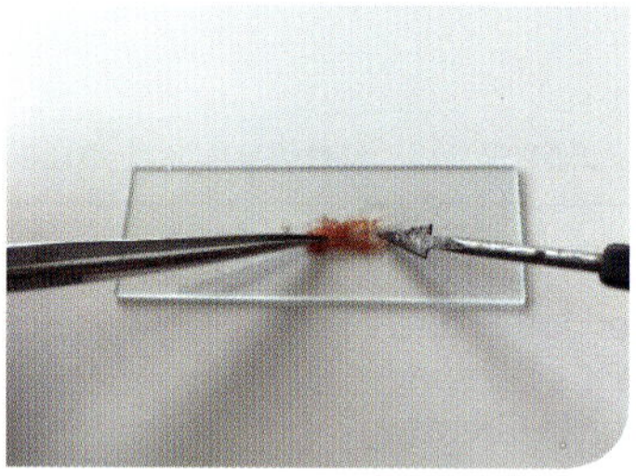

- Dilacérer le fragment dans le sens de la longueur, directement sur la lame, avec une aiguille montée.
- Reproduire le geste plusieurs fois toujours dans le même sens.

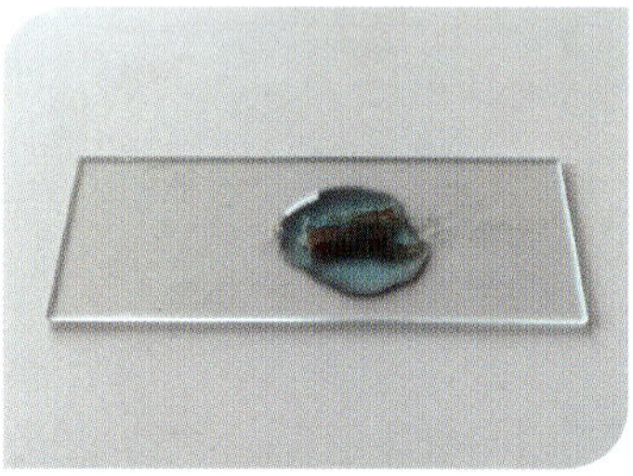

- Déposer une goutte de bleu de méthylène sur le muscle et laisser agir quelques minutes.

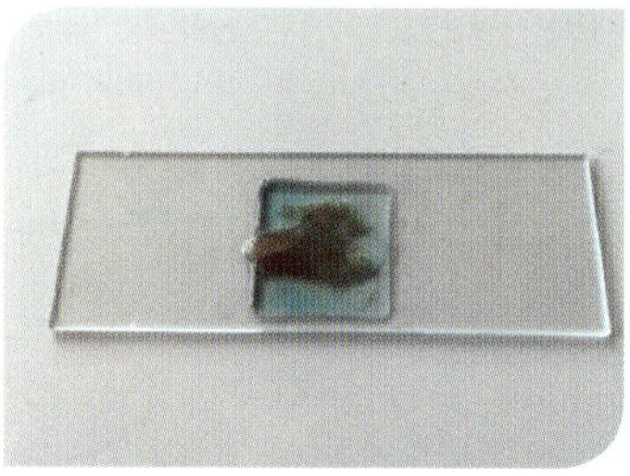

- Déposer une lamelle.

- Réaliser l'observation microscopique à différents grossissements.

3 Résultats de l'observation microscopique

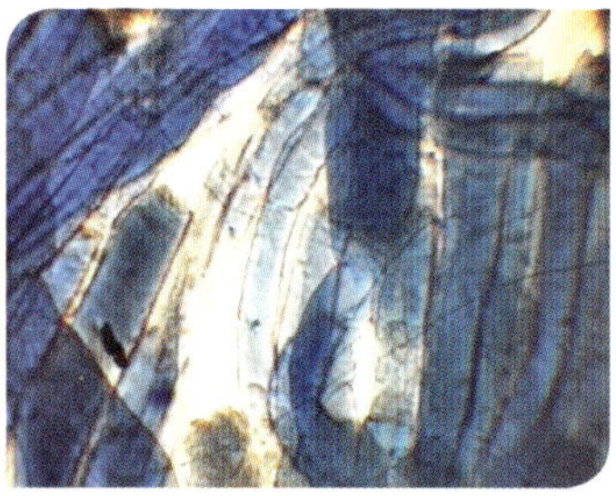

× 100

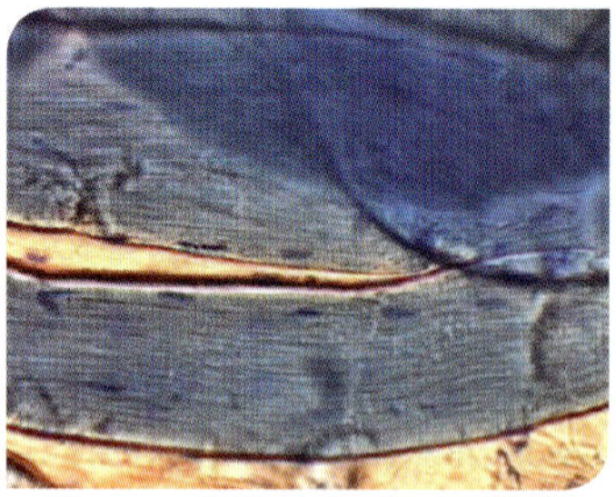

× 400

Chaque myofibrille présente une alternance de bandes foncées et claires : la cellule apparaît striée.

La cellule musculaire squelettique est une longue cellule cylindrique (filiforme) renfermant de nombreux noyaux situés juste au-dessous de la membrane plasmique.

1. Que signifie « dilacérer » ?
2. Quel est le rôle du bleu de méthylène ?
3. Quel est l'aspect d'une fibre musculaire ?

PARTIE 3

Appareil digestif et nutrition

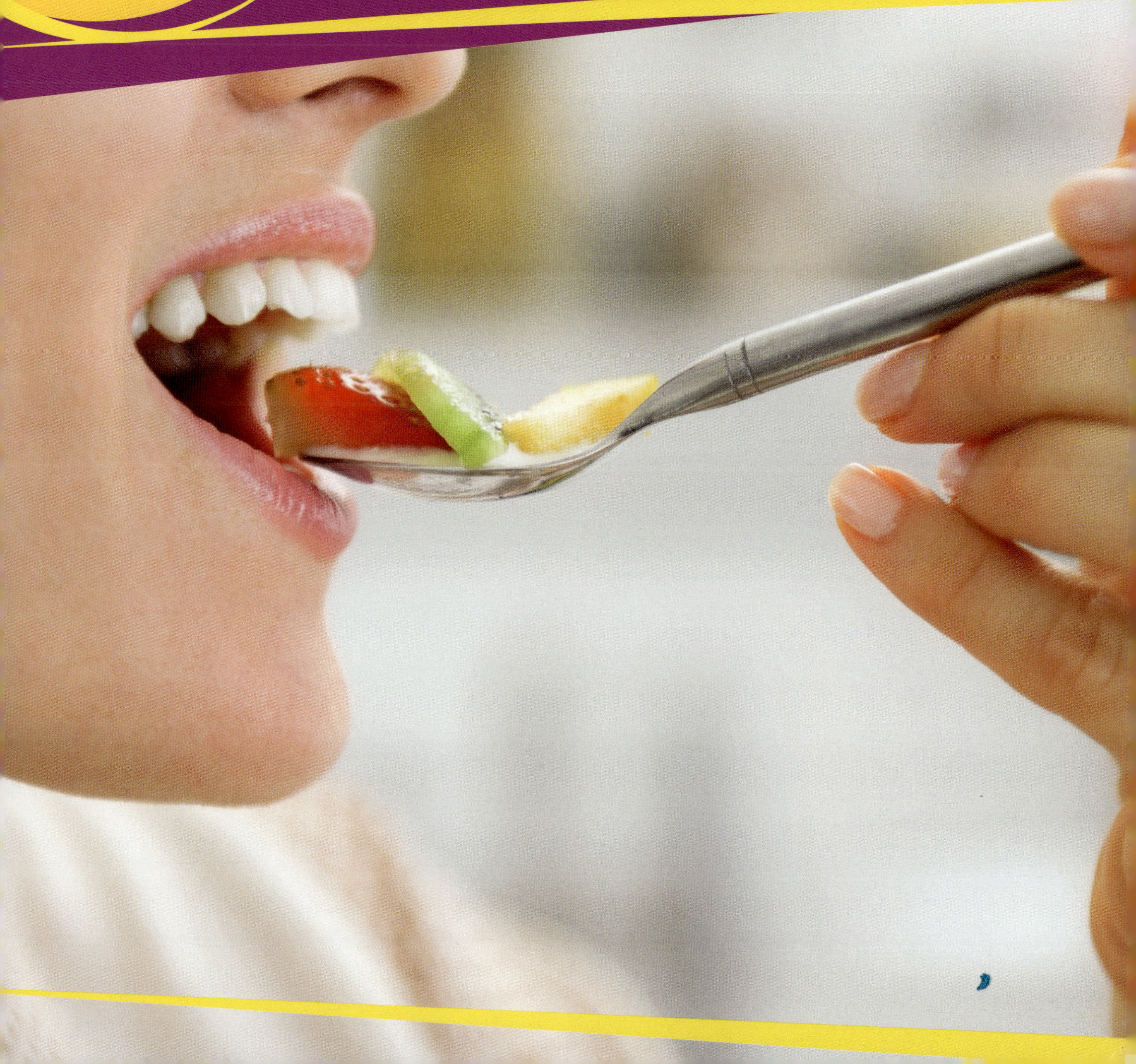

Chapitre 5

Aliments et nutriments

Notions et contenus	Capacités exigibles	
Composition des aliments	• Différencier aliments et nutriments.	p. 74
Notion de nutriments	• Classer les nutriments en macronutriments et micronutriments, en molécules organiques et minérales.	p. 75
	• Associer protides, glucides, lipides, vitamines et minéraux à leurs rôles principaux : énergétiques, structuraux, fonctionnels.	p. 76
	• Distinguer les biomolécules polymères, dimères et monomères.	p. 77
	• Exposer l'importance de l'eau dans l'organisme.	p. 79

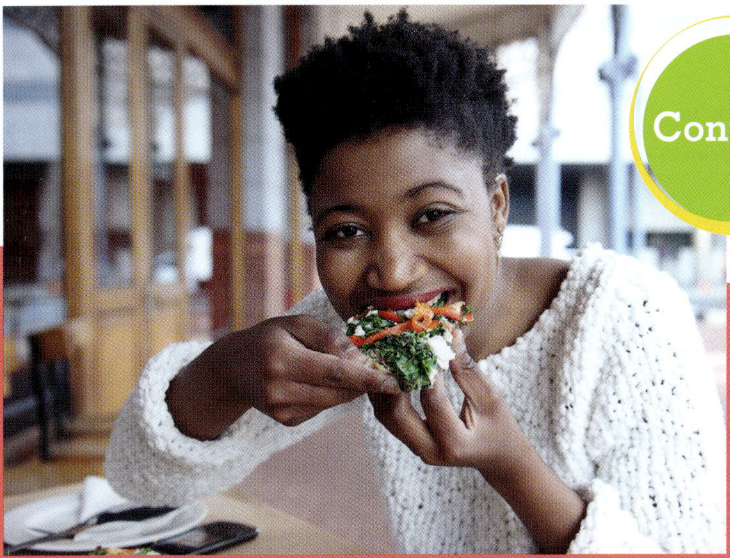

Contexte

Les **aliments** contiennent différentes molécules nécessaires à la vie et à la santé.
Aude est végétarienne. Elle exclut de son alimentation la viande et le poisson mais pas les œufs ni les produits laitiers.
Elle se demande ce que lui apportent les aliments d'origine animale et d'origine végétale et si les aliments qu'elle consomme contiennent toutes les molécules nécessaires au bon fonctionnement de son organisme.

Activité 1

Différencier aliments et nutriments

1 Les aliments simples et les aliments composés

Un aliment est un produit d'origine animale ou végétale qui renferme des substances nécessaires à la nutrition de notre organisme. Il est composé de molécules organiques, de substances minérales et de vitamines.
Un même aliment peut contenir une ou plusieurs catégories de molécules. On distingue :
- les aliments simples, constitués d'une seule catégorie de molécules, comme l'huile (= lipides), le sel (= NaCl) et le sucre (= saccharose) ;
- les aliments composés, constitués de plusieurs catégories de molécules, comme le pain, qui se compose de glucides (amidon), de protides (gluten), d'eau et de sels minéraux.

Un aliment est composé de différentes catégories de biomolécules qui peuvent être simples ou complexes. Les molécules complexes devront être digérées (= simplifiées) pour se présenter sous forme de molécules simples, appelées nutriments, qui seront absorbés dans l'intestin grêle **(Doc. 1)**.

Doc. 1 Les nutriments du lait

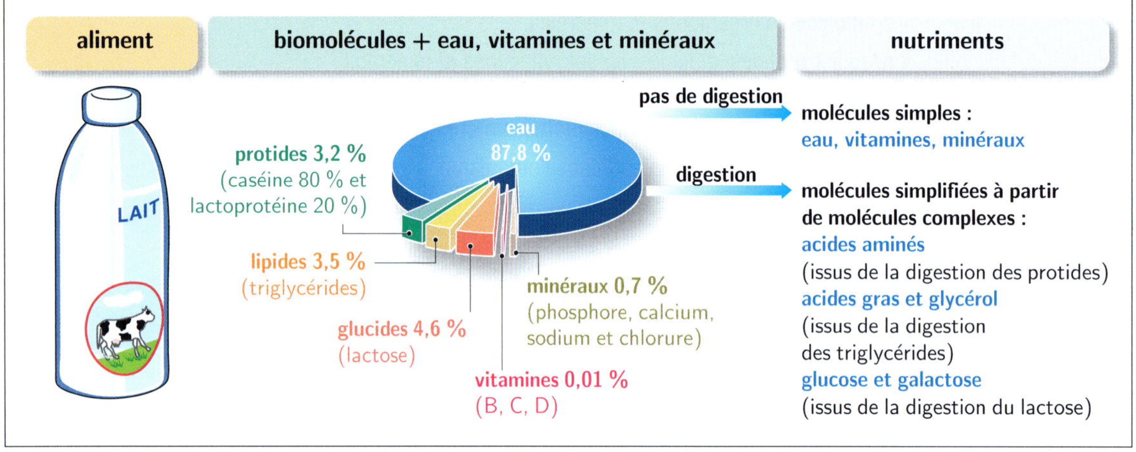

1. Qu'est-ce qu'un aliment ?
2. Quelle différence existe-t-il entre un aliment et un nutriment ?
3. Quels sont les différents types de biomolécules présentes dans les aliments ?
4. Qu'est-ce qui distingue un aliment simple d'un aliment composé ?
5. Quels aliments ne sont constitués que d'une catégorie de biomolécules ?
6. Qu'est-ce qu'une molécule complexe ?

Les protéines
https://youtu.be/ipOL7CnwfHw (2'49)

2 La notion de nutriments

Les nutriments sont de petites molécules absorbables dans le sang et assimilables par les cellules. Ils proviennent de la digestion des aliments (oses, acides aminés et acides gras) ou sont directement absorbables (eau, sels minéraux, vitamines).
En fonction de la quantité de nutriments apportée dans l'organisme, on distingue :
- les macronutriments apportés en grande quantité dans l'organisme (de l'ordre du gramme) ; ce sont les glucides (oses), les lipides (acides gras) et les protides (acides aminés), qui représentent 98 % des apports ;
- les micronutriments apportés en petites quantités (de l'ordre du microgramme et du milligramme) ; ce sont les vitamines et les minéraux. Les minéraux sont classés en fonction de leur quantité dans l'organisme humain : on parle de macroéléments **(Doc. 2)** ou d'oligoéléments (fer, zinc, cuivre, fluor, iode, sélénium, chrome). Les vitamines doivent être apportées par l'alimentation car elles ne sont pas fabriquées par l'organisme ni synthétisées en quantité suffisante. Elles agissent toutes à très faible dose. Tout comme l'eau, elles ne subissent aucune simplification moléculaire.

1. Quelle différence existe-t-il entre un macroélément et un oligoélément ?
2. Quelles sont les sources alimentaires du calcium ?
3. Quel est le point commun des vitamines ?

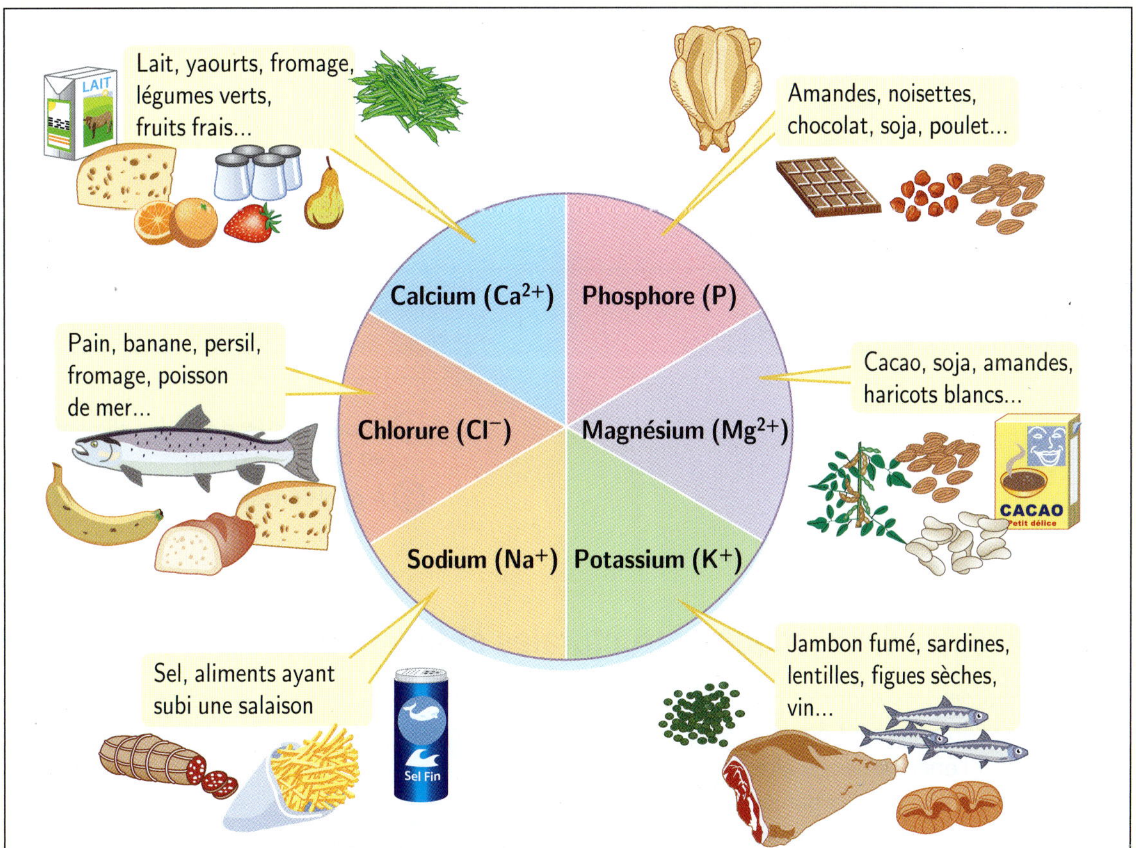

Doc. 2 Les macroéléments et leurs sources alimentaires

Activité 2

Associer les molécules à leurs principaux rôles

1 Le classement des aliments

Les aliments sont classés en six groupes, en fonction de leurs qualités nutritionnelles et de la quantité de molécules qu'ils apportent **(Doc. 3)**.
Aude a supprimé de son alimentation les aliments du groupe 1. Elle risque d'être carencée en acides aminés indispensable.

Doc.3 Les groupes d'aliments et leurs rôles

GROUPES	Qualités nutritionnelles		
	Nutriments structuraux	**Nutriments énergétiques**	**Nutriments fonctionnels**
1 Viandes, poissons, œufs 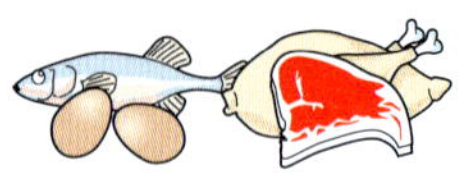	Protéines animales	Lipides	Vitamines A, B1, B6, B12 Fer, sodium, potassium, phosphore
2 Lait et produits laitiers (yaourts, fromages) 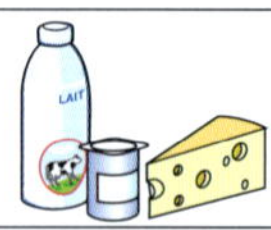	Protéines animales Calcium	Lipides	Vitamines A et B Phosphore
3 Beurre, huile, margarine (matières grasses) 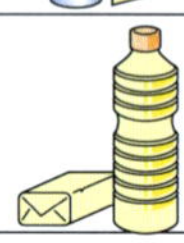	Acides gras essentiels	Lipides	Vitamines A, D, E et K
4 Céréales et dérivés Pain, farine, pomme de terre, légumes secs 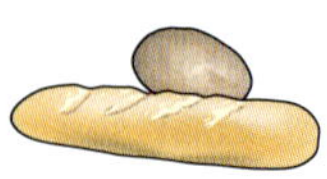	Protéines végétales	Glucides à assimilation lente (amidon)	Fibres Vitamines B et D Magnésium, fer, phosphore
5 Fruits et légumes 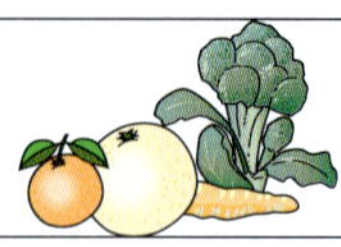	Eau	Glucides (sucres à assimilation rapide)	Fibres (cellulose) Vitamines (A, B, C, E) Sels minéraux
6 Sucre et produits sucrés (confitures, chocolat, miel…) 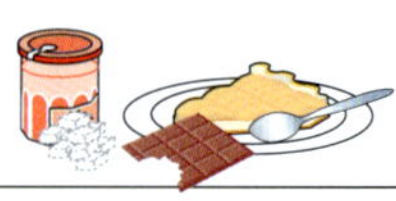		Glucides (sucres à assimilation rapide : saccharose, de grande valeur énergétique)	

① Pourquoi classe-t-on les aliments en différents groupes ?

② À quoi correspond le groupe VPO ?

2 Les molécules énergétiques, structurales et fonctionnelles

Les macronutriments sont des molécules énergétiques, dont certaines sont également structurales. Ils fournissent l'énergie nécessaire au maintien des différentes fonctions de l'organisme et assurent le renouvellement, la fabrication, le remplacement et la réparation des tissus.
Les micronutriments sont essentiellement des molécules fonctionnelles. Ils permettent à la cellule de bien fonctionner en agissant sur les réactions chimiques qui se déroulent dans le cytoplasme.

① Pourquoi parle-t-on de molécules énergétiques ? Quelles sont-elles ?

② Définissez et donnez le rôle d'un nutriment structural et d'un nutriment fonctionnel.

Analyser la composition du lait

1 Matériel

Lait frais entier, filtre papier, pipettes, microscope optique, tubes à essais, bécher, bain-marie à 65 °C, entonnoir, agitateur de verre, acide acétique.
Réactifs : eau iodée, liqueur de Fehling, Biuret (soude et sulfate de cuivre), rouge Soudan III.

2 Protocole et résultats

On réalise des expériences simples sur le lait à l'aide de réactifs spécifiques permettant d'identifier la présence de glucides, de protides et de lipides.

Mise en évidence des glucides :
amidon et sucres réducteurs

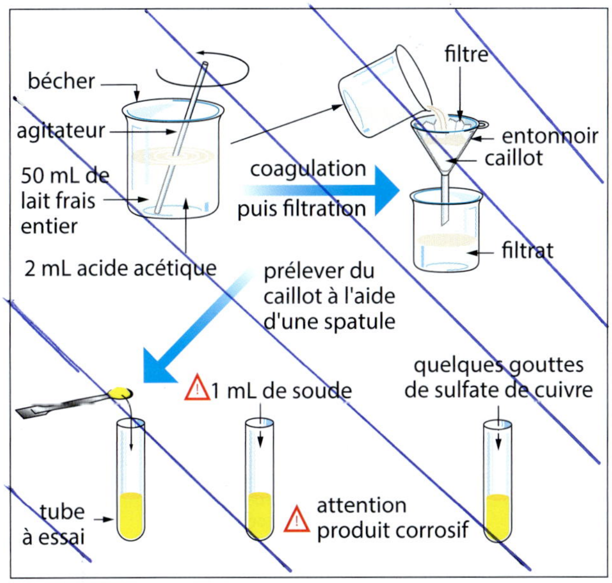

Le test à l'eau iodée sur le filtrat donne une coloration jaune orangée. Le test à la liqueur de Fehling à chaud montre un précipité rouge.

Mise en évidence des protides :
protéines

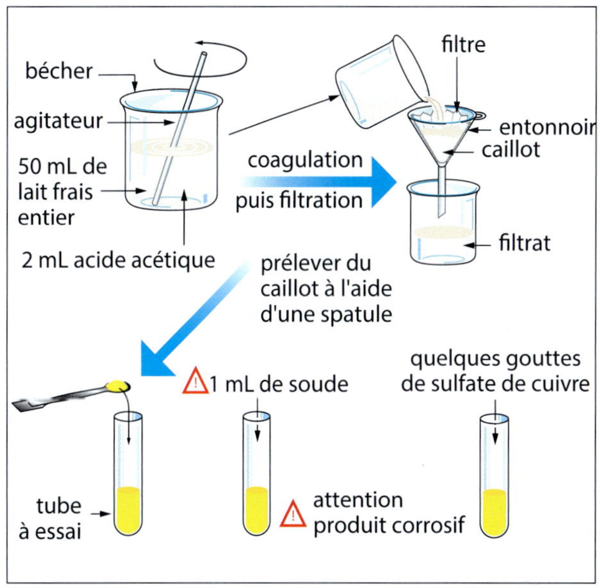

Le test du Biuret sur le filtrat donne une coloration violette.

Mise en évidence des lipides

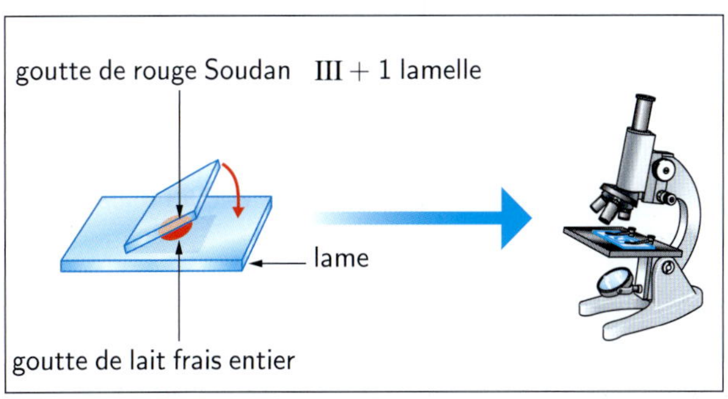

On observe au microscope, la présence de gouttelettes rouge brillantes.

1. Pour chacun des tests ci-dessous, quel est le résultat obtenu et qu'en déduisez-vous :
   - test à l'eau iodée ?
   - test à la liqueur de Fehling ?
   - test à l'eau iodée ?
   - test au rouge Soudan III ?
2. Quelles sont les biomolécules présentes dans le lait ?

Essentiel

- **Les aliments** peuvent être simples ou composés, selon qu'ils sont constitués d'une ou plusieurs catégories de molécules.
- **Les molécules** complexes subissent une simplification moléculaire pour donner des molécules simples, les nutriments, directement absorbables dans le tube digestif.
  Les nutriments apportés en grande quantité sont les macronutriments (protides, glucides, lipides), qui ont un rôle énergétique ou structural. Ceux apportés en petite quantité sont les micronutriments, parmi lesquels on trouve les minéraux (macroéléments et oligoéléments) et les vitamines.
- **Les aliments sont classés en six groupes** en fonction de leurs qualités nutritionnelles et de la quantité de molécules qu'ils apportent.
- **Les biomolécules alimentaires protidiques et glucidiques sont ingérées sous forme de polymères.** Le polymère glucidique le plus consommé est l'amidon ; les polymères sont hydrolysés en dimères et en monomères dans le tube digestif grâce aux enzymes. Les lipides alimentaires sont essentiellement des triglycérides.
- **L'eau** représente 60 % de la masse corporelle d'un adulte. Les pertes d'eau (respiration, urines et selles, transpiration) doivent être compensées par un apport quotidien *via* les aliments et les boissons.
  L'eau et les sels minéraux sont des molécules simples : elles ne subissent pas de simplification moléculaire et sont directement absorbables. L'eau est un solvant qui sert notamment au transport de molécules.

Des aliments aux nutriments

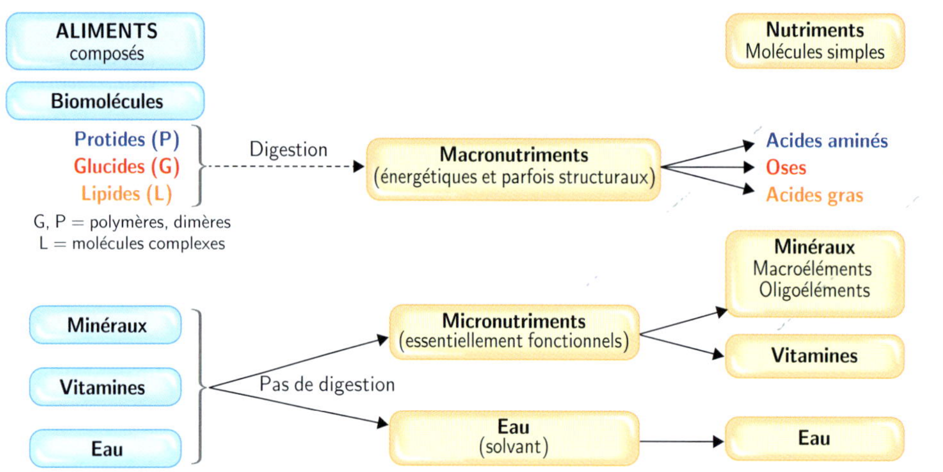

Je fais le point

- Je sais différencier un aliment d'un nutriment.
- Je sais classer les nutriments en macronutriments et micronutriments.
- Je sais associer protides, lipides, glucides, vitamines et sels minéraux à leurs rôles énergétiques, structuraux, et fonctionnels.
- Je sais distinguer les biomolécules polymères, dimères et monomères.
- Je sais exposer l'importance de l'eau dans l'organisme.
- Je sais déterminer la composition d'un aliment à l'aide de tests d'identification.

Exercices

Exercice 1

Pour chaque question, donner la ou les réponses qui vous paraissent exactes.

1 Les aliments :

- ○ **a.** sont composés essentiellement de polymères.
- ○ **b.** d'origine végétale apportent tous les acides aminés indispensables.
- ○ **c.** simples sont des nutriments.
- ○ **d.** composés peuvent contenir un mélange de polymères et de dimères.
- ○ **e.** simples contiennent un seul type de biomolécules.

2 Les nutriments :

- ○ **a.** subissent une simplification moléculaire dans le tube digestif.
- ○ **b.** sont des molécules absorbables dans le tube digestif.
- ○ **c.** sont toujours issus de l'hydrolyse d'un polymère.
- ○ **d.** sont uniquement l'eau, les vitamines et les minéraux.
- ○ **e.** sont tous des molécules énergétiques.

3 Les macromolécules de l'alimentation sont :

- ○ **a.** des molécules absorbables.
- ○ **b.** des molécules hydrolysables.
- ○ **c.** toutes des polymères protéiques.
- ○ **d.** toutes des polymères glucidiques.
- ○ **e.** les molécules énergétiques.

4 Les nutriments fonctionnels sont :

- ○ **a.** les protides.
- ○ **b.** les lipides.
- ○ **c.** les glucides.
- ○ **d.** les oligoéléments.
- ○ **e.** les macroéléments.

5 Les polymères :

- ○ **a.** sont des macromolécules non absorbables.
- ○ **b.** sont des enchaînements de monomères glucidiques liés par des liaisons spécifiques.
- ○ **c.** subissent une simplification moléculaire en dimères puis en monomères dans le tube digestif.
- ○ **d.** subissent une simplification moléculaire en acides gras dans le tube digestif.
- ○ **e.** comme l'amidon sont mis en évidence par l'eau iodée.

6 L'eau :

- ○ **a.** représente près des deux tiers de la masse corporelle d'un adulte.
- ○ **b.** est une molécule directement absorbable dans le tube digestif.
- ○ **c.** doit être consommée quotidiennement.
- ○ **d.** est indispensable à la survie d'un individu.
- ○ **e.** peut être stockée dans l'organisme.

Exercice 2 Terminologie

Donner le terme correspondant à chaque définition.

a. Aliment constitué de plusieurs types de biomolécules.

b. Molécule issue de la simplification moléculaire d'une biomolécule dans le tube digestif.

c. Molécule formée par un enchaînement de monomères liés par des liaisons spécifiques.

d. Monomère protidique qui ne peut être fabriqué par l'organisme.

e. Petite molécule indispensable à la vie.

f. Nutriment énergétique.

g. Nutriment directement absorbable sans simplification moléculaire.

Exercices

Exercice 3 Des groupes d'aliments pour apporter les molécules

Madame B. consulte une diététicienne dans un service hospitalier. Elle a pu préciser sa ration alimentaire de la veille (Doc. 1).

Doc. 1 Ration alimentaire de Madame B.

250 g de lait	120 g de poulet	120 g d'œuf
30 g de matières grasses (huile, beurre)	150 g de pain	100 g de haricots verts
120 g de carottes (crudités)	120 g de yaourt	120 g de banane
120 g de pommes de terre	240 g de pommes	150 g de sucre et friandises

1. Rappeler les grands groupes d'aliments en fonction de leurs caractéristiques nutritionnelles.
2. À partir de la réponse à la question 1, préciser à quels groupes d'aliments appartiennent les aliments consommés par Madame B.

Exercice 4 Les protéines dans les aliments

1. Citer cinq aliments, d'origine animale ou végétale, qui sont des sources importantes de protéines.
2. Décrire une réaction permettant de montrer la présence de protéines dans un aliment.

Exercice 5 Les réactifs pour mettre en évidence les molécules

Au cours d'un TP, on trouve dans l'armoire du laboratoire cinq flacons fermés renfermant chacun une poudre blanche. On sait qu'il s'agit d'amidon, de glucose, de chlorure de sodium, de pancréatine et de saccharose.

1. À quelle catégorie de biomolécules appartient chacune de ces substances ? Préciser leur structure moléculaire.
2. L'étiquetage ayant disparu, quelles expériences pourrait-on proposer pour permettre d'étiqueter de nouveau ces flacons ?

Exercice 6 Un dimère protidique de synthèse, l'aspartame

L'aspartame est un édulcorant de synthèse, qui permet d'obtenir une saveur sucrée sans apporter les calories du saccharose. L'aspartame n'appartient pas à la catégorie des glucides. Il est constitué de deux acides aminés reliés par une liaison CO-NH (= liaison peptidique) (Doc. 2).

Doc. 2 Formule semi-développée de l'aspartame

```
HOOC – CH2 – CH – C — NH – CH – CH2 – C6H5
              |    ||        |
             NH2   O       COOCH3
```

1. Entourer la liaison peptidique sur la molécule d'aspartame. Cette molécule n'est pas directement absorbable, elle subit une simplification moléculaire dans le tube digestif, c'est-à-dire une hydrolyse.
2. Comment appelle-t-on les produits de l'hydrolyse de ce dipeptide ? Écrire les molécules obtenues suite à l'hydrolyse de l'aspartame.

Exercice 7 Les molécules alimentaires

On isole quelques composants d'un aliment dont la structure moléculaire est représentée sur le **document 3**.

Doc. 3 Différentes molécules contenues dans un aliment

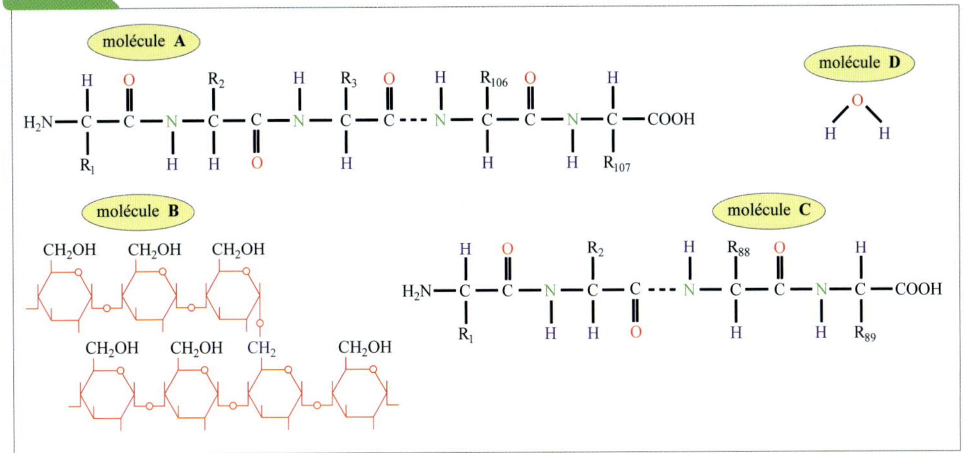

1. Indiquer la nature chimique de chacune des molécules, c'est-à-dire à quelle classe de biomolécules elles appartiennent (glucides, protides…). Justifier votre réponse.
2. Entourer les liaisons spécifiques et les nommer.
3. Quelle différence y a-t-il entre les **molécules A et C** ?

Exercice 8 La mise en évidence de molécules alimentaires

On souhaite comparer la composition d'une glace et d'un sorbet. Pour cela, on réalise différents tests consignés dans le **document 4**.

Doc. 4 Analyses biochimiques comparées d'une glace et d'un sorbet

Test	Réactif utilisé	Molécule recherchée	Résultat de la réaction pour la glace	Résultat de la réaction pour le sorbet
1		Amidon	Coloration orangée	Coloration orangée
2	Liqueur de Fehling		Précipité rouge	Précipité rouge
3		Protéines	Coloration violette	Coloration bleue
4		Lipides	Gouttelettes rouges	Pas de gouttelettes rouges

1. À l'aide des résultats des tests consignés dans le tableau, comparer la composition d'une glace et d'un sorbet.
2. Comment expliquer les différences obtenues pour les **tests n° 3** et **n° 4** ?
   Le **test n° 2** montre que la glace et le sorbet contiennent le même type de dimères glucidiques.
   Après hydrolyse de ces dimères, on obtient un mélange de monomères différents.
   La glace contient un mélange de glucose, de fructose et de galactose, alors que le sorbet ne contient qu'un mélange de glucose et de fructose.
3. Nommer les dimères glucidiques présents dans la glace et dans le sorbet.
4. Citer la provenance alimentaire de ces dimères.

Exercice 9 L'eau dans les aliments

Les aliments contiennent tous de l'eau mais dans des proportions variables. On cherche à classer certains légumes en fonction de leur teneur en eau.
On réalise l'expérience suivante : plusieurs légumes sont broyés, pesés et mis à l'étuve pendant plusieurs heures de façon à évaporer toute l'eau contenue et à obtenir leur poids sec.

Les résultats sont consignés dans le document 5.

Légume	Masse avant mise à l'étuve	Masse sèche de l'aliment
Haricot vert	15 g	0,77 g
Oignon	10 g	1,10 g
Carotte	12 g	1,12 g
Champignon	10 g	0,82 g
Poivron rouge	11 g	0,92 g
Tomate	8 g	0,49 g
Petit pois	6 g	1,53 g

Doc.5 Masse des légumes avant et après passage à l'étuve

1. Calculer pour chaque légume la quantité d'eau évaporée. En déduire le pourcentage d'eau contenu dans l'aliment.
2. Classer les aliments par ordre croissant de teneur en eau.
3. Un artichaut contient 85,3 % d'eau. Sa teneur en eau est-elle plus élevée que celle d'un champignon ?

Exercice 10 Des réactifs pour rechercher des molécules

Lors d'une séance d'activités technologiques, les élèves doivent identifier les biomolécules présentes dans quatre aliments : farine, poudre de blanc d'œuf, jaune d'œuf et fructose en poudre (biomolécule énergétique utilisée par les sportifs).

1. Réaliser un tableau dans lequel vous indiquerez :
   - la biomolécule entrant dans la composition de chaque aliment ;
   - les réactifs que vous allez utiliser afin de mettre en évidence les biomolécules de ces aliments ;
   - le résultat de la réaction que vous obtiendrez pour chaque réactif.
2. Schématiser le mode opératoire que vous suivrez afin de mettre en évidence la biomolécule présente dans la poudre de fructose.

Chapitre 6

Équilibre et déséquilibre alimentaire

Notions et contenus	Capacités exigibles	
Équilibre alimentaire	• Distinguer les notions de besoins quantitatifs et qualitatifs.	p. 88
	• Identifier les facteurs de variation des besoins quantitatifs et qualitatifs.	p. 89
	• Établir un bilan énergétique à partir des dépenses et des apports.	p. 89
	• Comparer une ration alimentaire à des valeurs de référence.	p. 96
	• Calculer et interpréter l'IMC.	p. 91
Déséquilibre alimentaire Un exemple de malnutrition par excès d'apport : l'obésité	• Identifier les facteurs de risque.	p. 92
	• Identifier les conséquences pathologiques.	p. 92
	• Présenter les traitements.	p. 93
Un exemple de malnutrition par carence	• Repérer les signes cliniques et paracliniques.	p. 94
	• Identifier les facteurs de risque.	p. 94
	• Identifier l'origine qualitative ou quantitative de la carence.	p. 95

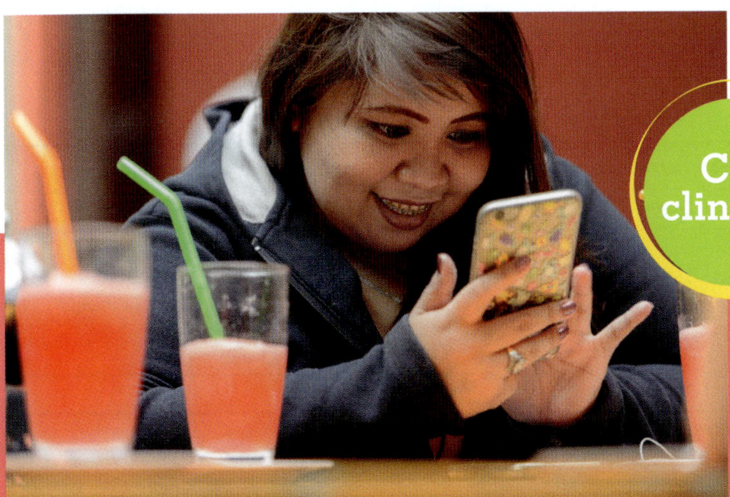

Cas clinique

Joyce, 14 ans, 1,60 m pour 80 kg, est obèse. Au collège, elle mange tous les jours, à la récréation de 10 h, des gâteaux. Le midi, elle déjeune seule à la maison et se prépare un plateau composé le plus souvent de chips ou spaghettis, de jambon, de pain, de glace et de soda, qu'elle prend en surfant sur son téléphone. Le soir, elle grignote en faisant ses devoirs. Elle a arrêté ses cours de natation du mercredi après-midi, depuis son entorse il y a six mois. Depuis, elle se plaint de douleurs au genou gauche et de difficultés respiratoires à l'effort. Sa seule distraction est d'aller au « fast-food », le samedi soir. Son père souffre de surcharge pondérale et d'une concentration excessive de cholestérol dans le sang.

Distinguer les notions de besoins quantitatifs et qualitatifs

Les besoins de l'organisme sont couverts par les aliments, qui apportent tous les nutriments qui lui sont nécessaires. Les aliments doivent être apportés en quantité et en qualité suffisantes.

1 Les besoins quantitatifs

Les besoins quantitatifs correspondent aux besoins énergétiques. Les aliments apportent l'énergie qui permet d'équilibrer les dépenses de l'organisme, afin de maintenir la stabilité du poids corporel.

Les dépenses énergétiques sont de deux types :

– les dépenses basales liées au maintien des fonctions vitales (respiration, circulation sanguine, activité cérébrale, vie cellulaire…) ; ce sont les dépenses minimales, constantes et irréductibles, liées au métabolisme de base ;

– les dépenses extra-basales liées à l'activité quotidienne. Ces dépenses sont variables.

La ration alimentaire équilibrée permet de respecter un apport énergétique suffisant pour couvrir les dépenses basales et extra-basales (Doc. 1)..

	Apport énergétique (en kJ)
ADULTE DE SEXE MASCULIN	
Activité physique moyenne	11 300
Activité physique importante	12 500
ADULTES DE SEXE FÉMININ	
Activité physique moyenne	8 400
Activité physique importante	9 200

Doc. 1 Apports énergétiques conseillés

1. Qu'appelle-t-on fonction vitale ?
2. Qu'appelle-t-on métabolisme de base ?
3. Qu'appelle-t-on dépenses extra-basales ?

2 Les besoins qualitatifs

Les besoins qualitatifs tiennent compte du type de nutriment apporté par les aliments. Ils permettent d'être en bonne santé. Pour couvrir ces besoins, une ration alimentaire équilibrée doit contenir des aliments appartenant à chacun des six groupes.

Elle doit tenir compte de l'origine animale et végétale des aliments pour couvrir les besoins en nutriments énergétiques (protides, glucides, lipides), structuraux (protides, lipides, calcium), et fonctionnels (minéraux, vitamines, fibres, eau) (Doc. 2).

◉ Que doit-on consommer pour assurer les besoins qualitatifs ?

Doc. 2 Apports nutritionnels moyens conseillés

	Macronutriments			Micronutriments		Eau
Nutriments	Protides	Lipides	Glucides	Minéraux	Vitamines	
Quantité quotidienne[1]	60 g	90 g	350-380 g	30 g Na^{+} 1-2 g K^{+} 2-6 g Ca^{++} 1-2 g Fe^{++} 2-20 mg	100 mg ADEK C (30 mg) B3 (20 mg) B1 (1 mg)	2,5 L 1,5 L (boissons) 1 L (aliments)
Proportion	15 %	30 %	55 %			
Répartition à respecter	50 % origine animale 50 % d'origine végétale	40 % origine animale 60 % origine végétale	20 % sucres rapides 80 % sucres lents			

1. Quantité estimée pour une personne pesant 60 kg.

Activité 2

Identifier les facteurs de variation et établir un bilan énergétique

1 Les facteurs de variation

Variations en fonction de l'âge et du sexe (Doc. 3)

– L'âge : durant les six premiers mois de la vie et au cours de l'adolescence, la croissance staturo-pondérale est importante. Les apports nutritionnels (aliments structuraux, fer, vitamines, calcium, vitamine D) doivent alors permettre la synthèse de nouveaux tissus et assurer la rigidité du squelette à l'âge l'adulte.

Une personne âgée a des besoins énergétiques quantitatifs inférieurs à ceux d'un adolescent ; en revanche, sur le plan qualitatif, elle doit veiller tout particulièrement à consommer suffisamment de calcium, de vitamine D et d'eau.

– Le sexe : pour un âge et un poids équivalents, un garçon a des besoins supérieurs à ceux d'une fille.

Variations en fonction de l'activité et du sexe

Les besoins quantitatifs et qualitatifs dépendent aussi de l'intensité et du type d'activité. Le sexe intervient également, les hommes ayant une masse musculaire (cellules musculaires actives) plus importante et moins de graisse (cellules adipeuses inactives) que les femmes.

Variations en fonction des conditions physiologiques

– La femme enceinte a des besoins énergétiques supplémentaires pour couvrir l'accroissement de l'activité cellulaire, le développement du fœtus et du placenta, et l'augmentation de la masse du fœtus et de la mère. Un apport suffisant en fer permet d'éviter l'anémie et la fatigue, la vitamine B9 joue un rôle dans le développement du système nerveux du fœtus.

– La femme qui allaite a des besoins énergétiques supplémentaires importants (2 100 kJ) pour synthétiser et produire les différents constituants du lait (850 mL/jour).

Doc. 3 Apport énergétique conseillé

Facteurs de variation	Apport énergétique conseillé	
	Homme	Femme
Âge		
Enfant de 1 à 3ans	5 700 kJ	
Adolescent 13 à 15ans	12 100 kJ	10 400 kJ
Adulte	10 500 kJ	8 300 kJ
Personne âgée	10 000 kJ	7 500 kJ
Activité physique		
Faible	8 800 kJ	7 500 kJ
Moyenne	11 000 kJ	8 500 kJ
Importante	12 600 kJ	9 200 kJ
État physiologique		
Grossesse 1er T 2e T et 3e T		+ 400 kJ + 1 000 kJ
Allaitement		+ 2 100 kJ

1. Quels sont les facteurs qui font varier les besoins alimentaires ?
2. Pourquoi la femme enceinte a-t-elle des besoins plus importants et variables au cours des trois trimestres de sa grossesse ?

2 Le bilan énergétique

Le bilan énergétique est la différence entre l'apport et la dépense d'énergie. Il peut être positif, négatif ou équilibré.

Pour agir sur la balance énergétique, il faut modifier :

– l'activité physique, qui est la composante variable représentant 15 à 30 % des dépenses en 24 h ;

– l'apport calorique fourni par les aliments, en l'adaptant aux besoins.

1. À quoi correspond le bilan énergétique ?
2. Peut-on agir sur la balance énergétique ?

Activité 3

Équilibrer la ration alimentaire

1 La répartition des repas

La ration alimentaire doit être quantitativement suffisante pour répondre aux dépenses énergétiques quotidiennes du sujet et qualitativement équilibrée afin d'assurer le maximum d'apport en acides aminés et acides gras essentiels, en sels minéraux et vitamines.

Les apports énergétiques doivent être répartis sur une journée : au petit-déjeuner, au déjeuner, et au dîner. Pour l'enfant, il faut ajouter le goûter pour couvrir les besoins énergétiques journaliers recommandés (Doc. 4).
La ration alimentaire doit être variée et équilibrée. Il faut diversifier les apports alimentaires pour obtenir tous les nutriments dont notre organisme a besoin et ceux qu'il ne peut fabriquer. À cela, il faut ajouter des boissons (l'eau) : environ 1,5 L est recommandé pour compenser les pertes.

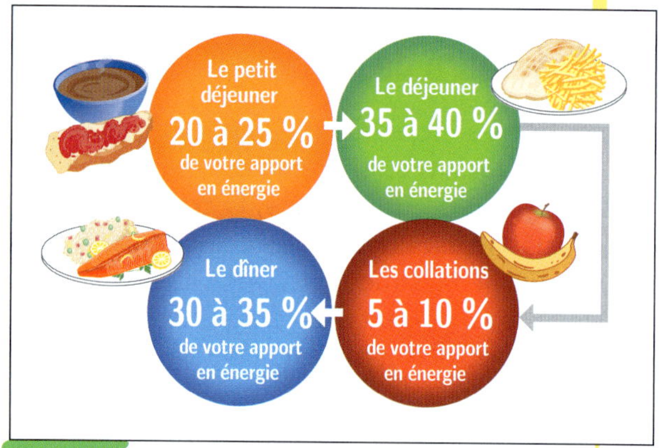

Doc. 4 La ration alimentaire quotidienne

- Pourquoi les apports énergétiques doivent-ils être répartis sur une journée ?

2 La pyramide alimentaire

Pour établir une ration alimentaire équilibrée, on applique la règle 421 GPL pour les repas principaux (déjeuner et dîner) : 4 portions de glucides, 2 portions de protides et 1 portion de lipides.
La pyramide alimentaire aide à apporter les proportions recommandées pour chacun des six groupes d'aliments (Doc. 5).

- Quel est l'intérêt de la pyramide alimentaire ?

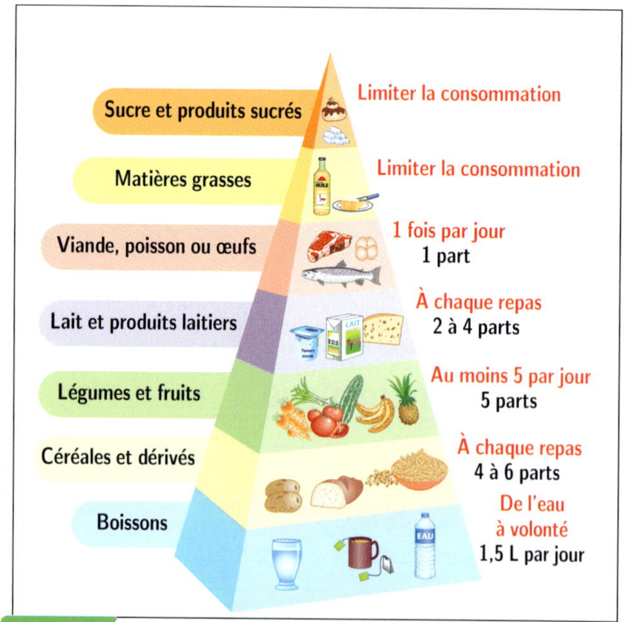

Doc. 5 La pyramide alimentaire

Activité 4

Calculer et interpréter l'IMC

L'obésité
https://youtu.be/u4z5dg14zCE (1'05)

1 Valeur de l'IMC et interprétation

En surfant sur Internet, Joyce découvre le calcul de l'indice de masse corporelle (IMC). Elle sait qu'elle est en surpoids mais aimerait connaître son IMC.
L'IMC est un indice qui permet d'évaluer les risques pour la santé liés au surpoids ou à la maigreur. L'IMC (ou BMI = *Body Mass Index*) est évaluée par le rapport suivant : Masse corporelle (en kg) / Taille au carré (en m^2).
La valeur médiane de l'IMC est 24 chez l'homme et 22 chez la femme **(Doc. 6)**.
L'IMC permet de définir le niveau d'obésité. L'obésité correspond à un excès de tissu adipeux dans l'organisme, entraînant un surpoids et souvent des complications au niveau de la santé. Le seuil de poids qui définit l'obésité repose sur le risque de surmortalité lié à l'excès de poids.
L'IMC doit être interprété avec prudence. Certains sportifs ont un IMC élevé alors qu'ils ne présentent quasiment aucun tissu adipeux, les muscles ayant une masse plus élevée que les graisses.

Doc. 6 Qualification des troubles nutritionnels en fonction de l'IMC

IMC (en kg/m^2)	Interprétation
Inférieur à 16	Dénutrition (famine)
16,5 à 18,5	Maigreur
18,5 à 25	Corpulence normale
25 à 30	Surpoids (embonpoint)
30 à 35	Obésité modérée
35 à 40	Obésité sévère
Supérieur à 40	Obésité morbide

1. Que signifie le sigle IMC ?
2. Comment définit-on l'IMC ?
3. Calculez l'IMC de Joyce.
4. L'IMC est-elle une mesure toujours fiable ? Justifiez.

2 Les différentes formes d'obésité

L'obésité est évaluée avec un mètre de couturière par la mesure de la circonférence de la taille et des hanches **(Doc. 7)**.
L'obésité peut se présenter sous deux formes :
- androïde (de préférence masculine) : le tissu adipeux se localise au niveau du thorax et de l'abdomen ;
- gynoïde (de préférence féminine) : le tissu adipeux se localise au niveau du bassin, des fesses et des cuisses.

Type d'obésité	Androïde (« pomme » souvent les hommes) 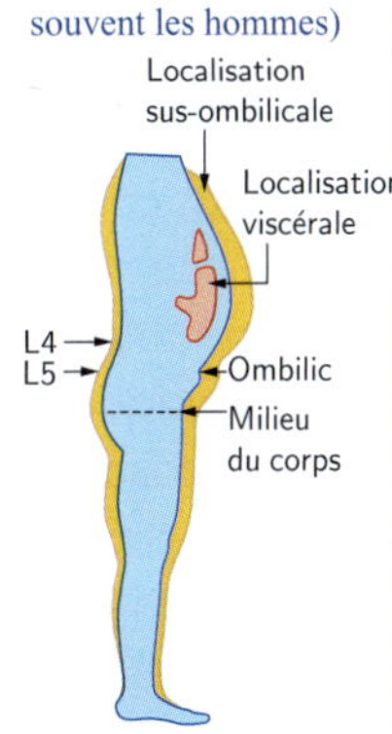	Gynoïde (« poire » souvent les femmes) 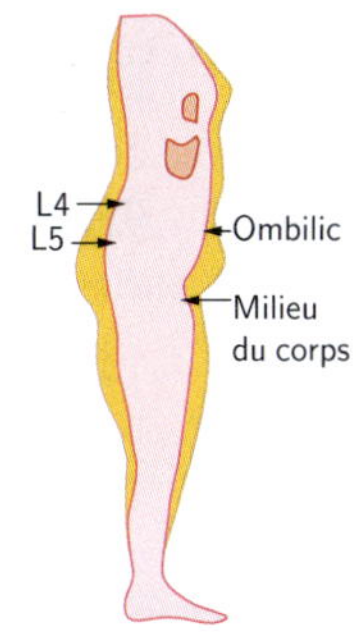
Localisation de la surcharge adipeuse	Face, thorax, abdomen, autour de l'estomac	Bassin, fesses, cuisses
Rapport taille/hanche	Supérieur à 1	Supérieur à 0,85
Apport calorique excessif	+++	+

Doc. 7 L'obésité androïde et l'obésité gynoïde

1. Qu'appelle-t-on obésité gynoïde ?
2. Qu'appelle-t-on obésité androïde ?

Activité 5

Un exemple de malnutrition par excès d'apport

1 Identifier les facteurs de risques (FDR)

Le comportement alimentaire de Joyce est l'un des facteurs de risque de l'obésité, ainsi que ses antécédents familiaux et sa sédentarité.

La malnutrition par excès d'apport ou surnutrition correspond à un déséquilibre alimentaire où les apports sont très supérieurs aux besoins et peuvent conduire à l'obésité.

Plusieurs facteurs de risque ont été identifiés :

- les antécédents familiaux : la génétique joue un rôle, mais elle n'est pas suffisante pour expliquer l'explosion de la prévalence ;
- l'obésité infantile : un enfant obèse augmente le risque d'obésité à l'âge adulte ;
- l'âge : le risque d'obésité augmente progressivement avec l'âge ;
- le niveau socio-économique faible : une éducation à l'équilibre alimentaire insuffisante, ainsi que des difficultés à accéder aux légumes frais trop coûteux et à une alimentation variée font que l'obésité est statistiquement plus fréquente chez les sujets socio-économiques défavorisés ;
- l'alimentation hypercalorique et la sédentarité qui déséquilibrent la balance énergétique ;
- la privation de sommeil, qui prédispose au stockage des graisses.

Dans le cas de Joyce, son mode de vie, sa sédentarité et son alimentation favorisent son obésité.

1. Définissez la malnutrition et la surnutrition.
2. Quels sont les facteurs de risque sur lesquels on peut agir ?
3. Quels sont les facteurs de risque sur lesquels on ne peut pas agir ?

2 Identifier les conséquences pathologiques

L'obésité entraîne une augmentation de la masse corporelle, qui peut conduire à des pathologies (Doc. 8) :

- de l'appareil locomoteur, qui réduisent la mobilité et l'activité physique. L'arthrose vertébrale, la gonarthrose et la coxarthrose sont responsables des troubles ostéo-articulaires ;
- respiratoires, qui sont d'origine essentiellement mécanique. Elles peuvent mener à des difficultés respiratoires (= dyspnées), dont l'insuffisance respiratoire chronique ;
- cardiovasculaires, comme l'angor, l'infarctus du myocarde et l'hypertension artérielle (HTA), facteur de risque d'athérome ;
- métaboliques, comme le diabète de type 2 ou l'insulinorésistance.

L'obésité de Joyce est responsable de ses douleurs au genou gauche et de ses difficultés respiratoires.

1. Quelles sont les conséquences sanitaires de l'obésité ?
2. Sur quelles pathologies l'importance de l'obésité a-t-elle une incidence ?
3. Existe-t-il un rapport entre l'obésité et le diabète de type 2 ? Justifiez.
4. Que déduisez-vous de la prévalence des maladies en fonction du sexe et de l'IMC ?

Doc. 8 Pourcentage de prévalence de différentes pathologies en fonction de l'IMC

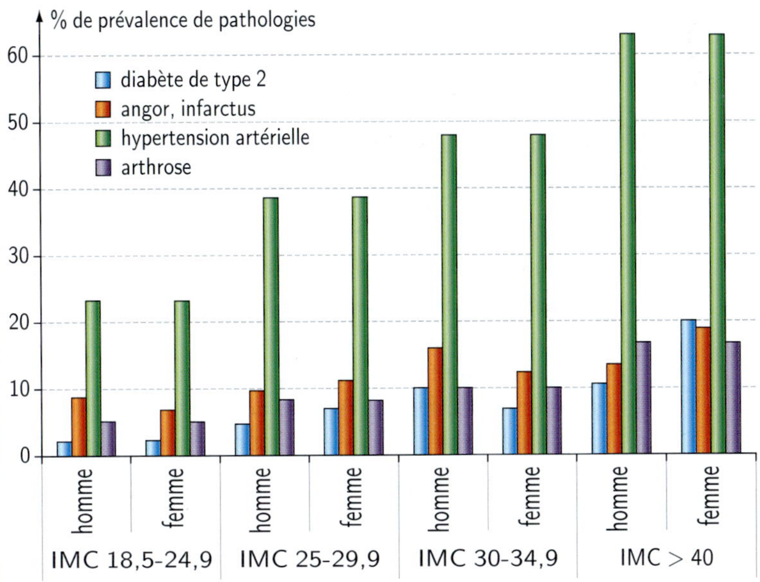

3 Présenter les traitements de l'obésité

Les conseils d'hygiène de vie et d'équilibre alimentaire visent à prévenir l'obésité, à la traiter et à éviter les complications.

- La prévention primaire de l'obésité repose sur l'information des populations. Des conseils hygiéno-diététiques sont donnés dès le plus jeune âge : les aliments doivent être consommés en *quantité* et en *qualité* adaptées, et une activité physique régulière doit être pratiquée.
- La prévention secondaire consiste à dépister l'obésité, qui est visible à l'œil nu et évaluée par l'IMC.
- La prévention tertiaire consiste à traiter l'obésité afin d'éviter ses complications.

Le traitement de l'obésité repose :
- sur des conseils hygiéno-diététiques, associés parfois à des médicaments régulateurs d'appétit ;
- sur un traitement chirurgical de l'estomac, en réduisant la taille de l'estomac, soit par un anneau (= gastroplastie), soit par l'ablation d'une partie de l'estomac (= gastrectomie) **(Doc. 9)**.

Joyce devrait dans un premier temps suivre les conseils hygiéno-diététiques en diminuant sa ration alimentaire et reprendre une activité physique régulière.

1. Quels sont les niveaux de prévention de l'obésité ?
2. Comment peut-on éviter l'apparition de l'obésité ?
3. En quoi consiste la prévention secondaire ?
4. Qu'est-ce que la gastroplastie ?

Doc. 9 Traitement chirurgical de l'estomac

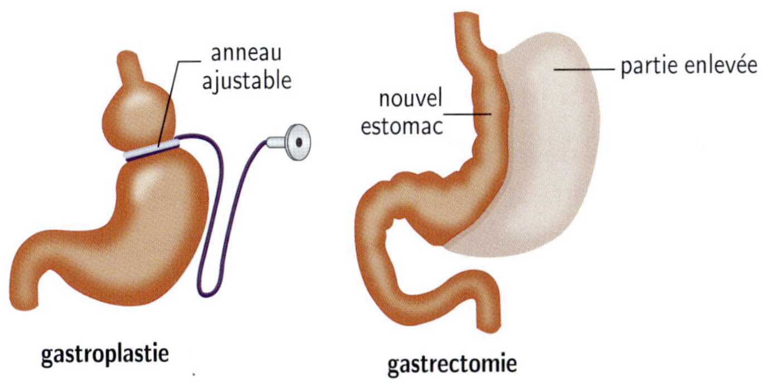

Activité 6

Un exemple de malnutrition par carence : le kwashiorkor

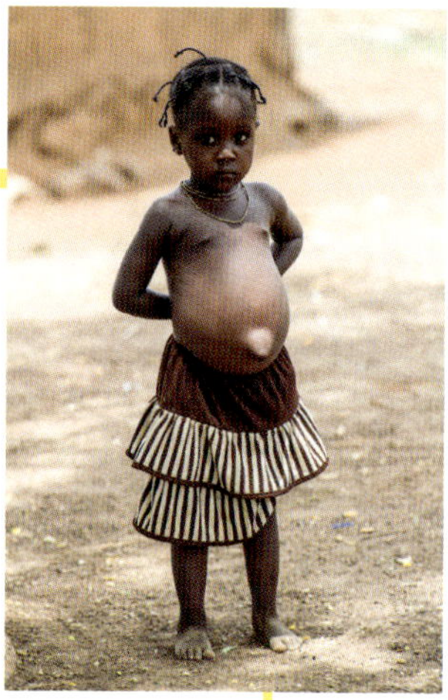

1 Repérer les signes cliniques et paracliniques

La malnutrition par insuffisance d'apport peut entraîner :
- une carence générale, responsable d'un amaigrissement extrême associé à un affaiblissement général (cachexie) pouvant être mortel (marasme) ;
- une carence spécifique, qui résulte de la carence d'un seul type de nutriment. Ce type de carence se présente dans le cas du kwashiorkor, qui résulte d'un manque de protéines. Cette pathologie, extrêmement grave, touche principalement les enfants d'Afrique au moment du sevrage (arrêt de l'allaitement), lors du passage à une alimentation moins riche en protéines. La maladie se traduit par une affection des grandes fonctions de l'organisme (Doc. 10).

Doc.10 Signes cliniques et paracliniques d'une carence en protéines

Fonction perturbée	Signes cliniques	Signes paracliniques
De croissance	Retard staturo-pondéral jusqu'à 60 % par rapport à la norme	Carence en acides aminés indispensables.
Nerveuse	Troubles mentaux et psychomoteurs, apathie, fatigue	
Musculaire	Atrophie musculaire = amyotrophie	
Immunitaire	Sensibilité aux infections = 1re cause de mortalité du patient dénutri	Diminution du taux de lymphocytes = lymphopénie
Hémodynamique	Œdème global ; abdomen dilaté (conséquence de l'infiltration du foie par les graisses à foie hypertrophié = stéatose ; hépatomégalie)	Diminution du taux sanguin d'albumine (= hypoalbuminémie) par incapacité du foie à en effectuer la synthèse et anémie.
De cicatrisation	Lésions cutanées (peau craquelée)	
Système pileux et peau	Décoloration et dépigmentation de la peau et des cheveux	
Digestive	Troubles digestifs	Carence en oligoéléments et en vitamine A Malabsorption

1. Qu'appelle-t-on carence générale ? carence spécifique ?
2. Quels sont les signes cliniques d'une carence en macronutriments protéiques ?
3. Quels sont les signes paracliniques d'une carence en macronutriments protéiques ?

2 Identifier les facteurs de risques

Dans les pays développés, la dénutrition par carence d'apport est exceptionnelle. On la rencontre dans les alimentations restrictives (végétalisme, végétarisme) et dans des situations de maltraitance ou de précarité.

Dans les pays en voie de développement, c'est la pauvreté qui est la principale cause de la malnutrition.

1. Quels sont les facteurs de risque de malnutrition par carence ?
2. À quelles carences peut conduire une alimentation végétarienne mal maîtrisée ?

3 Identifier l'origine qualitative ou quantitative de la carence

En Afrique, l'enfant en bas âge, après le sevrage, reçoit une alimentation quasi exclusive à base de bouillie de céréales (maïs, manioc, mil, ou riz).

Le **Doc. 11** donne la composition du lait maternel et de la bouillie de maïs.

Doc.11 Composition de la bouillie de maïs et du lait maternel

	Sels minéraux	Glucides[1] (cellulose)	Autres glucides[2]	Lipides	Protides
Lait /100 mL maternel	0,210 g	0 g	6,8 g (lactose)	3,8 g	1,2 g
Bouillie de Maïs/100 g	0,77 g	2 g	71 g	4,3 g	9,8 g

1. Sucres lents ; 2. Sucres rapides.

Au niveau quantitatif, les apports en protides, glucides, lipides et sels minéraux sont supérieurs dans la bouillie de maïs à ceux du lait maternel. On peut donc considérer qu'ils sont suffisants.
La quantité de protéines consommées par l'enfant est 0,637 g pour 100 g de protéines. La quantité recommandée est 0,65 g. On peut donc considérer que la consommation de protéines est satisfaisante au niveau quantitatif.

Le **Doc. 12** donne la composition du maïs et du lait maternel en acides aminés indispensables pour 100 g de protides.
On constate qu'au niveau qualitatif, le maïs a une carence totale en lysine et une carence partielle en tryptophane. Les autres acides aminés sont présents mais à des concentrations plus faibles (sauf pour la leucine).
Malgré un apport énergétique et protidique globalement suffisant, l'enfant souffre d'une insuffisance qualitative en acides aminés indispensables à la croissance des jeunes enfants. La carence en lysine ainsi que les très faibles concentrations en tryptophane ont un impact sur la valeur nutritive du maïs, à l'origine de la dénutrition protéique. L'organisme est incapable de synthétiser ces acides aminés, qui doivent donc être apportés par l'alimentation.
Le maïs est un aliment d'origine végétale qui permet de couvrir les besoins quantitatifs en protéines mais ne couvre pas les besoins en acides aminés essentiels. La carence est donc d'origine qualitative. Pour pallier cette carence, il faut ajouter des produits laitiers. Cependant, chez les enfants gravement atteints, la mortalité reste importante.

Doc. 12 Composition de la bouillie de maïs

Composition du maïs et du lait maternel en acides aminés indispensables, pour 100 g de protides

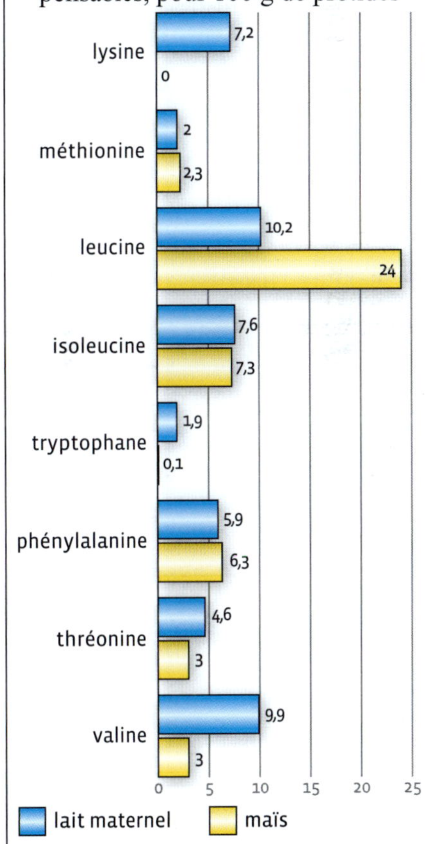

1. Pour être en bonne santé, suffit-il de consommer des aliments en quantité suffisante ?
2. Pourquoi est-il important de consommer différentes sources de protéines ?

Fiche AT

Comparer une ration alimentaire à des valeurs de référence

1 Situation

Flore, 17 ans, est une jeune fille active. Elle mesure 1,70 m pour 56 kg.
Sa ration journalière est indiquée dans le tableau ci-dessous.

Doc. 1 La ration alimentaire de Flore au cours d'une journée

Repas	Aliments	Quantité de protides (en g) g/100 g	Quantité de protides (en g) Dans l'aliment	Quantité de lipides (en g) /100 g	Quantité de lipides (en g) Dans l'aliment	Quantité de glucides (en g) /100 g	Quantité de glucides (en g) Dans l'aliment	Apport énergétique / aliment (kJ)	Apport énergétique / repas (kJ)	% de la RJ
Petit-déjeuner	Lait demi-écrémé (150 g)	3,2	4,8	1,6	2,4	4,8	9,6	336	2011	
	Poudre de cacao (10 g)	19	1,9	23	2,3	11	1,1	138,4		
	Pain (60 g)	9	5,4	3,2	1,9	49	29,4	664,6		
	Beurre (10 g)	1	0,1	82	8,2	0	0	313,3		
	Confiture (20 g)	0,6	0,1	0	0	70	14	240		
	Jus d'orange (150 mL)	0,7	1	0	0	11,8	17,7	318,7		
Déjeuner	Salade de tomates (160 g)	0,6	1	0	0	2,8	4,5			
	Huile (10 g) Vinaigre	0	0	100	10	0	0			
	Steak (120 g)	22,8	27,4	0,8	1	0	0	501,6		
	Pâtes (100 g)	14		0,3		70				
	Sauce tomate fraîche (30 g)	1	0,3	2	0,6	9,5	2,8	76,3		
	Pomme (150 g)	0,3	0,4	0,3	0,4	11,7	17,5	323,1		
	Fromage gruyère (40 g)	25	10	28	11,2	0	0	595,6		
	Pain (30 g)	9	2,7	3,2	1	49	14,7	332,2		
Goûter	Pain au chocolat (70 g)	7,4	3,8	20,7	14,4	46,4	32,5	1 164,4	1 500,4	
	Lait demi-écrémé (150 mL)	3,2	4,8	1,6	2,4	4,8	9,6	336		
Dîner	Avocat (80 g)	1,8	1,4	14	11,2	4,7	3,7	518,6	2 071,1	
	Œuf (35 g)	12,6	4,4	8,6	3	0,3	0,1	191,1		
	Mayonnaise (15 g)	1,3	0,2	78	11,7	0,7	0,1	449,7		
	Poisson cabillaud (100 g)	22,6	22,6	0,5	0,5	0	0	403,2		
	Haricots verts (150 g)	1,6	2,4	0,2	0,3	3,7	5,5	146,5		
	Poire (170 g)	0,3	0,5	0,1	0,2	12	20,4	361,9		
	TOTAL								9 323,2	

On donne : *1 g de glucides apporte 17 kJ ; 1 g de protides apporte 17 kJ et 1 g de lipides apporte 38 kJ.*

2 Documents de référence

Doc.2 Besoins alimentaires en fonction de l'âge et du sexe

Âge	Homme			Femme		
	Sédentaire	Peu actif	Actif	Sédentaire	Peu active	Active
17-18 ans	10 240 kJ	12 120 kJ	12 960 kJ	7 315 kJ	8 778 kJ	10 032 kJ
19-30 ans	10 450 kJ	12 120 kJ	12 540 kJ	7 942 kJ	8 778 kJ	9 823 kJ

Doc.3 Répartition conseillée des apports énergétiques entre les différents repas

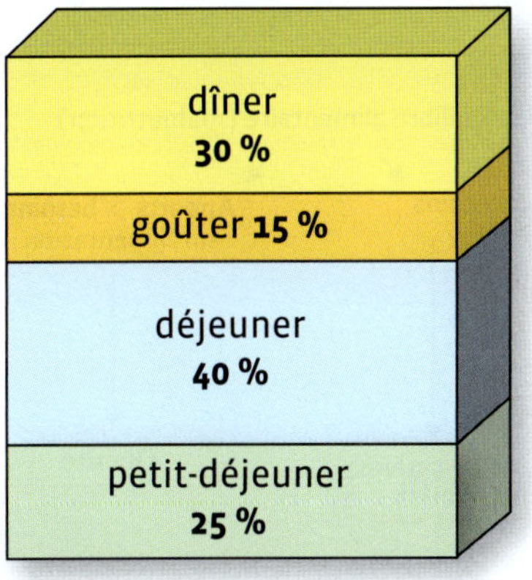

Doc.4 Apports conseillés en glucides, orotides et lipides dans l'alimentation

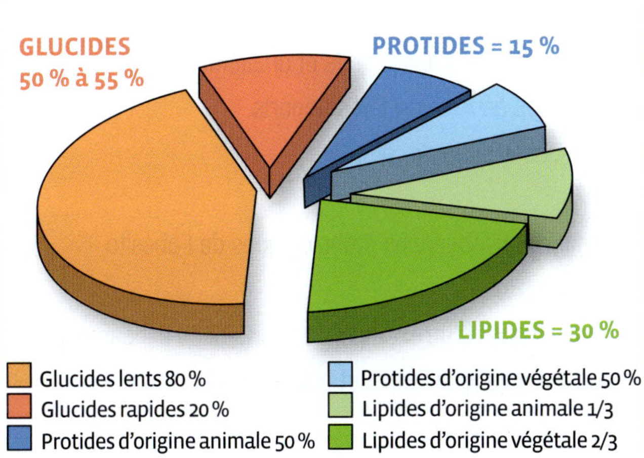

1. Complétez le tableau.
2. Consultez le **document 2**. La ration alimentaire quotidienne de Flore satisfait-elle ses besoins énergétiques ?
3. À l'aide des informations fournies par le **document 3**, que pensez-vous de la répartition énergétique des repas de Flore sur une journée ?
4. Calculez l'apport énergétique quotidien en protides, en glucides et en lipides dans l'alimentation de Flore.
5. À l'aide du **document 4**, déterminez si les apports conseillés en protides, lipides et glucides sont assurés par les repas de Flore.

Essentiel

● **Les différents besoins de l'organisme** (énergétiques, structuraux et fonctionnels) permettent de définir les apports recommandés.
Les besoins quantitatifs sont apportés par les macronutriments énergétiques : glucides (55 %), protides (15 %) et lipides (30 %).
Les besoins qualitatifs sont couverts par les proportions de glucides (80 % de sucres lents, 20 % de sucres rapides), de lipides (60 % d'origine végétale et 40 % d'origine animale) et de protides (50 % d'origine animale et 50 % d'origine végétale). Les facteurs de variation des besoins sont : l'âge, le sexe, l'activité physique et l'état physiologique.

● **Le bilan énergétique** est équilibré quand les apports alimentaires sont égaux aux besoins. L'individu est en équilibre de poids. La ration alimentaire équilibrée apporte des aliments appartenant à chacun des six groupes : viandes, poissons, œufs ; produits laitiers ; corps gras ; céréales ; fruits et légumes ; sucre et produits sucrés. Les diététiciens établissent la ration alimentaire à partir de la pyramide alimentaire et de la règle 421GPL, qui détermine les portions en glucides (4), protides (2) et lipides (1). Il faut ajouter à cela les boissons : 1,5 L d'eau par jour.
Tout déséquilibre alimentaire par insuffisance ou par excès d'apport conduit à une pathologie.

Besoins de l'organisme et bilan énergétique

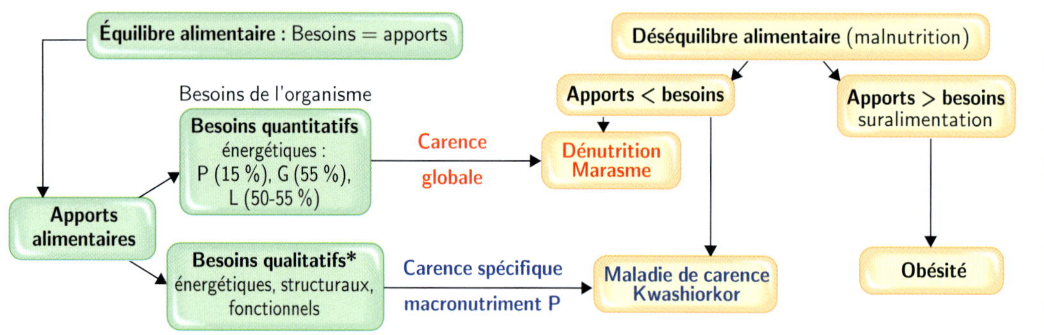

*P : 50 % animal + 50 % végétal ; L : 60 % animal + 40 % végétal ;
G : 20 % sucres rapides ; 80 % sucres lents

Besoins : métabolisme de base + activité physique

Je fais le point

- Distinguer les notions de besoins quantitatifs et qualitatifs.
- Identifier les facteurs de variation des besoins quantitatifs et qualitatifs.
- Établir un bilan énergétique à partir des dépenses et des apports.
- Comparer une ration alimentaire à des valeurs de référence.
- Calculer et interpréter l'IMC.
- Identifier les facteurs de risque et les conséquences pathologiques de l'obésité.
- Présenter les traitements de l'obésité.
- Repérer les signes cliniques et paracliniques d'un exemple de malnutrition par carence.
- Identifier les facteurs de risque et l'origine (qualitative et quantitative) d'une malnutrition par carence.

Exercices

Exercice 1

Pour chaque question, donner la ou les réponses qui vous paraissent exactes.

1 Les besoins alimentaires :

- ❍ **a.** sont uniquement énergétiques.
- ❍ **b.** peuvent être couverts par une seule catégorie d'aliments.
- ❍ **c.** dus au métabolisme de base sont identiques pour chaque individu.
- ❍ **d.** varient en fonction des individus.
- ❍ **e.** ne comprennent pas les boissons.

2 L'équilibre alimentaire est obtenu :

- ❍ **a.** si le métabolisme de base est couvert.
- ❍ **b.** si les besoins liés à l'activité physique sont couverts.
- ❍ **c.** si les apports sont égaux aux dépenses.
- ❍ **d.** si la balance énergétique est équilibrée.
- ❍ **e.** si les besoins quantitatifs sont identiques aux besoins qualitatifs.

3 Une ration alimentaire équilibrée :

- ❍ **a.** doit être répartie sur la journée.
- ❍ **b.** peut contenir uniquement des aliments d'origine végétale.
- ❍ **c.** apporte autant de chacun des macronutriments.
- ❍ **d.** apporte des fibres végétales.
- ❍ **e.** apporte différentes vitamines en faible quantité.

4 Pour avoir une alimentation équilibrée, il faut ingérer :

- ❍ **a.** 30 % de protides, 15 % de lipides et 55 % de glucides.
- ❍ **b.** 15 % de protides, 30 % de lipides et 55 % de glucides.
- ❍ **c.** 55 % de protides, 30 % de lipides et 15 % de glucides.
- ❍ **d.** 50 % de lipides d'origine animale et 50 % d'origine végétale.
- ❍ **e.** 50 % protides d'origine animale et 50 % d'origine végétale.

5 L'obésité :

- ❍ **a.** est évaluée par l'IMC.
- ❍ **b.** est toujours liée à un apport calorique excessif.
- ❍ **c.** est fréquente chez les diabétiques de type 2.
- ❍ **d.** est liée à un déséquilibre entre les apports et les dépenses énergétiques.
- ❍ **e.** gynoïde est essentiellement responsable des pathologies cardiovasculaires.

6 Le kwashiorkor :

- ❍ **a.** est dû à une carence globale.
- ❍ **b.** est une maladie infectieuse.
- ❍ **c.** est une maladie due à une carence spécifique.
- ❍ **d.** apparaît peu de temps après la naissance.
- ❍ **e.** conduit à une cachexie mortelle.

Exercice 2 Terminologie

1 Donner le terme correspondant à chaque définition.

a. Qualifie les carences liées à une seule catégorie de molécules.

b. Fatigue excessive.

c. Perte d'appétit.

d. Gonflement localisé ou diffus d'un tissu.

e. Ensemble des symptômes cliniques et biologiques liés à une diminution de l'absorption d'un ou plusieurs nutriments.

f. Ration alimentaire déséquilibrée en quantité et en qualité.

g. Émission de selles liquides fréquentes.

Exercice 3 Étude d'un comportement alimentaire

La composition des repas de Madame A., au cours d'une « journée type », est présentée dans le **document 1**. Madame A est âgée de 55 ans, elle mesure 1 m 55 et pèse 78 kg.

Repas	Aliment	Quantité consommée (g)	Valeur énergétique (kJ/100 g)	Valeur énergétique/repas (en kJ)
Petit-déjeuner	Café	250	-	2 210
	Sucre	10	1 700	
	Croissant	120	1 700	
Déjeuner	Pâté	50	1 430	4 657
	Steak	100	1 040	
	Frites	150	1 100	
	Millefeuille	50	1 200	
	Verre de vin	2 verres : 200	326	
Goûter	Biscuit de Savoie	50	1 200	600
Dîner	Jambon	100	1 200	
	Salade	100	18	
	Vinaigrette	20	500	
	Éclair au chocolat	50	1 000	
	Pain	150	1 100	
	Verre de vin	1 verre : 100	326	

Doc. 1 Repas de Madame A. au cours d'une « journée type »

1 Déterminer à l'aide du **document 1** l'apport énergétique du dîner, puis l'apport énergétique total journalier de la ration alimentaire de Madame A.

Le **document 2** montre les dépenses énergétiques moyennes des individus en fonction de leur activité. On précise que Madame A. ne pratique aucune activité physique.

2 L'alimentation de Madame A. paraît-elle équilibrée d'un point de vue énergétique ?

3 Rappeler la signification du sigle IMC et le calculer dans le cas de Madame A. Conclure à l'aide du **document 3**.

Activité	Dépenses (kJ/jour)	
	Hommes	Femmes
Légère	11 300	8 400
Moyenne	12 500	9 200
Forte	15 500	11 500

Doc. 2 Dépenses énergétiques moyennes en fonction de l'activité physique

Interprétation	IMC
Malnutrition	Inférieur à 18,5
Corpulence idéale	18,5 à 25
Surcharge pondérale (= embonpoint)	25 à 30
Obésité modérée	30 à 35
Obésité sévère	35 à 40
Obésité très sévère	Supérieur à 40

Doc. 3 Qualification des troubles nutritionnels en fonction de l'IMC

Exercice 4 Alimentation et grossesse

L'alimentation de la femme enceinte doit permettre un développement harmonieux du fœtus avec accouchement à terme et poids de naissance correct, tout en limitant une prise de poids excessive de la mère.

	Femme non enceinte	Femme enceinte
Besoins énergétiques quotidiens (kJ)	8 400	8 400 (1er trimestre) 8 800 (2e trimestre) 9 400 (3e trimestre)
Besoins quotidiens en protides (g)	60	75
Besoins quotidiens en glucides (g)	200 à 300	200 à 300
Besoins quotidiens en lipides (g)	50	50
Besoins quotidiens en calcium (mg)	800	1 000
Besoins quotidiens en fer (mg)	16 à 18	19 à 21
Besoins quotidiens en vitamine B (mg)	1,3	1,8

Doc. 4 Besoins énergétiques et besoins qualitatifs de la femme enceinte par rapport à la femme non enceinte

1. **À l'aide des informations du document 4, commenter l'expression courante « pendant la grossesse, il faut manger pour deux ». Cette expression est-elle justifiée ?**
2. **Pendant la grossesse, les besoins en certains nutriments sont accrus.**
   a. Analyser les données du document 4.
   b. Quels aliments la future maman doit-elle consommer pour compenser ses besoins accrus ? Justifier.

Exercice 5 Un cas clinique d'obésité

Madame G., 40 ans, 20 kg de surpoids, est à l'hôpital pour bilan d'une **obésité**.
Les données de l'interrogatoire sont les suivantes :
- son excès pondéral s'est installé à la suite à sa dernière grossesse. Elle a alors accouché par césarienne d'un nouveau-né de poids très supérieur à la normale ;
- Madame G. consomme surtout des viandes en sauce, de la charcuterie, du fromage et boit trois verres de vin par repas ; elle grignote des gâteaux secs entre les repas ; sa ration énergétique totale est très importante par rapport à ses besoins ;
- le père et la mère de Madame G. ont un surpoids et sont traités pour **hypertension** artérielle ; la grand-mère paternelle de Madame G., obèse et **diabétique**, est décédée à 65 ans d'un infarctus du myocarde.

Madame G. présente une **dyspnée** pour des efforts modérés et ne pratique aucun sport ; elle se plaint de **lombalgies**, de **gonalgies**, et d'une sensation désagréable de jambes lourdes, surtout le soir ; elle présente aussi une infection des plis cutanés.

Un bilan paraclinique a été demandé.

1. **Rechercher la signification des termes en gras.**
2. **En utilisant les données de l'interrogatoire, préciser le mécanisme expliquant l'apparition d'une obésité.**
3. **En utilisant les informations données dans le cas clinique, indiquer les principales complications de l'obésité chez l'adulte.**
4. **Quels conseils liés à l'alimentation et à l'hygiène de vie pourraient être donnés à Madame G. ?**

Exercice 6 Ration alimentaire d'une journée

L'analyse d'une ration alimentaire A, donnée dans une journée (24 heures), donne les résultats suivants :

ⓐ Eau 1,5 L.
ⓑ Sels minéraux : qualité et quantité suffisantes.
ⓒ Polyosides (ex. : l'amidon) : 120 g.
ⓓ Triglycérides (ex. : huile, graisses pures) : 100 g.
ⓔ Cellulose : 250 g.
ⓕ Glucose : 30 g.
ⓖ Vitamines : qualité et quantité suffisantes.

1 Évaluer, en kilojoules, l'énergie fournie par la ration alimentaire A en une journée, sachant que :
– 1 g de protides assure un apport énergétique de 17 kJ ;
– 1 g de glucides assure un apport énergétique de 17 kJ ;
– 1 g de lipides assure un apport énergétique de 38 kJ.

2 a. La ration alimentaire A est-elle convenable ? Pourquoi ?
b. Quel est le rôle principal des aliments c), d), et e) contenus dans la ration alimentaire A ?

Exercice 7 Adapter sa ration alimentaire

Votre ration alimentaire journalière n'est pas complète et vous avez déjà consommé les aliments indiqués dans le **document 5**.

1 Calculer les quantités de sucre et de graisses consommées.

2 La ration sur une journée doit être 60 g de sucre et 40 g de graisses.
a. Que pensez-vous de cette attitude alimentaire ?
b. Quelles peuvent être les conséquences d'un tel comportement s'il est régulier ?

Produits sucrés (g de sucre)	**Produits gras** (g de graisses)
4 morceaux de sucre (20 g) 2 verres de soda (40 g) 6 bonbons (25 g) ½ tablette de chocolat (35 g) 1 crème glacée (20 g)	1 côte d'agneau grillée (17 g) 1 portion de frites (10 g) Beurre sur les tartines (10 g) Salade verte huilée (5 g)

Doc.5 Les aliments consommés

Exercice 8 Petit-déjeuner d'un adolescent

Le petit-déjeuner d'un adolescent ayant une activité physique moyenne se compose de pain, de confiture, de fruits, de lait et de fromage.
Le **document. 6** indique les principaux constituants de ces aliments.

Aliments	**Riches en…**
Pain	Amidon, gluten
Confiture	Saccharose, pectine…
Fruits	Fructose, glucose, cellulose, pectine, vitamine, eau…
Lait et fromage	Lactose, caséine, vitamines, calcium, graisses…

Doc.6 Le petit-déjeuner d'un adolescent

1 D'après ce tableau, quels sont les glucides apportés par ces aliments ?

2 Ce petit-déjeuner est équilibré du point de vue énergétique. Il comprend : 55 % de glucides, 30 % de lipides et 15 % de protides.
Pourquoi les besoins énergétiques de l'organisme ne peuvent-ils pas être couverts par un même type de nutriments organiques (glucides, lipides ou protides) ?

1 Ce petit-déjeuner apporte à l'adolescent 4 000 kilojoules. Les autres repas de la journée lui apportent 8 000 kilojoules.
Ces apports énergétiques sont-ils suffisants pour les besoins quotidiens de cet adolescent ? Justifier votre réponse.

PARTIE 4

Appareil cardio-vasculaire et circulation sanguine

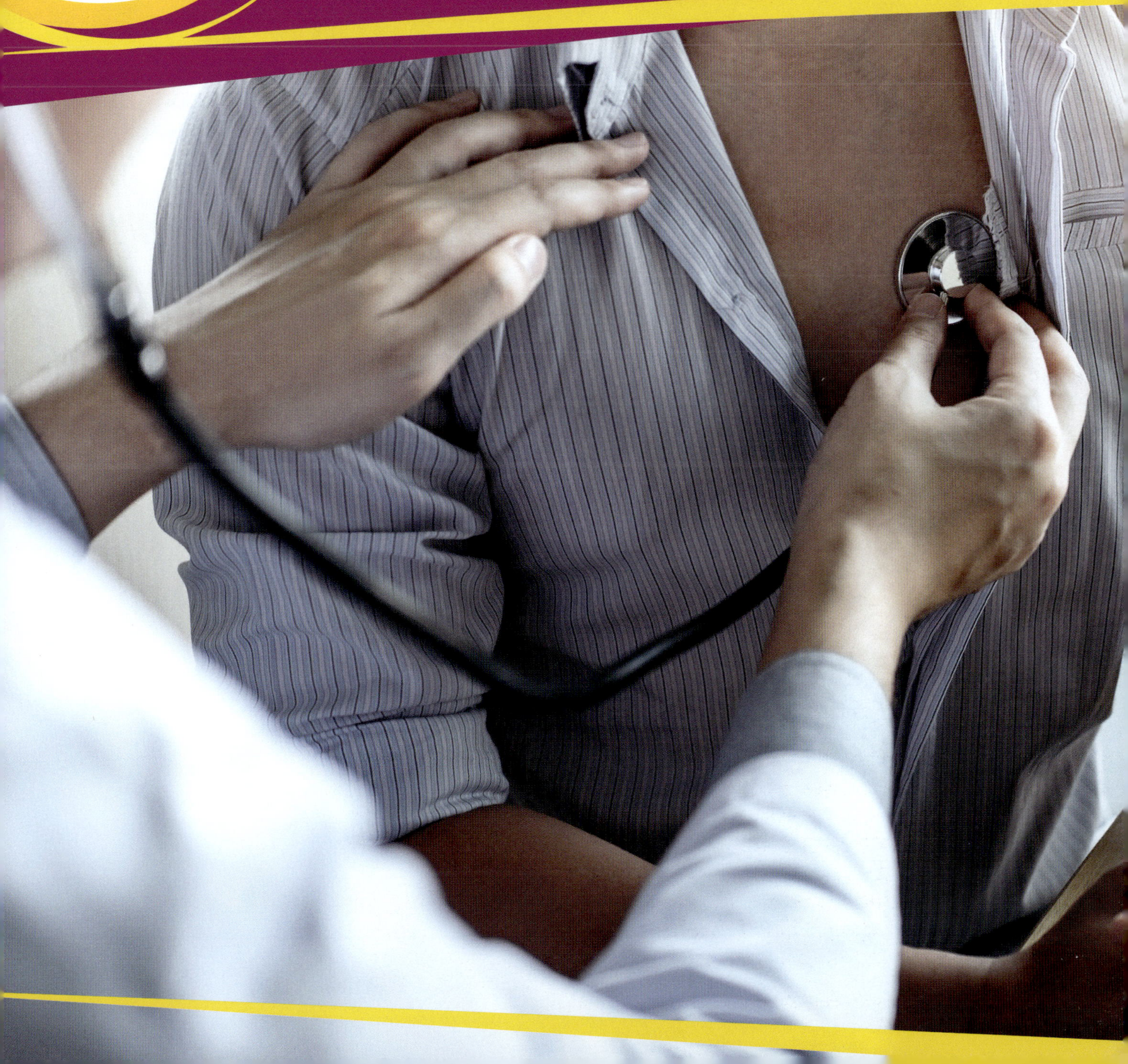

Chapitre 8

Anatomie, physiologie et régulation du fonctionnement cardiaque

Notions et contenus	Capacités exigibles	
Anatomie du cœur	• Identifier les principaux éléments constitutifs du cœur.	p. 124
	• Caractériser les différentes structures du cœur et les relier à leur fonction.	p. 124
Aspect mécanique de la révolution cardiaque	• Analyser les enregistrements de l'activité cardiaque et identifier les différentes phases de la révolution cardiaque.	p. 126
	• Déterminer le volume d'éjection systolique (VES), calculer la fréquence cardiaque (FC) et le débit cardiaque (DC).	p. 126
Automatisme cardiaque	• Identifier les différentes parties du tissu nodal.	p. 128
	• Analyser les résultats expérimentaux présentant les propriétés du tissu nodal.	p. 128
Régulation cardiaque	• Identifier les éléments de l'arc réflexe.	p. 130
	• Analyser des expériences mettant en évidence les rôles des différents éléments de l'arc réflexe cardiaque.	p. 131 p. 140
Le cas d'une hémorragie	• Construire un arc réflexe.	p. 133

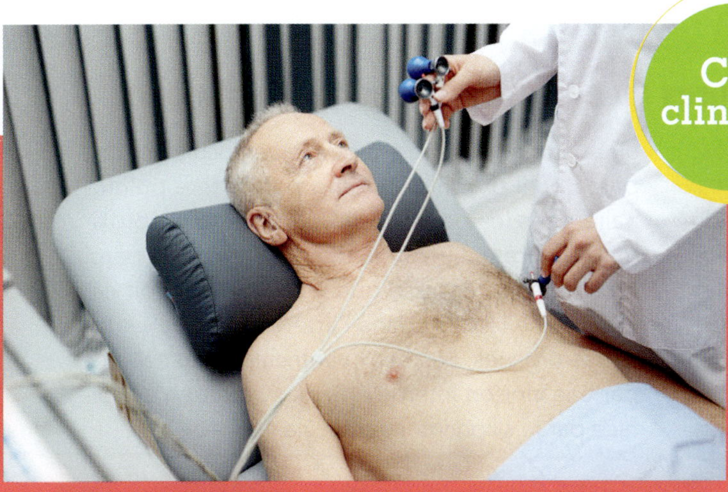

Cas clinique

Monsieur P, 70 ans, 1,80 m pour 85 kg, ressent très souvent, depuis quelque temps, de la fatigue, des palpitations, des angoisses, des vertiges, des pertes d'équilibre, ou de connaissance... Très inquiet, il consulte son médecin qui réalise un électrocardiogramme. L'enregistrement montre une irrégularité (= arythmie) dans le tracé. Le traitement de l'arythmie cardiaque diffère selon le type d'anomalie. Dans le cas de Monsieur P, le médecin envisage un stimulateur cardiaque afin de régulariser son rythme.

Activité 1

Anatomie du cœur

1 Identifier les principaux éléments constitutifs du cœur

Le cœur est un muscle (= myocarde). Il est formé de deux hémicœurs indépendants. Chaque hémicœur est constitué d'une oreillette, d'un ventricule et de valves qui imposent au sang un sens de circulation. Cette disposition est à l'origine de la double circulation du sang dans l'organisme.

Le sang issu des organes arrive à l'oreillette droite par les veines caves, puis il est propulsé dans le ventricule droit jusqu'à l'artère pulmonaire. C'est un sang pauvre en oxygène (non hématosé), représenté en bleu sur le schéma. Le sang issu des poumons arrive à l'oreillette gauche par les veines pulmonaires, puis il est propulsé dans le ventricule gauche jusqu'à l'artère aorte, qui distribue le sang riche en oxygène (hématosé) à tous les organes. Ce sang est représenté en rouge sur le schéma **(Doc. 1)**.

1. Comment circule le sang dans l'hémicœur droit ?
2. Comment circule le sang dans l'hémicœur gauche ?
3. Quels sont les éléments constitutifs du myocarde ?

Doc. 1 Schéma du cœur **a** face ventrale (antérieure) **b** face dorsale (postérieure)

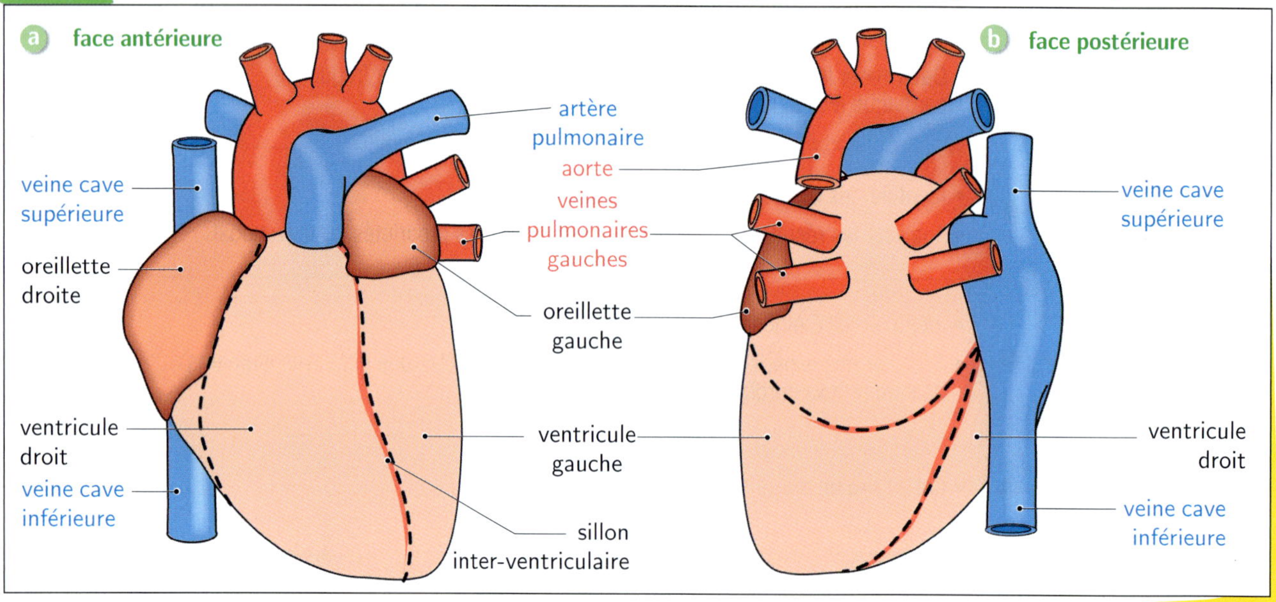

2 Caractériser les différentes structures du cœur et les relier à leur fonction

Chaque hémicœur est constitué de deux cavités : une oreillette et un ventricule.

La fonction des oreillettes est de recevoir du sang à basse pression, ce qui explique qu'elles soient petites, flasques, aplaties et de faible épaisseur.

La fonction des ventricules est de propulser le sang dans les organes, ce qui explique qu'ils aient une paroi plus épaisse. Le ventricule droit a une paroi moins épaisse que le ventricule gauche parce qu'il propulse le sang par l'artère pulmonaire dans les poumons, organes situés à proximité du cœur. Le ventricule gauche a une paroi trois fois plus épaisse que le ventricule droit car il propulse le sang dans l'artère aorte à tous les autres organes. Les deux ventricules sont séparés par une cloison interne épaisse, visualisée en surface par le sillon inter-ventriculaire.

Les quatre cavités sont tapissées d'une membrane, l'endocarde, qui constitue la partie membraneuse des valves.
Il existe deux sortes de valves :
- les valves auriculo-ventriculaires, entre les oreillettes et les ventricules ;
- les valves artérielles, entre les ventricules et les artères **(Doc. 2 et 3)**.

Les valves auriculo-ventriculaires sont composées de trois éléments : une structure membraneuse (valvules), des piliers musculaires et des cordages tendineux qui relient le muscle à la membrane. Elles imposent le sens de circulation du sang des oreillettes vers les ventricules, tout en l'empêchant de refluer **(Doc. 4)**.

Doc. 2 Coupe du cœur et circulation dans les hémicœurs droit et gauche

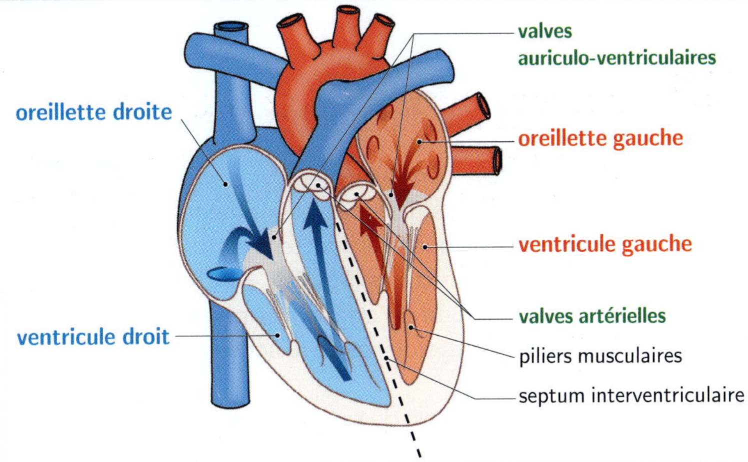

Doc. 3 Les valves artérielles et auriculo-ventriculaires

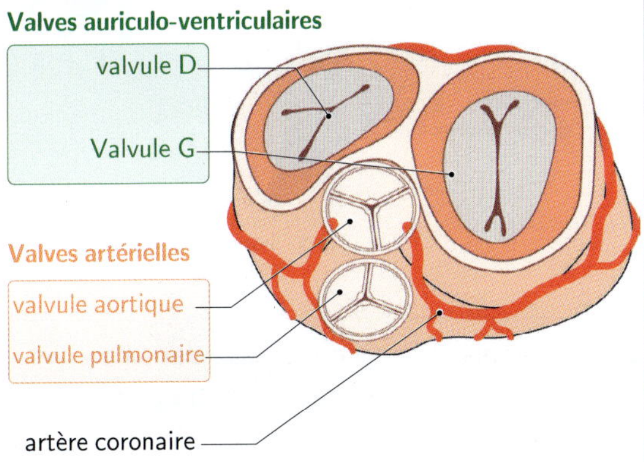

Les valves artérielles sont constituées de trois valvules membraneuses. Elles évitent un reflux lors de l'éjection du sang dans l'artère aorte (à partir du ventricule gauche) et dans l'artère pulmonaire (à partir du ventricule droit). Elles imposent elles aussi un sens de circulation et empêchent le reflux du sang.

Lorsqu'une valve laisse passer une partie du sang, même en position fermée, on parle d'insuffisance valvulaire ou de valvulopathie. Cela entraîne l'apparition de bruits anormaux. Il s'agit du souffle au cœur.

Doc. 4 Des valves auriculo-ventriculaires

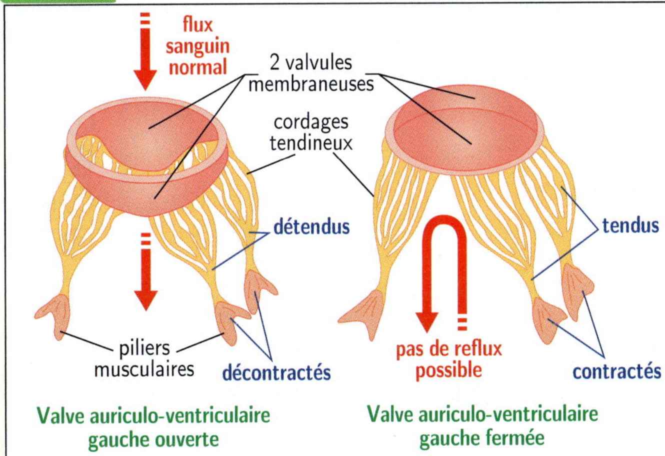

1. Quelles sont les différentes cavités cardiaques ?
2. D'après vous, en quoi la structure de l'hémicœur gauche est-elle adaptée à sa fonction ?
3. Quels sont les différents types de valves et leur localisation ?
4. Quel rôle jouent les valves présentes à la limite des cavités cardiaques ?
5. Qu'appelle-t-on valvulopathie ?

Activité 2

Aspect mécanique de la révolution cardiaque

1 Identifiez les différentes phases de la révolution cardiaque

La révolution cardiaque (= cycle cardiaque) est l'ensemble des phénomènes réguliers et cycliques qui affectent le cœur entre deux contractions (Doc. 5).
Elle est constituée de différentes phases de contraction (systole) et de relâchement (diastole).

- Le cœur se remplit de sang en phase de relâchement. C'est la phase de **diastole générale isotonique**. 80 % des ventricules sont remplis durant cette phase.
- L'oreillette se contracte : c'est la phase de **systole auriculaire**, qui achève le remplissage des ventricules, c'est-à-dire les 20 % restants. Le volume de sang dans le ventricule est maximal : c'est le volume télédiastolique.
- Le ventricule se contracte : c'est la **systole ventriculaire**.
  Dans une première phase, le ventricule se contracte mais le volume du sang reste constant dans le ventricule. C'est la **systole ventriculaire isovolumétrique**.
  Dans une deuxième phase, la pression reste la même mais le sang est éjecté dans l'artère. Progressivement, le volume de sang dans le ventricule va diminuer. C'est la **systole ventriculaire isotonique**.
  Le volume d'éjection du sang dans l'artère s'appelle le volume d'éjection systolique. Il permet de définir le débit cardiaque, qui est le volume de sang éjecté en une minute.
- Le ventricule se relâche. Toutes les valves sont encore fermées. Le volume de sang dans le ventricule est minimum. C'est le volume télésystolique. Cette phase est appelée **diastole générale isovolumétrique**.

Doc.5 Les phases de la révolution cardiaque

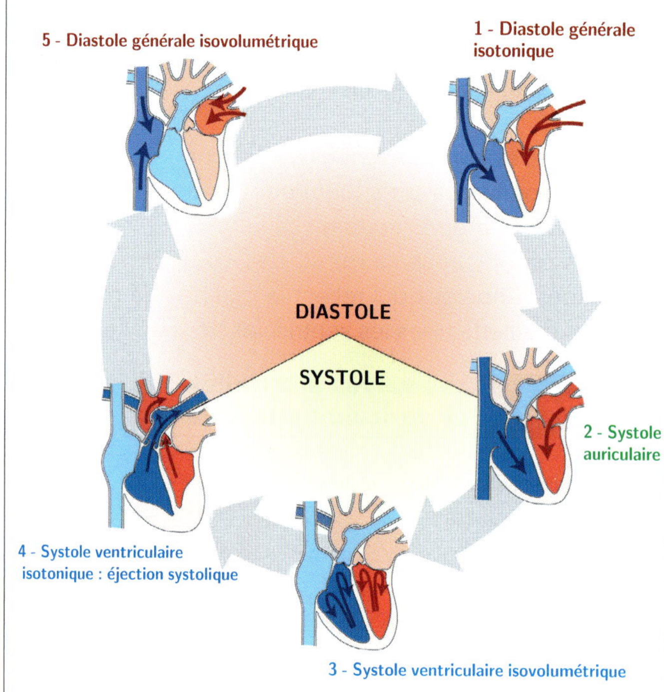

1. Quelles sont les phases de la révolution cardiaque ?
2. Durant quelles phases le ventricule se remplit-il ?
3. Durant quelle phase le sang est-il propulsé dans les artères ?
4. À quoi peut servir le volume d'éjection systolique ?

2 Analyser des enregistrements de l'activité cardiaque

L'enregistrement de l'activité mécanique de la révolution cardiaque est un cardiogramme.
La révolution cardiaque produit des variations de pressions et de volume à l'origine de l'ouverture et de la fermeture des valves cardiaques et des bruits perçus à l'auscultation et visibles sur le phonocardiogramme.

En physiologie, la contraction de l'oreillette (systole auriculaire) est prise comme repère de l'initiation de la révolution cardiaque **(Doc. 6)**.

- La systole auriculaire **(phase A)** : la pression du sang dans l'oreillette est supérieure à celle du ventricule. Les valvules auriculo-ventriculaires sont ouvertes. L'oreillette expulse un volume de sang dans le ventricule et finit le remplissage ventriculaire.
- La systole ventriculaire isovolumétrique **(phase B)** : dès que la pression dans le ventricule devient supérieure à la pression dans l'oreillette, la valve auriculo-ventriculaire se ferme, provoquant le premier bruit (Toum). Le volume de sang dans le ventricule est maximum (= volume télédiastolique) et constant alors que la pression augmente.
- La systole ventriculaire isotonique **(phase C)** : la pression ventriculaire dépasse la pression aortique, les valves aortiques s'ouvrent et le volume de sang contenu dans le ventricule baisse. Sur le schéma, par exemple, il passe de 135 mL à 65 mL, soit 70 mL de sang éjecté dans l'aorte (volume d'éjection systolique ou VES).
- La diastole générale isovolumétrique **(phase D)** : la pression dans le ventricule diminue, elle devient inférieure à la pression dans l'aorte. La valve aortique se ferme provoquant le deuxième bruit (Ta). Toutes les valves sont fermées. Le ventricule se relâche à volume constant. Le volume de sang dans le ventricule est minimum. Sur le schéma, par exemple, il est de 65 mL. C'est le volume télésystolique.
- La diastole générale isotonique **(phase E)** : la pression dans l'oreillette est supérieure à celle du ventricule. La valvule auriculo-ventriculaire s'ouvre et le sang remplit passivement le ventricule.

La **durée (= période) d'une révolution cardiaque**, comprise entre le début d'un battement et le début du battement suivant, est d'environ 0,8 s. Chaque cycle comporte une systole d'environ 0,3 s et une diastole d'environ 0,5 s. Le cœur se repose plus qu'il ne travaille : on dit qu'il est infatigable.

Doc. 6 Phénomènes mécaniques de la révolution cardiaque

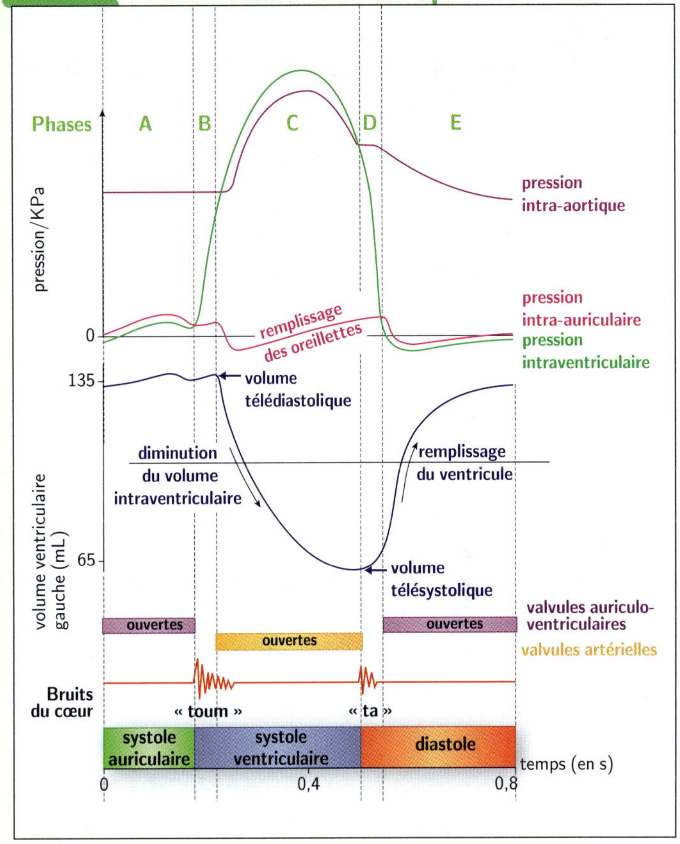

La **fréquence cardiaque** correspond au nombre de révolutions cardiaques (= battements) en une minute (= 60 s) 60/0,8= 75 bpm. Elle varie de 70 à 80 bpm chez un adulte au repos.

Le **débit cardiaque** est le volume d'éjection systolique multiplié par la fréquence cardiaque en une minute. Par exemple, sur le schéma, 70 mL × 75bpm = 5 250 mL/minute ou 5,250 L/ minute.

1. Définissez une révolution cardiaque.
2. Définissez un cardiogramme.
3. Quels sont les deux bruits perçus à l'auscultation ?
4. Pourquoi dit-on que le cœur est infatigable ?

Automatisme cardiaque

1 Identifier les différentes parties du tissu nodal

Le cœur est composé de deux types de cellules: 99 % de cardiomyocytes et 1 % de cellules nodales. Les cardiomyocytes se contractent grâce aux cellules nodales, localisées dans plusieurs endroits du cœur (Doc. 7).

- Le nœud sinusal, dans la paroi de l'oreillette droite.
- Le nœud auriculo-ventriculaire, sur le plancher de l'oreillette droite.
- Le faisceau de His naît au niveau du nœud auriculo-ventriculaire et se divise en deux branches droite et gauche qui descendent le long de la cloison interventriculaire. Il constitue la seule voie de conduction entre les oreillettes et les ventricules.
- Le réseau de Purkinje, formé de rameaux du faisceau de His, le long de la paroi des ventricules

1. Quelles sont les structures constituantes du tissu nodal?
2. Où se situe le nœud sinusal?
3. Quelle est la fonction du faisceau de His?

Doc.7 Le tissu nodal

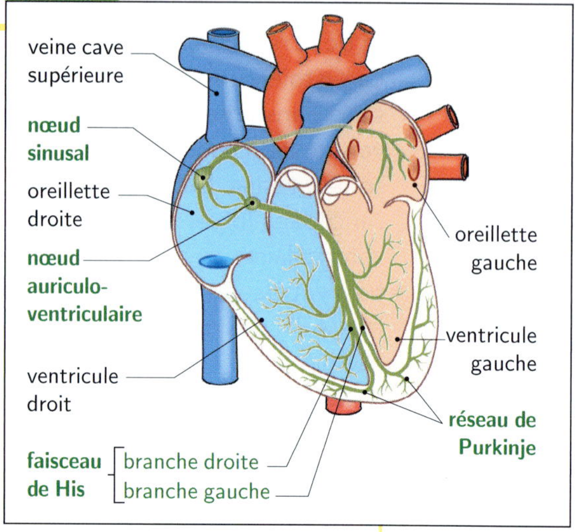

2 Présenter les propriétés du tissu nodal

Les cellules nodales ont des caractéristiques embryonnaires et sont fortement unies entre elles, ce qui leur donne des propriétés qui ont été mises en évidence à partir d'expériences.

- Les cellules nodales sont auto-excitables. Dans l'expérience (Doc. 8), on constate que leur fréquence de contraction dépend de leur localisation: au niveau du nœud sinusal (100 cpm), du nœud auriculo-ventriculaire (50 cpm) et du faisceau de His (40 cpm). Mises en contact, elles battent toutes au rythme des cellules du nœud sinusal (100 cpm). Dans les conditions physiologiques, c'est le nœud sinusal qui impose son rythme au reste du tissu nodal (100 cpm). Il est le centre rythmogène.
- Les cellules nodales sont excitatrices. À leur contact, les cardiomyocytes se contractent au même rythme, alors que seuls, ils en sont incapables. Siège de l'activité électrique du cœur, les cellules nodales se dépolarisent spontanément et rythmiquement et génèrent des potentiels d'action qui sont transmis aux cardiomyocytes. Les cellules nodales sont responsables de l'automatisme cardiaque et des battements cardiaques. Le cœur est capable de se contracter en dehors de toute stimulation nerveuse, son fonctionnement est autonome.

Doc.8 Expériences sur le tissu nodal

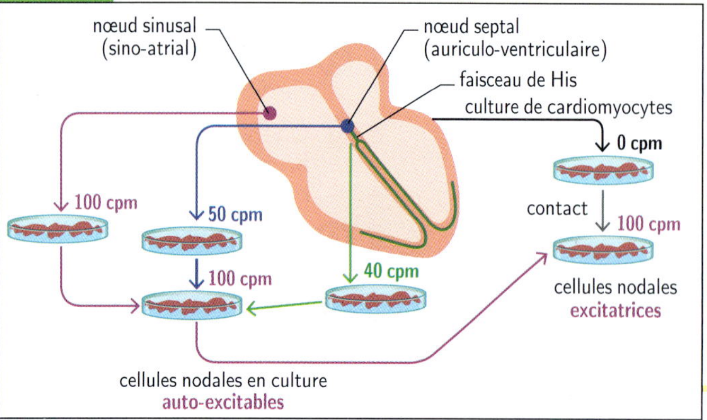

1. Pourquoi dit-on que le nœud sinusal est le centre rythmogène?
2. Quelles sont les propriétés du tissu nodal?
3. Pourquoi dit-on que le cœur est doué d'automatisme?

3 Identifier les différentes ondes sur le tracé d'un électrocardiogramme (ECG) normal

Les cellules cardiaques ont une activité électrique à l'origine des battements du cœur. L'électrocardiogramme permet d'observer, grâce à l'activité électrique, l'activité mécanique du cœur.

L'électrocardiogramme d'un sujet sain est composé de 5 ondes (**Doc. 9**). L'onde P représente la dépolarisation des oreillettes qui précède et déclenche la systole auriculaire. Les trois ondes Q, R et S (= complexe QRS) correspondent à la dépolarisation des ventricules qui précède et déclenche la systole ventriculaire. L'onde T correspond à la repolarisation des ventricules qui précède la diastole générale.

Entre les différentes ondes, se trouvent des segments : le segment PR mesure le temps de conduction de la dépolarisation du nœud auriculo-ventriculaire au faisceau de His et au réseau de Purkinje. Le segment ST correspond à la période de contraction des ventricules et d'éjection du sang. Enfin, le segment TP donne une mesure du temps de relâchement et de remplissage des ventricules.

Monsieur P souffre d'un trouble de la conduction du nœud auriculo-ventriculaire jusqu'au faisceau de His.

Doc. 9 ECG normal

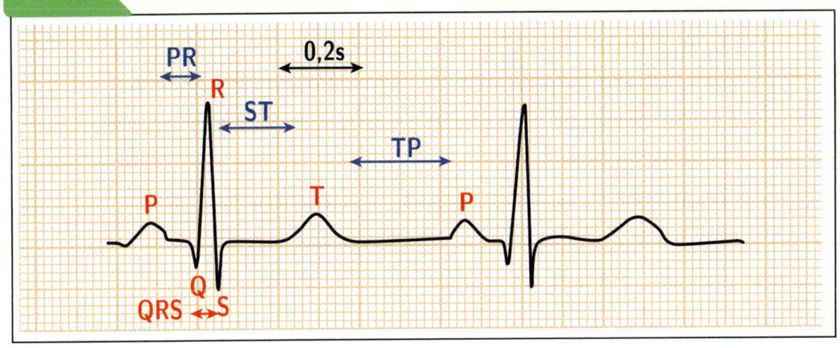

① Quelles sont les ondes d'un ECG ?

② À quel phénomène électrique correspondent les différentes ondes ?

③ Quel lien peut-on faire entre les phases électriques et mécaniques du cycle cardiaque ?

④ Comment calcule-t-on la fréquence cardiaque à partir d'un ECG ?

4 Les anomalies visualisées sur un électrocardiogramme

Les anomalies de la contraction cardiaque peuvent être (**Doc. 10**) :

- les anomalies de la fréquence : ⓐ tachycardie (accélération du rythme cardiaque), bradycardie (ralentissement du rythme cardiaque) ;
- les anomalies du rythme (= arythmie) : ⓑ extrasystole (contraction prématurée d'une cavité du cœur), ⓒ bloc auriculo-ventriculaire (oreillettes et ventricules battent à des rythmes différents), fibrillation (contractions rapides et incontrôlées) ;
- les lésions du muscle cardiaque : la nécrose des cellules cardiaques de ⓓ l'infarctus du myocarde est visualisée par une élévation du segment ST et une onde Q, encore plus négative.

L'anomalie du rythme cardiaque de Monsieur P est un bloc auriculo-ventriculaire.

Doc. 10 Des anomalies cardiaques décelables sur un EGC

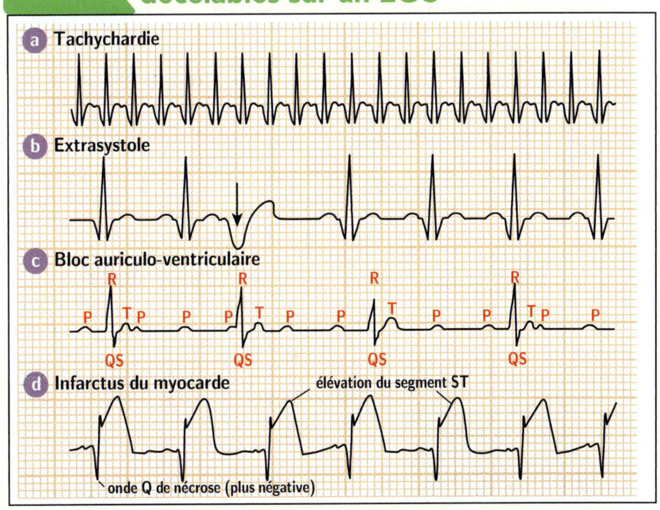

① Quelles anomalies de la contraction du cœur peuvent être visualisées sur un ECG ?

② Comment peut-on visualiser les nécroses du cœur ?

Activité 4

Identifier les éléments de l'arc réflexe dans la régulation cardiaque

Le rythme cardiaque
https://youtu.be/Xq28Gc8PgcQ (3'35)

1 Caractériser les éléments de l'arc réflexe

Un réflexe est une réponse automatique involontaire à une stimulation. L'arc réflexe correspond au trajet suivi par l'influx nerveux de la stimulation à la réponse. Les éléments de l'arc réflexe sont : a Un récepteur sensitif qui reçoit l'information, b un nerf sensitif qui conduit l'information, c un centre nerveux qui reçoit l'information, l'analyse et la réfléchit, d d'un nerf moteur qui conduit l'information du centre nerveux à l'organe effecteur, e un organe effecteur qui répond (Doc. 11).

Le fonctionnement cardiaque est de type réflexe. Son activité est modulée par le système nerveux végétatif, à fonctionnement involontaire, qui comporte deux types de systèmes antagonistes :

- le système parasympathique, qui ralentit la fréquence et l'amplitude des contractions du cœur. Il est dit cardiomodérateur ou bradycardisant ;
- le système sympathique, qui augmente la fréquence et l'amplitude des contractions du cœur. Il est dit cardioaccélérateur ou tachycardisant.

1 Quels sont les cinq éléments de l'arc réflexe ?

2 Qu'est-ce qu'un arc réflexe ?

3 Pourquoi le fonctionnement cardiaque est-il de type réflexe ?

Doc. 11 Trajet de l'influx nerveux dans l'arc réflexe

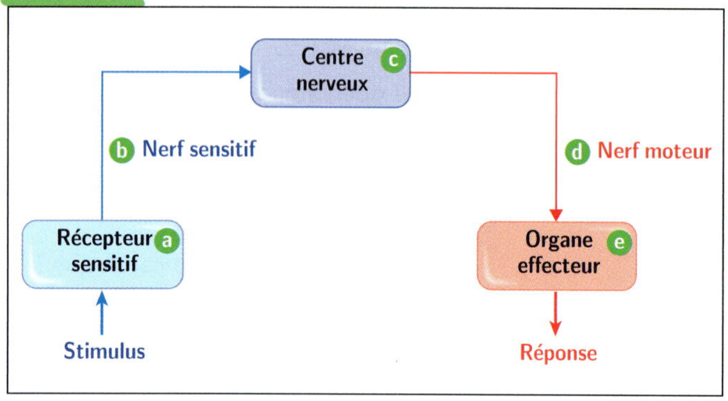

2 Localiser les éléments sensitifs de l'arc réflexe cardiaque

Doc. 12 Barorécepteurs et voies sensitives

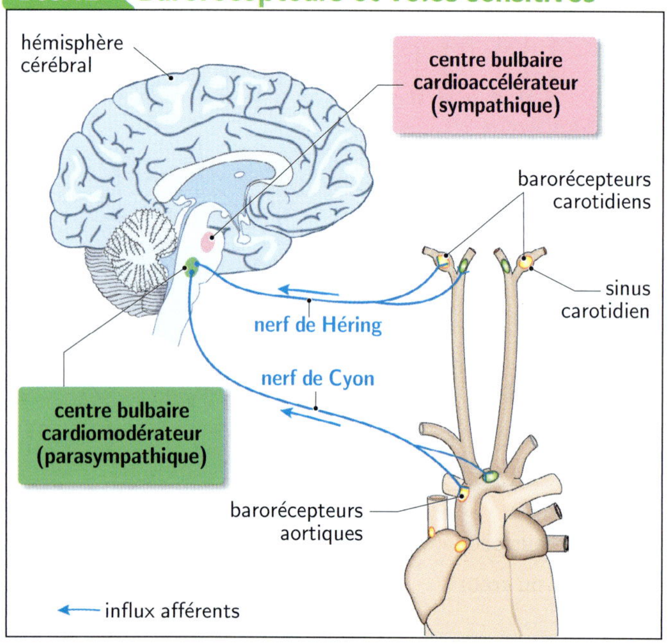

Les **récepteurs sensitifs** sont des récepteurs sensibles aux variations de pression, appelés barorécepteurs vasculaires. Ils sont localisés au niveau de la crosse aortique et des sinus carotidiens (dans le cou), renflements de la paroi des carotides (Doc. 12).

Les **nerfs sensitifs** sont les nerfs sino-aortiques (nerfs de Héring et de Cyon). Ils conduisent les informations issues des barorécepteurs vasculaires jusqu'au centre nerveux (centre bulbaire).

Dans les conditions physiologiques normales, les messages nerveux conduits par les nerfs sino-aortiques jusqu'au centre bulbaire entraînent un ralentissement du cœur. Ce sont des nerfs cardiomodérateurs ou bradycardisants. Il existe une cardiomodération permanente. Au lieu de battre au rythme du tissu nodal (100 bpm), le cœur bat entre 70 et 85 bpm.

ⓒ Les deux centres nerveux sont:
- un centre parasympathique bulbaire, qui ralentit le rythme cardiaque (cardiomodérateur);
- un centre sympathique bulbaire et médullaire (moelle épinière), qui accélère le rythme cardiaque (cardioaccélérateur).

Pour éviter que les deux centres bulbaires fonctionnent en même temps, ils sont reliés par un neurone inhibiteur. En réponse aux informations, quand l'un est stimulé, l'autre est inhibé et inversement.

① Où sont localisés les barorécepteurs vasculaires?
② Où sont localisés les nerfs sensitifs?
③ Quel est le rôle des nerfs sino-aortiques?
④ Quelle est la localisation des deux centres nerveux régulateurs?

3 Décrire la double innervation qui arrive au cœur

Les centres nerveux cardiorégulateurs transmettent les ordres par les nerfs moteurs au cœur.

L'innervation parasympathique

Le nerf X naît du centre nerveux bulbaire parasympathique. Il se divise en deux voies de fibres nerveuses: l'une aboutissant à proximité du nœud sinusal, l'autre à proximité du nœud auriculo-ventriculaire. La stimulation du nerf X entraîne la libération d'une substance chimique, l'acétylcholine, qui ralentit le rythme cardiaque. Cette substance est un neurotransmetteur cardiomodérateur.
Lorsque la stimulation du nerf X est intense, le cœur s'arrête en diastole (malaise vagal). Les contractions cardiaques reprennent malgré la stimulation vagale. C'est ce qu'on appelle le phénomène d'échappement vagal (Doc. 13).

L'innervation sympathique

Des fibres nerveuses quittent le centre bulbaire sympathique, atteignent le centre médullaire cardioaccélérateur et gagnent la chaîne ganglionnaire sympathique, qui est parallèle à la moelle épinière. Elles forment un relais (synapse) dans le ganglion étoilé avec le nerf sympathique. La stimulation du nerf sympathique provoque la libération d'un neurotransmetteur, la noradrénaline, qui accélère le rythme cardiaque. C'est un neurotransmetteur cardioaccélérateur.

Doc. 13 La double innervation cardiaque

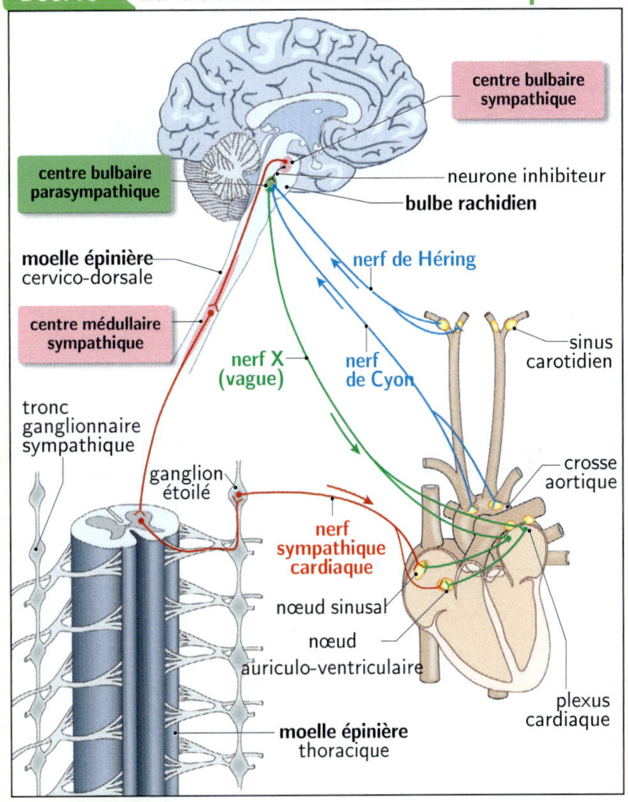

① Citez les deux systèmes d'innervation cardiaque.
② Nommez les nerfs moteurs de la régulation cardiaque.
③ Quelles sont les structures du système nerveux sympathique?
④ Citez le neurotransmetteur mis en jeu dans le système parasympathique.

Activité 5

La régulation du rythme cardiaque en cas d'hémorragie

1 Caractériser les conséquences d'une hémorragie

Une hémorragie est une perte de sang plus ou moins importante (Doc. 14) Dans les cinq minutes suivant l'hémorragie, la pression artérielle chute (4,5 points en dessous de la valeur normale pour la pression systolique) et retrouve sa valeur normale dans les cinq minutes suivantes (Doc. 15). Il existe donc une régulation de la pression artérielle. Le **document 15** montre également une accélération du rythme cardiaque associée à une augmentation de l'amplitude des contractions. Comme il y a moins de sang dans le système vasculaire, le cœur le fait circuler plus vite.

Doc. 14 Les conséquences d'une hémorragie

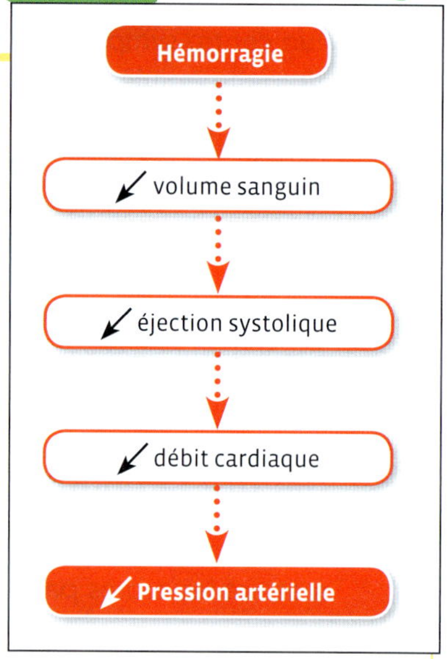

Doc. 15 ⓐ **Cardiogramme –** ⓑ **Mesure de la pression artérielle moyenne**

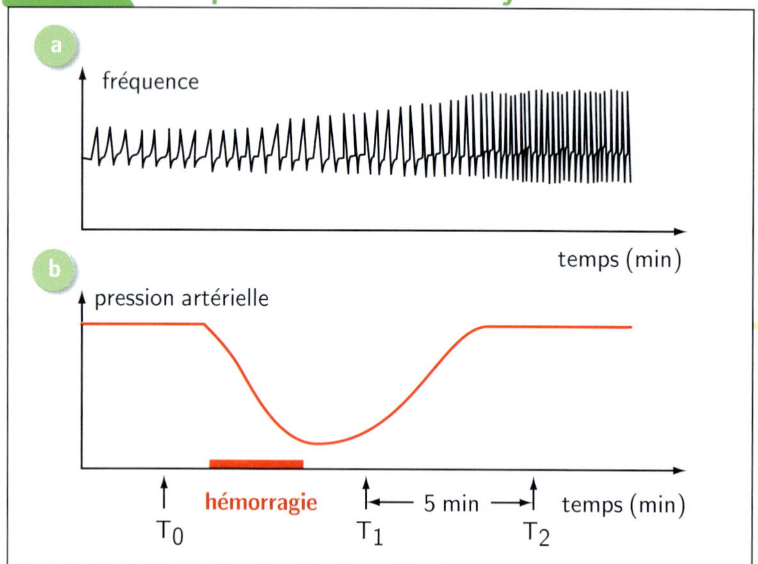

① Quel est le stimulus dans le cas d'une hémorragie ?

② Quels sont les paramètres physiologiques affectés lors d'une hémorragie ?

2 Répondre à une hémorragie

En cas d'hémorragie, le volume de sang dans les vaisseaux diminue, donc la pression artérielle diminue. Les barorécepteurs perçoivent cette diminution. En conséquence, le nombre de potentiels d'action dans les nerfs sensitifs diminue, ce qui diminue la stimulation du centre bulbaire parasympathique. Le neurone inhibiteur qui relie les deux centres bulbaires sympathique et parasympathique lève son inhibition. Le centre bulbaire sympathique est stimulé. Le nombre de potentiels d'action dans le nerf sympathique cardiaque augmente.

La quantité de neurotransmetteurs ou de noradrénaline augmente. En conséquence, le rythme cardiaque et la pression artérielle augmentent **(Doc. 16)**. Cette régulation permet de revenir à un état physiologique normal dans les cinq minutes qui suivent l'hémorragie. Le trajet de l'arc réflexe est schématisé sur le **document 17**.

Doc. 16 Régulation cardiaque dans le cas d'une hémorragie

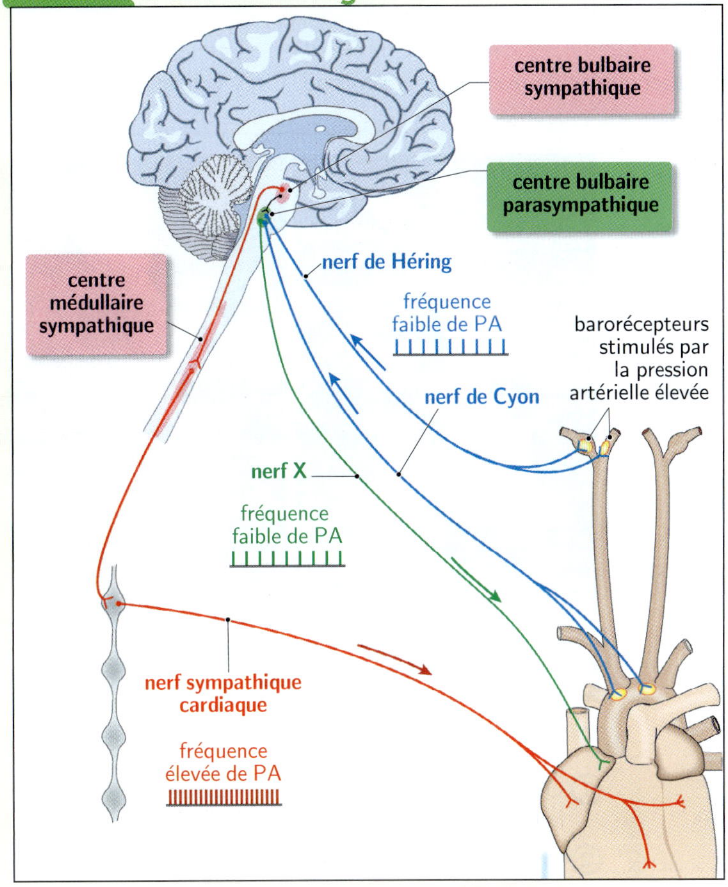

Doc. 17 Arc réflexe dans le cas d'une hémorragie

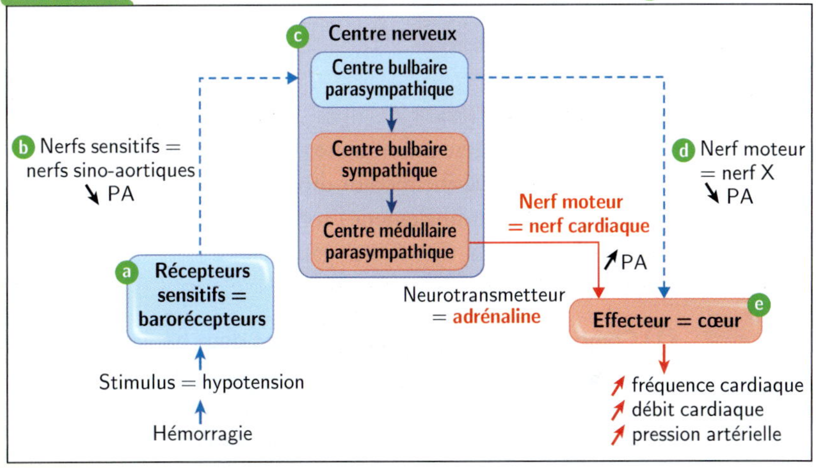

① Pourquoi une hémorragie entraîne-t-elle une tachycardie réflexe ?

② Schématiser le trajet de l'influx dans le cas d'une hypertension liée à une activité physique.

Disséquer un cœur

1 Matériel

Cœur de porc, cuve à dissection, ciseaux, scalpel, tubes rigides.

2 Protocole

La face ventrale se distingue par le sillon interventriculaire oblique et profond. On y voit les plus gros vaisseaux, l'aorte et l'artère pulmonaire.

Protocole expérience 1

Le cœur est un muscle qui se contracte et se relâche de manière rythmique permettant la mise en circulation du sang dans les vaisseaux (artère, veines).

- Introduire des tubes rigides dans les vaisseaux cardiaques puis :

– dans l'hémicœur droit :

a injecter l'eau dans la veine cave ;

b injecter l'eau dans l'artère pulmonaire.

– dans l'hémicœur gauche :

a injecter l'eau dans les veines pulmonaires ;

b injecter l'eau dans l'aorte.

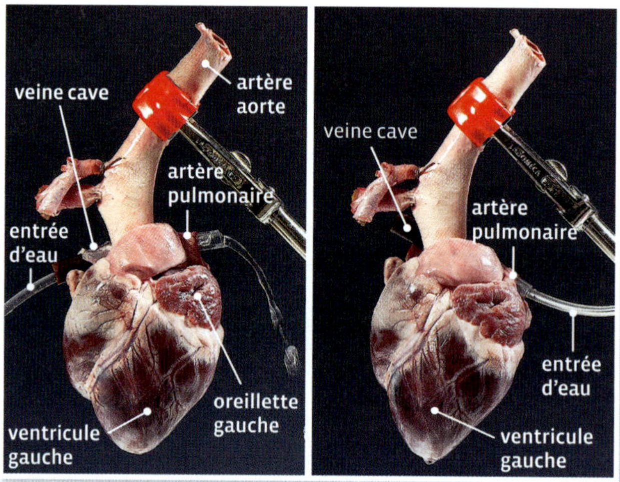

Cœur en vue antérieure (à gauche) et postérieure (à droite)

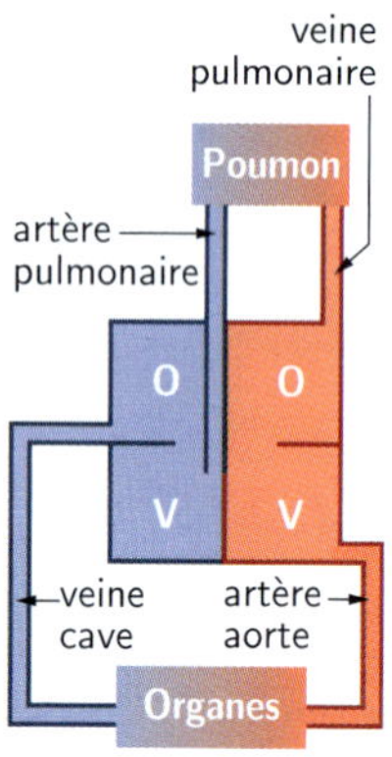

1 Observez la sortie de l'eau et indiquez sur le schéma le sens de la circulation sanguine.

2 L'hémicœur gauche est plus développé que le droit. Expliquez pourquoi.

Protocole expérience 2

- Sectionner l'artère pulmonaire puis couper à droite du sillon ventral (hémicœur droit).
- Couper longitudinalement l'aorte et à gauche du sillon ventral (hémicœur gauche).

1 Comparez l'épaisseur de la paroi des deux hémicœurs.

2 Observez les valves artérielles à la base de l'artère pulmonaire et de l'aorte, et à l'aide des conclusions sur le sens de la circulation sanguine, expliquez leur rôle.

3 Décrivez les valves situées entre les oreillettes et les ventricules. Comparez leur structure avec celle des valves artérielles. Expliquez leur rôle.

L'organisation interne du cœur

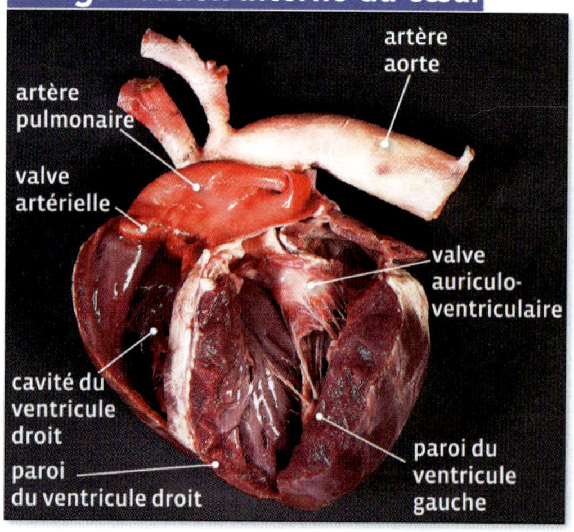

Essentiel

Double innervation cardiaque

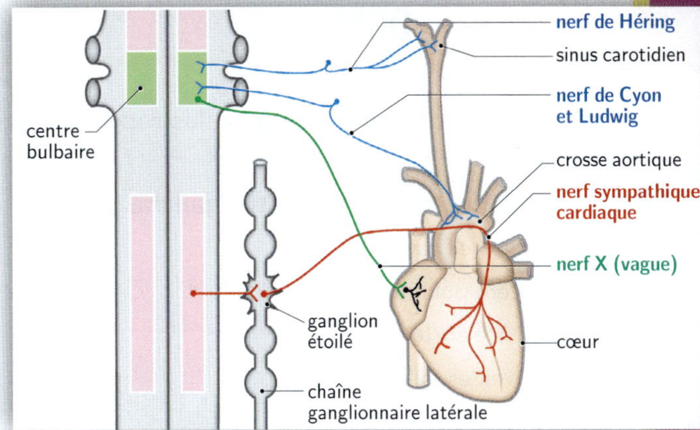

- **Le cœur** est formé de deux hémicœurs indépendants constitués chacun d'une oreillette, d'un ventricule et de valves qui imposent au sang un sens de circulation. Cette disposition est à l'origine de la double circulation du sang dans l'organisme.
- **Le cœur** bat rythmiquement et de manière cyclique par des phases de contraction (systole) et de relâchement (diastole). Une révolution cardiaque comprend trois phases : une systole auriculaire, une systole ventriculaire et une diastole générale. Elle produit des variations de pression et de volume à l'origine de l'ouverture et de la fermeture des valves cardiaques et des bruits perçus à l'auscultation. L'activité mécanique du cœur est étudiée sur un cardiogramme. La fréquence cardiaque (= nombre de révolutions par minute) normale au repos est d'environ 70 à 80 battements par minute.
  Le débit cardiaque est le volume de sang éjecté par chaque ventricule en une minute.
- **Le myocarde** est constitué de deux tissus différents : le tissu nodal (1 %) et les myocytes cardiaques (99 %). Le tissu nodal est localisé au niveau du nœud sinusal, du nœud auriculo-ventriculaire, du faisceau de His et du réseau de Purkinge. La structure des cellules nodales leur confère les propriétés d'auto-excitatrices et excitables. Elles sont responsables de l'automatisme cardiaque.
- **L'électrocardiogramme** (ECG) permet d'étudier l'activité cardiaque. L'onde P, le complexe QRS et l'onde T correspondent à des phénomènes électriques (dépolarisation, repolarisation) qui induisent les phénomènes mécaniques (systole, diastole). L'ECG permet de déceler des anomalies de la fréquence cardiaque (tachycardie, bradycardie), des anomalies du rythme cardiaque (arythmie) ou des lésions du myocarde (infarctus du myocarde).
- **L'activité cardiaque** est automatique. Elle est régulée par une double innervation sympathique cardioaccélératrice et parasympathique cardiomodératrice. Les facteurs qui interviennent dans la régulation sont les variations de pression et de volume sanguins. La régulation est de type réflexe.

Je fais le point

- Je sais identifier les principaux éléments constitutifs du cœur.
- Je sais caractériser les différentes structures du cœur et les relier à leur fonction.
- Je sais analyser les enregistrements et l'activité cardiaque et identifier les différentes phases de la révolution cardiaque.
- Je sais déterminer le volume d'éjection systolique (VES), calculer la fréquence cardiaque (FC) et le débit cardiaque (DC).
- Je sais identifier les différentes parties du tissu nodal et analyser les résultats expérimentaux présentant ses propriétés.
- Je sais identifier les éléments de l'arc réflexe et analyser les expériences mettant en évidence leurs rôles.
- Je sais construire un arc réflexe.

Exercices

Exercice 1 QCM

Pour chaque question, donner la ou les réponses qui vous paraissent exactes.

1 Le sang arrive dans l'oreillette gauche par :

❍ **a.** les veines caves.
❍ **b.** l'artère pulmonaire.
❍ **c.** l'artère aorte.
❍ **d.** les veines pulmonaires.
❍ **e.** la veine porte.

2 La valve auriculo-ventriculaire gauche :

❍ **a.** est formée de trois valvules.
❍ **b.** est située entre l'oreillette et le ventricule gauches.
❍ **c.** est située entre l'oreillette et le ventricule droits.
❍ **d.** évite le reflux du sang de l'aorte vers le ventricule gauche.
❍ **e.** est située à la base de l'artère pulmonaire.

3 Dans le phonocardiogramme, le premier bruit perçu :

❍ **a.** sourd et court est le ta.
❍ **b.** sourd et long est le toum.
❍ **c.** correspond à la fermeture des valves sigmoïdes.
❍ **d.** correspond à la fermeture des valves auriculo-ventriculaires.
❍ **e.** correspond à l'éjection du sang.

4 Le tissu nodal :

❍ **a.** est formé de cellules auto-excitables
❍ **b.** possède des cellules qui se dépolarisent très rapidement.
❍ **c.** a un potentiel de membrane stable.
❍ **d.** est formé de deux catégories de myocytes.
❍ **e.** est formé de cellules à caractéristiques embryonnaires.

5 L'onde P de l'ECG :

❍ **a.** correspond à la dépolarisation du nœud sinusal.
❍ **b.** a une faible amplitude car la masse des oreillettes est plus faible que celle des ventricules.
❍ **c.** est une dépolarisation du myocarde.
❍ **d.** correspond à la dépolarisation des oreillettes.
❍ **e.** correspond à la systole ventriculaire.

6 L'onde QRS de l'électrocardiogramme :

❍ **a.** précède l'onde P.
❍ **b.** provoque la systole ventriculaire.
❍ **c.** est la conséquence de la systole ventriculaire.
❍ **d.** provoque la diastole.
❍ **e.** provoque la systole auriculaire.

7 L'ECG permet de déterminer :

❍ **a.** des anomalies de la fréquence cardiaque.
❍ **b.** des anomalies du rythme cardiaque.
❍ **c.** des lésions du myocarde.
❍ **d.** des infections du myocarde.
❍ **e.** des anomalies des bruits cardiaques.

Exercice 2 Terminologie

Indiquer le terme correspondant aux définitions suivantes.

a. Muscle cardiaque.
b. Accélération du rythme cardiaque.
c. Volume de sang éjecté par chaque ventricule en une minute.
d. Enregistrement de l'activité électrique du cœur au cours d'un cycle cardiaque.

Exercice 3 Structure du cœur

Le **document 1** est une coupe schématique du cœur.

Doc. 1 Coupe schématique du cœur

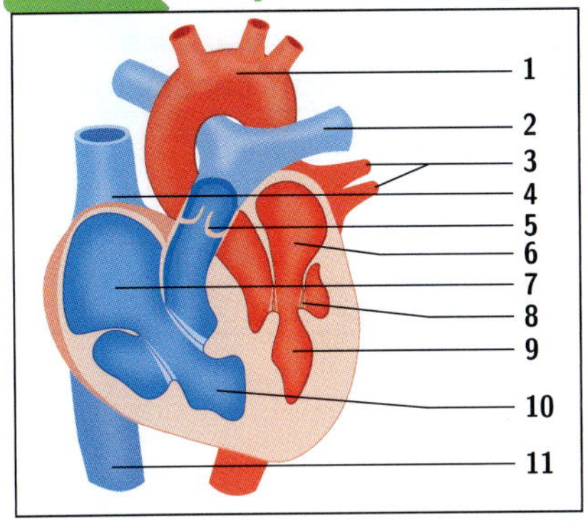

1. Définir vaisseaux afférents et vaisseaux efférents.
2. Annoter le **document 1**.
3. Par des flèches de couleurs différentes, indiquer sur la figure le sens de circulation du sang hématosé et du sang non hématosé (préciser la signification des couleurs employées).
4. Quels sont les deux types de valves cardiaques ?
Les décrire et préciser leur rôle respectif.

Exercice 4 Tissu nodal

1. Qu'appelle-t-on automatisme cardiaque ? Citer une expérience simple permettant de mettre ce phénomène en évidence.
2. Quel est le nom du tissu responsable de l'automatisme cardiaque ? Le situer en vert sur le **document 2** en donnant le nom de ses différentes parties.
3. Quelle est sa propriété fondamentale ?

Doc. 2 Schéma du cœur

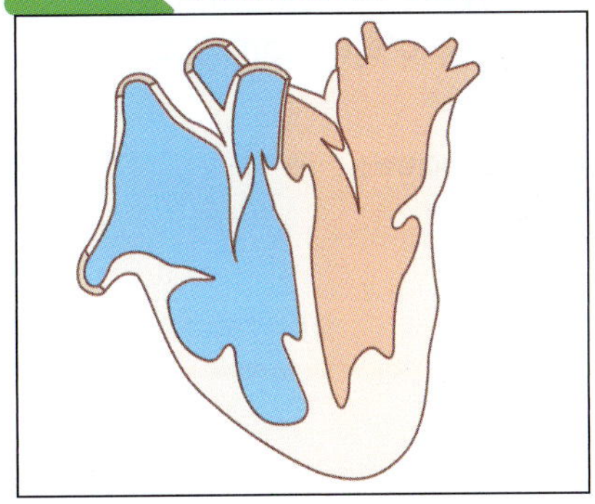

Exercice 5 Cardiogramme et électrocardiogramme

L'activité cardiaque a été mise en évidence par des enregistrements notés ⓐ, ⓑ et ⓒ sur le **document 3**. Le cœur fonctionne selon une succession de cycles.

1. Préciser les limites d'un cycle en utilisant les lettres portées sur l'axe des x, puis définir et calculer la fréquence cardiaque.
2. Préciser, pour l'**enregistrement** ⓐ, les événements se déroulant aux repères b, c, d et e, puis repérer les différentes phases d'un cycle à l'aide des lettres.
4. À partir des renseignements apportés par les **enregistrements** ⓐ et ⓑ du **document 3**, expliquer le trajet du sang dans le cœur en utilisant le jeu des valves, les bruits observés et les variations de pression.
5. Analyser le tracé de la **courbe** ⓒ du **document 3**.

Doc. 3 ⓐ Cardiogramme – ⓑ Phonocardiogramme – ⓒ Électrocardiogramme

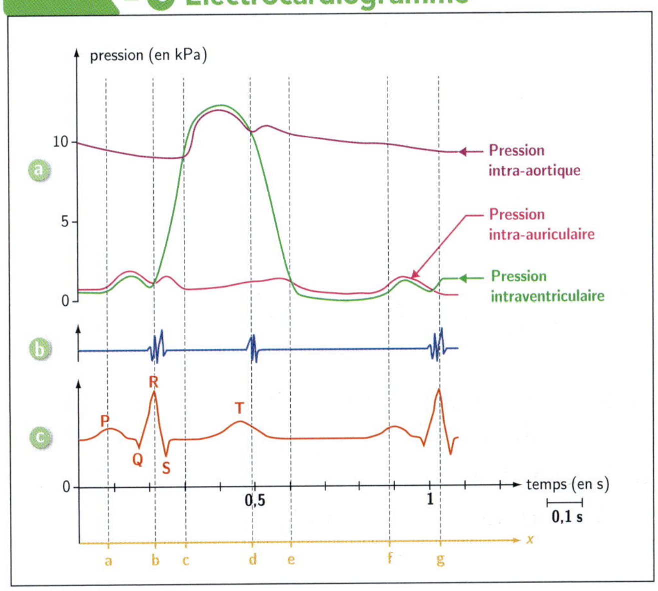

Exercice 6 Révolution cardiaque et variations de volume

La courbe du **document 4** montre l'évolution du volume du ventricule gauche en fonction du temps, au cours de l'activité cardiaque. Différentes périodes sont repérées par les **lettres a** à **h**.

1. Définir une révolution cardiaque.
2. Indiquer les lettres correspondant à une révolution cardiaque
3. Analyser cette courbe et en déduire les aspects mécaniques de la révolution cardiaque, en précisant le fonctionnement des valves.
4. Déterminer à partir du **document 4** :
   – la durée d'une révolution cardiaque ;
   – la valeur du volume d'éjection systolique.
5. Définir :
   – la fréquence cardiaque ;
   – le débit cardiaque.

Doc. 4 Variation du volume ventriculaire au cours d'une révolution cardiaque

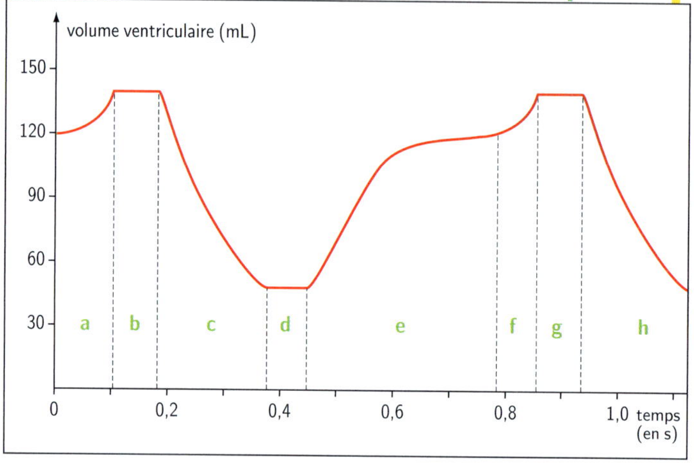

À partir des résultats de la **question 4**, poser les calculs permettant de déterminer leurs valeurs.

Données : en abscisses, 1 cm correspond à 0,12 seconde ; en ordonnées, 0,9 cm correspond à 30 mL.

Exercice 7 Phases de la révolution cardiaque

Le **document 5** présente quatre schémas montrant différents moments de l'activité du cœur.

1. Indiquer les légendes du document désignées par les **chiffres 1** à **8**.
2. Indiquer pour chaque schéma, en le justifiant, le nom de la phase de la révolution cardiaque représentée.
3. Classer dans l'ordre logique ces quatre schémas.

Doc. 5 Les phases de la révolution cardiaque

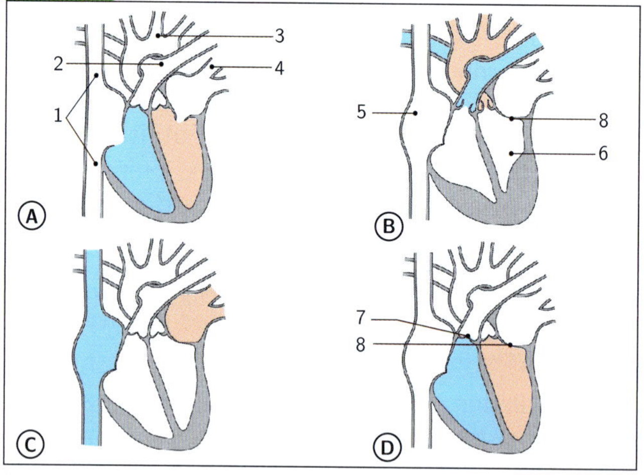

4 Le tableau-ci-dessous présente des valeurs mesurées chez un sujet X au repos et chez un sujet Y en pleine activité physique.

Sujet	Volume d'éjection systolique (mL)	Fréquence cardiaque (bpm)	Débit cardiaque ($L \cdot min^{-1}$)
X	70	75	5,25
Y	120	140	16,8

a. Définir le débit cardiaque.

b. Expliquer le mode de calcul du débit cardiaque à partir des données figurant dans le tableau.

c. Expliquer pour quelles raisons les modifications observées chez le sujet Y sont indispensables.

Exercice 8 Électrocardiogramme et troubles du rythme

L'électrocardiogramme du **document 6** montre le tracé normal obtenu lors de l'enregistrement de l'activité électrique du cœur.

1 Expliquer à quoi correspondent les ondes P, Q, R, S, T et l'intervalle de temps P-R.

2 Indiquer dans l'ordre chronologique les phénomènes mécaniques en relation avec les manifestations électriques.

De nombreuses anomalies du rythme cardiaque sont décrites sur le plan clinique. Le **document 7** met en évidence un aspect du trouble appelé communément « bloc auriculo-ventriculaire ».

3 Expliquer ce que l'on entend par ce terme. Interpréter ce que traduit le **document 7**.

4 Quelle précision apporte cet exemple sur les rythmes respectifs des différentes parties du tissu excitable cardiaque ? Que peut-on conclure sur l'origine de la fréquence propre du cœur ?

Les troubles du rythme cardiaque ayant une incidence sur la fonction cardiaque doivent être corrigés. On peut ainsi pratiquer l'implantation sous-cutanée de stimulateurs cardiaques du type de celui représenté sur le **document 8**. C'est ce qui a été fait chez Monsieur P.

5 À l'aide de ce schéma montrant les modalités de la mise en place d'un stimulateur, donner une hypothèse précise sur le principe du fonctionnement de ce type d'appareil.

Doc. 6 Électrocardiogramme normal

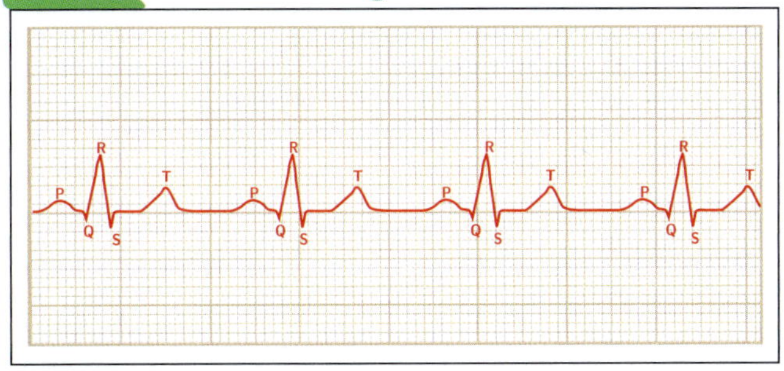

Doc. 7 Électrocardiogramme : bloc auriculo-ventriculaire

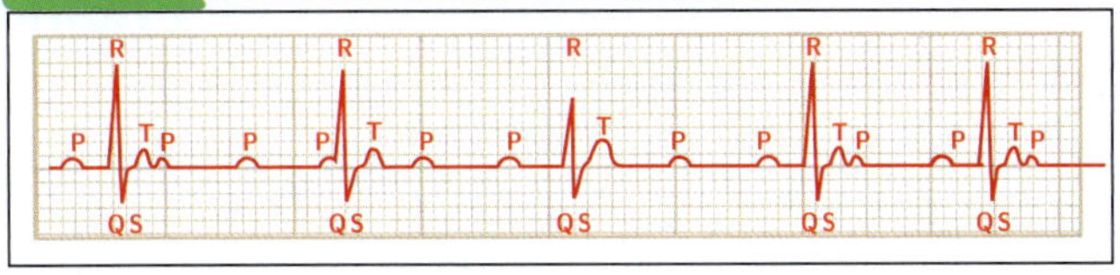

Doc. 8 Le stimulateur cardiaque

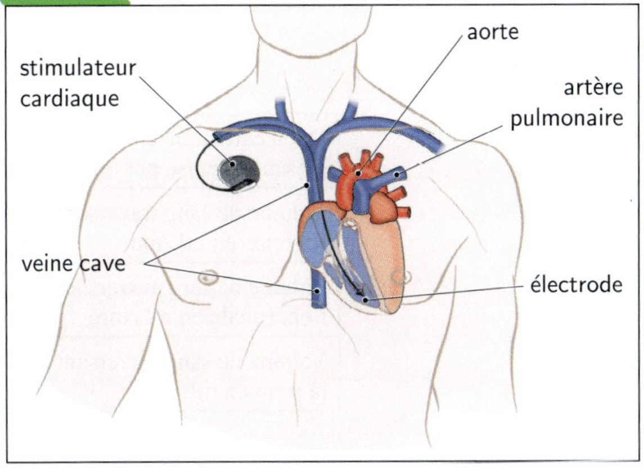

Exercice 9 La double innervation cardiaque

Le **document 9** représente l'innervation cardiaque.

1 Annoter les **flèches 1 à 10** et nommer les **nerfs a à d**.

Le rythme cardiaque du chien est à peu près semblable à celui de l'homme. On excite chez un chien les filets nerveux d et c. Les résultats obtenus sont récapitulés sur le **document 10**.

Doc. 10 Expériences de stimulation et de section des nerfs moteurs cardiaques

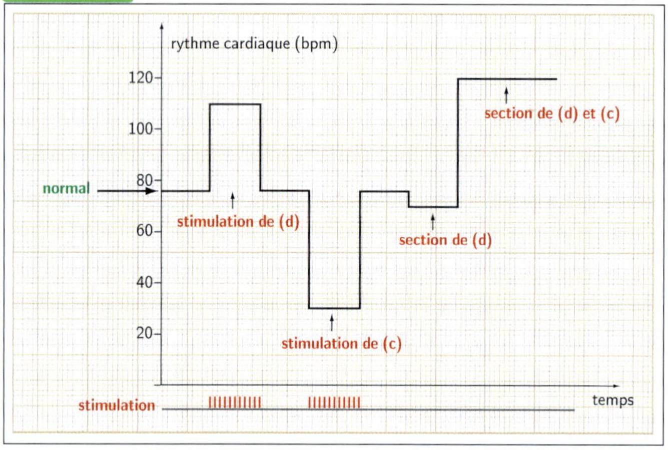

Doc. 9 La double innervation cardiaque

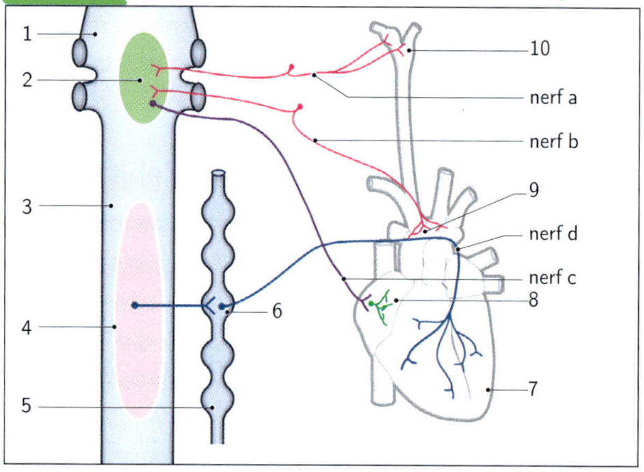

2 En déduire le rôle des **nerfs d** et **c**. Que peut-on dire de l'influence du **nerf d** par rapport à celle du **nerf c** ?

3 Justifier la tachycardie résultant de la section.

Exercice 10 Conséquences d'une hémorragie

Le **document 11** répertorie les variations des débits sanguins traversant différents organes avant et après une hémorragie.

Après avoir analysé ce document, expliquer comment s'effectue le retour de la pression artérielle à une valeur normale.

Doc. 11 Variation des débits sanguins traversant différents organes avant et après une hémorragie

	Avant l'hémorragie T0	Après l'hémorragie	
		Mesure au temps T1	Mesure au temps T2
Débit cardiaque en mL de sang expulsé par min	5 250	2 800	4 470
Volume de sang traversant les reins en mL/min	1 300	1 000	850
Volume de sang traversant l'encéphale en mL/min	1 300	1 000	1 275
Volume de sang traversant la peau en mL/min	500	350	328

Chapitre 9

Circulation sanguine et pathologies associées

Notions et contenus	Capacités exigibles	
Organisation générale du système circulatoire	• Schématiser le système circulatoire.	p. 142
Histologie et propriétés hémodynamiques des vaisseaux	• Comparer la structure des parois des artères, des veines et des capillaires et établir un lien avec leur fonction.	p. 144
Mesure de la tension artérielle Tensions artérielles systolique et diastolique	• Présenter la méthode de mesure de la tension artérielle.	p. 144
	• Repérer une hypotension ou une hypertension.	p. 143
Exemples de pathologies de l'appareil cardiovasculaire Athérosclérose	• Identifier les phases d'évolution de la pathogénie.	p. 146
	• Associer les conséquences physiopathologiques au vaisseau atteint et à l'importance de l'obstruction.	p. 147
	• Repérer les facteurs de pathogénicité et en déduire des mesures de prévention.	p. 147
Infarctus du myocarde et angor : deux pathologies des vaisseaux coronaires	• Comparer les signes cliniques de l'angor et de l'infarctus du myocarde (IDM).	p. 148
	• Relever l'intérêt de l'ECG et du dosage des enzymes cardiaques dans le diagnostic de l'IDM.	p. 149
	• Expliquer les rôles des différents traitements possibles.	p. 150

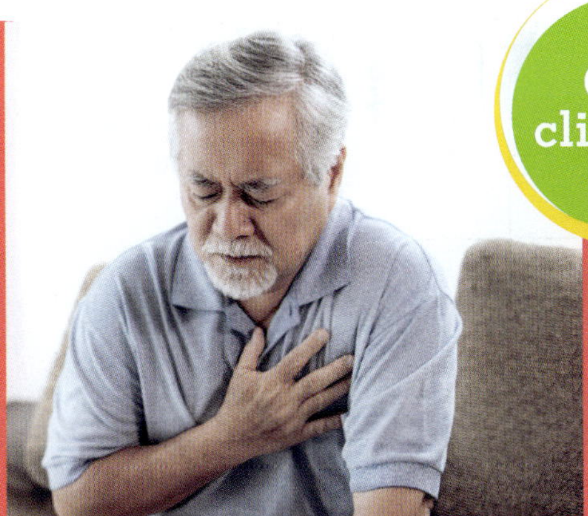

Cas clinique

Jean-Michel, âgé de 58 ans, est hospitalisé en urgence suite à une douleur thoracique en barre qui ne cède plus à la trinitrine. Les modifications observées sur son ECG et le dosage des enzymes cardiaques permettent de poser le diagnostic de l'infarctus du myocarde (= IDM). L'administration d'un thrombolytique ne permettant pas de restaurer suffisamment la circulation du sang dans l'artère coronaire obstruée de Jean-Michel, une coronarographie est pratiquée, qui révèle la présence d'une plaque d'athérome dans une artère coronaire. Une intervention chirurgicale réparatrice, une angioplastie transluminale, est alors pratiquée.

Organisation du système circulatoire et mesure de la tension artérielle

1 Schématiser le système circulatoire

L'appareil circulatoire comprend deux circulations **(Doc. 1)** :
- la **circulation pulmonaire**, qui se réalise entre le cœur et les poumons : le sang non hématosé, issu des organes, regagne le cœur par les veines caves supérieure et inférieure. Il est ensuite éjecté du cœur par les artères pulmonaires où il rejoint les poumons pour se décharger en CO_2 et se recharger en O_2 au cours des échanges gazeux pulmonaires, appelés hématose. À la suite de ces échanges gazeux, le sang hématosé quitte les poumons par les veines pulmonaires et regagne le cœur ;
- la **circulation systémique** se réalise entre le cœur et les organes : le sang hématosé quitte le cœur par l'artère aorte qui assure, par des ramifications en artères, son transport jusqu'aux différents organes. Dans les organes, le sang circule dans les capillaires, il s'appauvrit en O_2 et s'enrichit en CO_2. À la sortie des organes, le sang non hématosé est transporté par des veines qui convergent vers les veines caves qui le déversent dans le cœur.

Doc. 1 Représentation schématique du système circulatoire

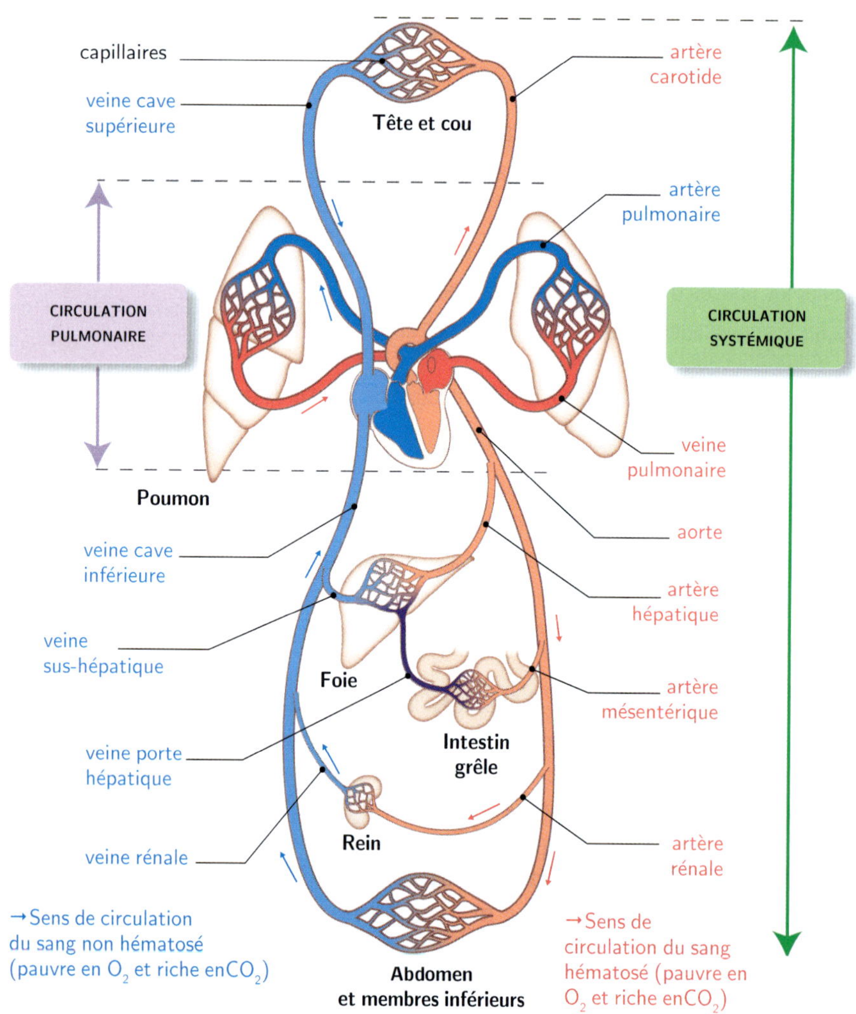

1. Quelle différence existe-t-il entre les deux types de circulation ?
2. Comment représente-t-on le sens de circulation du sang ?
3. Quelles sont les couleurs conventionnelles associées à chaque « nature » de sang ?
4. Comment nomme-t-on l'artère qui transporte le sang vers le foie ? vers le rein ?
5. Quel est le rôle des veines caves ?
6. Quelle est la particularité des artères pulmonaires par rapport aux autres artères ?
7. Pourquoi parle-t-on de circulation entéro-hépatique pour le foie ?

2 Présenter la méthode de mesure de la tension artérielle

La pression artérielle est la pression que le sang exerce sur la paroi des artères. La mesure de la pression artérielle est appelée tension. Elle est mesurée à l'aide d'un tensiomètre et d'un stéthoscope (Doc. 2).

1. Qu'appelle-t-on pression artérielle ?
2. Comment obtient-on les deux valeurs de la pression artérielle ?
3. À quoi correspondent les deux valeurs obtenues ?
4. À quels phénomènes mécaniques du cœur correspondent les deux valeurs de la pression artérielle ?

Doc.2 Mesure de la tension artérielle

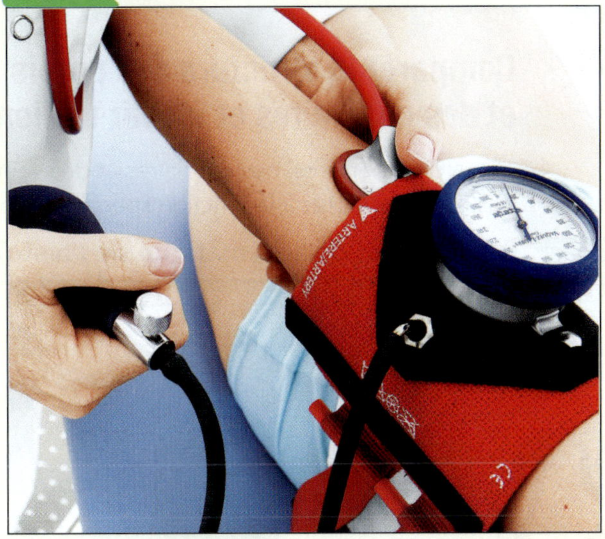

Mesure de la pression artérielle systolique

Le brassard est gonflé à une pression supérieure à la pression artérielle maximale de façon à comprimer totalement l'artère humérale. L'artère est ensuite décomprimée progressivement en dégonflant doucement le brassard. Le sang recommence à s'écouler dans celle-ci. La pression systolique ou maximale est enregistrée dès que les premiers bruits sont entendus : ils indiquent qu'une petite quantité de sang est expulsée de l'artère comprimée (= écoulement turbulent). La pression systolique correspond à la pression dans les artères au moment où le cœur se contracte (systole) et éjecte le sang dans les artères.

Mesure de la pression artérielle diastolique

La pression est ensuite progressivement réduite dans le brassard pendant que le médecin ausculte les bruits dans le stéthoscope. À mesure que la pression diminue dans le brassard, les sons deviennent plus audibles et plus distincts. Quand l'artère n'est plus comprimée et que le sang s'écoule librement (= écoulement laminaire), les sons ne sont plus audibles. La pression diastolique ou minimale est enregistrée au moment où ces sons disparaissent. Elle correspond à la pression dans les artères au moment où le cœur se remplit, entre deux contractions. Une tension artérielle normale est de 13.8, l'unité de mesure est le centimètre de mercure (cm Hg). Ainsi une tension de 13.8 indique une pression systolique de 13 cm Hg et une pression diastolique de 8 cm Hg.

3 Repérer une hypotension ou une hypertension

L'hypertension artérielle (= HTA) se définit par une élévation trop importante, chronique, de la pression dans les artères. On parle d'HTA lorsque la pression artérielle systolique est supérieure ou égale à 14 cm Hg et la pression artérielle diastolique supérieure ou égale à 9 cm Hg (Doc. 3). Ces valeurs anormales doivent être constatées à plusieurs reprises, lors de trois consultations successives, sur une période de 3 à 6 mois, puis confirmées au moyen d'un holter, enregistreur de la tension de 24 h d'un patient.

L'hypotension artérielle correspond à une pression artérielle systolique inférieure à 9 cm Hg.

1. Qu'appelle-t-on HTA et hypotension ?
2. Comment peut-on poser le diagnostic de certitude de l'HTA ?

Doc.3 Mesure de l'HTA

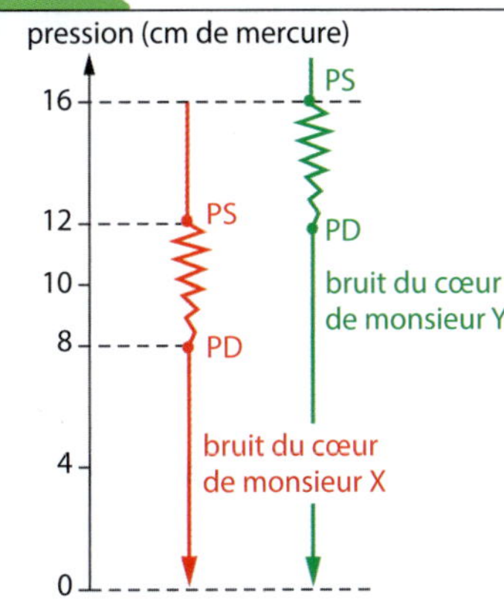

PS : pression systolique
PD : pression diastolique
monsieur X : pression artérielle normale
monsieur Y : hypertension artérielle

Activité 2

Histologie et propriétés hémodynamiques des vaisseaux

1 Comparer la structure des parois des artères, des veines et des capillaires et établir un lien avec leur fonction

La paroi des artères, des capillaires et des veines est composée de trois tuniques dont les tissus sont adaptés à la fonction spécifique de chacun des vaisseaux (Doc. 4 et 5).

Doc. 4 Représentation schématique de l'histologie des vaisseaux sanguins et observation microscopique d'une coupe d'artère et de veine

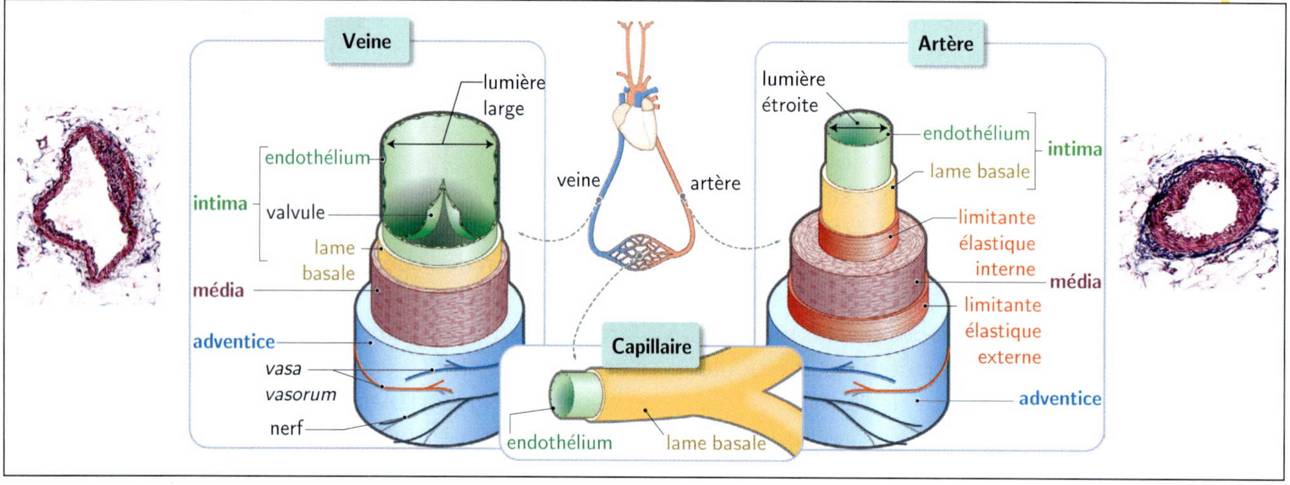

Doc. 5 Lien entre la structure et la fonction des trois catégories de vaisseaux sanguins

	Veine	**Capillaire**	**Artère**
	Paroi mince, déformable et extensible Lumière large	Paroi très fine	Paroi épaisse et rigide Lumière étroite
Intima Endothélium	Endothélium sur une lame basale		
Média Fibres élastiques et cellules musculaires lisses	Fine couche Peu de fibres élastiques Fibres musculaires	Absente	Couche épaisse : composition qui dépend du type d'artère + ou – de fibres élastiques et musculaires
Adventice Fibres de collagène	Fine (vascularisation par les *vasa vasorum*)	Absente	Épaisse (vascularisation par les *vasa vasorum*)
Fonction	Transporte le sang à basse pression (1 kPa) des organes au cœur (= vaisseau afférent du coeur)	Assure les échanges entre le sang et les tissus	Transporte le sang à haute pression (10 à 16 kPa) du cœur aux organes (= vaisseau efférent du cœur)

1. Quels points communs existe-t-il entre la paroi d'une artère et celle d'une veine ?
2. Pourquoi peut-on affirmer qu'il existe une relation structure/fonction entre la paroi d'un capillaire et sa fonction d'échange ?
3. Les valvules sont présentes uniquement dans les veines infra-cardiaques. Elles empêchent le reflux du sang. Expliquez cette relation structure/fonction.
4. Les artères situées à la sortie du cœur sont des artères élastiques. Expliquez l'importance d'avoir cette structure en faisant le lien avec les systoles et les diastoles ventriculaires.

2 Comprendre les propriétés hémodynamiques des vaisseaux

L'écoulement du sang est conditionné par trois facteurs : le débit cardiaque, la pression artérielle et la résistance à l'écoulement liée à la viscosité du sang et aux calibres des vaisseaux **(Doc. 6)**.

On distingue :

- une zone de circulation à haute pression et forte résistance à l'écoulement : dans les artères (et les artérioles) ;
- une zone de circulation à basse pression et faible résistance à l'écoulement : dans les capillaires et les veines (et les veinules).

Circulation artérielle (étapes 1 à 3)

À la sortie du ventricule gauche, le sang est propulsé rythmiquement dans l'aorte, la pression artérielle augmente. Cette pression distend la paroi artérielle qui subit une onde de choc et la renvoie à distance. La pression artérielle varie entre une valeur maximale (la pression systolique) à la suite d'une systole ventriculaire et une valeur minimale (la pression diastolique) à la suite d'une diastole. La différence de pression entre la pression systolique et la pression diastolique (= pression différentielle) est élevée. À mesure que l'on s'éloigne du cœur, les artères élastiques qui transforment le flux sanguin discontinu en flux sanguin continu deviennent des artères musculaires qui se ramifient en artérioles. La pression artérielle diminue et la pression différentielle tend à s'annuler. Plus le nombre de vaisseaux augmente, plus leur calibre diminue : la résistance à l'écoulement du sang augmente et la vitesse de circulation du sang est freinée, la pression différentielle diminue, ainsi que la pression artérielle. Les artérioles renferment des fibres musculaires qui leur assurent une augmentation ou une diminution de leur calibre (= vasomotricité) et leur permettent de réguler les débits sanguins locaux en fonction des besoins de l'organisme.

Circulation dans les capillaires (étape 4)

Le nombre de vaisseaux augmente, le calibre des vaisseaux se réduit, et la résistance à l'écoulement est grande. Les échanges y sont favorisés par la faible pression, la faible vitesse d'écoulement ainsi que par la grande surface d'échange.

Circulation veineuse (étapes 5 à 7)

À la sortie des organes, les capillaires s'unissent pour former des veinules puis des veines. Le nombre de vaisseaux diminue progressivement alors que le diamètre des vaisseaux augmente. Le sang y circule à basse pression. La circulation est facilitée par : la présence de valvules dans les veines infra-cardiaques, qui fractionnent la colonne de sang, permettant ainsi une remontée par paliers ; la contraction des muscles ; la fonction aspirante du cœur ; la faible résistance à l'écoulement.

Doc. 6 Lien entre la structure et la fonction des trois catégories de vaisseaux sanguins

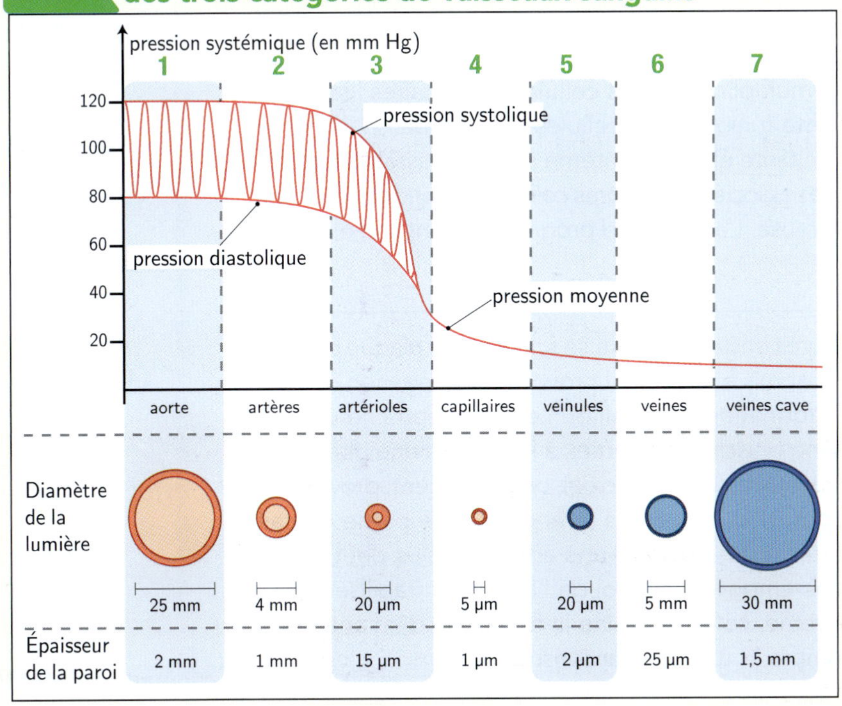

1. Comment le sang s'écoule-t-il dans les artères ? dans les veines ?
2. Que représente la pression différentielle ? Pourquoi diminue-t-elle à mesure que l'on s'éloigne du cœur ?
3. Comment expliquer la circulation à basse pression dans les capillaires ?
4. Quels paramètres facilitent le retour veineux au cœur ?

Activité 3

L'athérosclérose

1 Identifier les phases d'évolution de la pathogénie

L'athérosclérose est un processus dégénératif et évolutif affectant l'intima et la média des grosses et des moyennes artères. La pathogénie de l'athérosclérose se décompose en 4 étapes qui se déroulent sur plusieurs années (Doc. 7).

Doc. 7 Les 4 étapes de la pathogénie de l'athérosclérose

1 : Lésion de l'endothélium

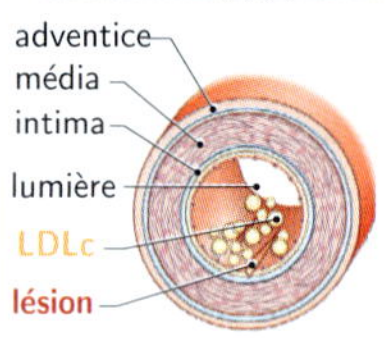

Plusieurs facteurs comme l'hypercholestérolémie, l'hypertension artérielle, les forces mécaniques du flux sanguin, des facteurs infectieux, certains médicaments, le tabagisme peuvent provoquer une lésion des cellules situées en contact avec la lumière de l'artère (= endothélium artériel) et ainsi démarrer le processus de l'athérosclérose.

2 : Réaction inflammatoire

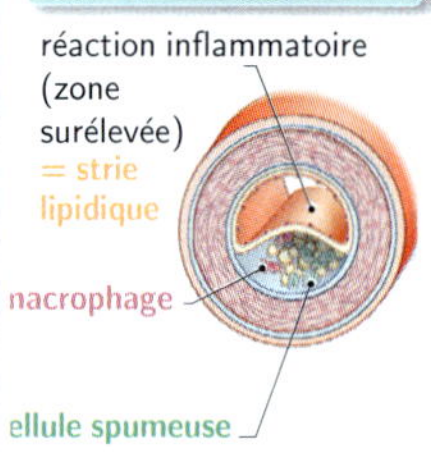

La lésion de l'endothélium déclenche une réaction inflammatoire mettant en jeu des cellules immunitaires : les macrophages. Le LDL cholestérol (= « mauvais cholestérol ») s'infiltre dans l'intima où il s'accumule. Les macrophages se chargent de cholestérol et forment des cellules remplies de graisse : les cellules spumeuses. Celles-ci s'agrègent et constituent des stries lipidiques : la plaque d'athérome commence à se former.

3 : Fibrose de la plaque d'athérome

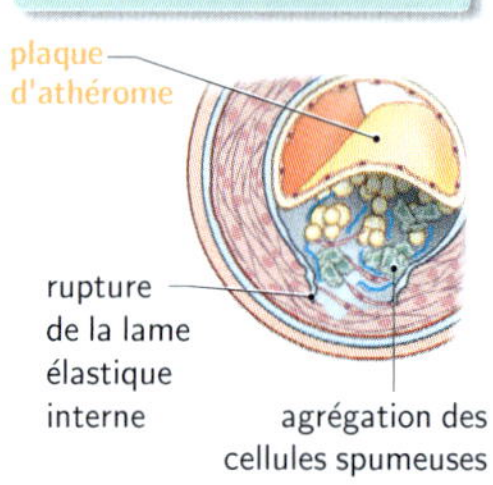

Les tissus lésés de la média libèrent des substances chimiques qui provoquent la multiplication des cellules musculaires lisses présentes dans cette tunique. Ces cellules migrent dans l'intima en détruisant la limitante élastique interne sur leur passage. Ces cellules musculaires associées aux fibres collagènes rendent la plaque d'athérome fibreuse. L'artère perd progressivement son élasticité.

4 : Sclérose de la plaque d'athérome

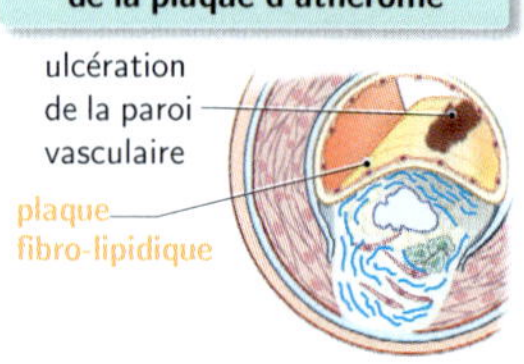

La plaque se durcit ensuite : l'artère se sclérose. La plaque s'ulcère, l'endothélium est mis à nu, ce qui provoque l'agrégation des plaquettes : il y a formation d'un caillot. Le caillot entraîne un arrêt d'apport de sang (= ischémie) partiel, à l'origine d'une diminution de l'apport d'O_2 aux tissus (= hypoxie), ou permanent, provoquant un arrêt d'apport d'O_2 aux tissus (= anoxie). Une partie du caillot peut se détacher et obstruer une artère de plus petit calibre et entraîner une embolie. La paroi de l'artère est fragilisée par la plaque d'athérome, ce qui entraîne la formation d'un anévrisme qui peut se rompre (= rupture d'anévrisme).

1. Quels facteurs sont responsables de la formation d'une plaque d'athérome ?
2. Quelle est l'origine de la formation d'une strie lipidique ?
3. Quels phénomènes conduisent à la fibrose de la plaque d'athérome ?
4. Quels phénomènes conduisent à la formation d'un caillot au niveau de la plaque d'athérome ? Quelles en sont les conséquences ?

2 Associer les conséquences physiopathologiques au vaisseau atteint et à l'importance de l'obstruction

Les conséquences physiopathologiques de l'athérosclérose dépendent de l'importance de l'obstruction du vaisseau **(Doc. 8)** :

– si l'obstruction est partielle : l'apport de sang au niveau des tissus (= ischémie) et des organes est réduit entraînant une hypoxie ;

– si l'obstruction est totale : l'ischémie est permanente entraînant une anoxie. Si l'anoxie se prolonge, elle peut provoquer une mort des tissus (= nécrose) situés en aval de l'obstruction.

Doc.8 Conséquences physiopathologiques de l'athérosclérose sur les principales artères atteintes

ATTEINTES DES ARTÈRES

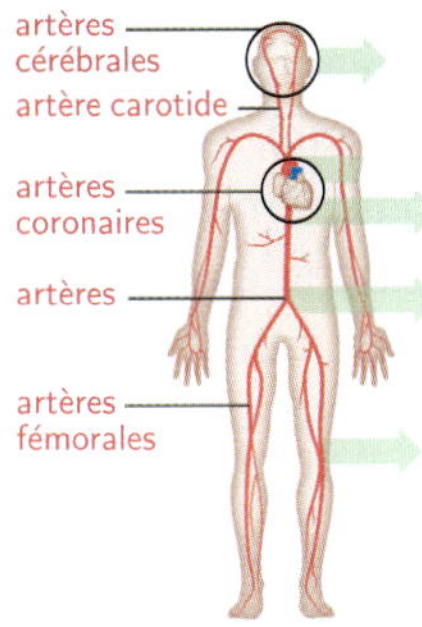

PATHOLOGIES

Obstruction partielle de l'artère	Obstruction totale de l'artère
Accident ischémique transitoire (AIT) Obstruction temporaire par un caillot Pas de lésions cérébrales	**Accident vasculaire cérébral (AVC)** Obstruction par un caillot : AVC ischémique Lésions cérébrales : perte de certaines facultés (élocution, mémoire, mobilité…)
Angor Diminution du flux artériel : ischémie transitoire à l'effort Douleurs à l'effort Pas de lésions cardiaques	**Infarctus du myocarde** Obstruction d'une artère coronaire par un caillot : ischémie permanente Lésions cardiaques : nécrose du myocarde
Artérite des membres inférieurs Diminution du flux artériel : ischémie transitoire à l'effort Difficultés à marcher Pas de lésions tissulaires	**Artérite des membres inférieurs** Obstruction totale d'une artère fémorale par un caillot : ischémie permanente Lésions tissulaires : gangrène puis nécrose conduisant à l'amputation

1. Quelles sont les conséquences d'une obstruction partielle puis totale d'une artère coronaire ?
2. Pourquoi est-il important de dissoudre très rapidement un caillot obstruant totalement la lumière d'une artère ?

3 Repérer les facteurs de pathogénicité et en déduire des mesures de prévention

Doc.9 Facteurs de risques de l'athérosclérose

Facteurs non modifiables		Facteurs modifiables	
Physiologiques	Génétiques	Pathologiques	Comportementaux
– Sexe : l'homme est plus affecté que la femme, le risque augmente chez la femme avec l'âge. – Âge : l'athérosclérose augmente avec l'âge.	Antécédents familiaux d'accidents cardiovasculaires	– Hypertension artérielle – Hypercholestérolémie – Diabète sucré – Obésité	– Tabagisme – Sédentarité – Stress – Prise d'œstroprogestatifs (pilule) – Habitudes alimentaires néfastes

L'athérosclérose est une pathologie multifactorielle, dont certains facteurs sont modifiables et d'autres non **(Doc. 9)**.

La prévention primaire consiste à informer la population sur les risques de survenue de cette pathologie. Elle préconise des mesures hygiéno-diététiques :

– avoir une alimentation équilibrée, pauvre en glucides et en acides gras saturés responsables d'un taux élevé de « mauvais cholestérol » (= LDL), dont l'excès dans le sang est athérogène) ;

– éviter les comportements à risque : consommation excessive d'alcool, tabagisme, sédentarité.

La prévention secondaire consiste à détecter les facteurs de risques par un dépistage précoce et un suivi régulier (dosage de la glycémie, de la cholestérolémie, mesure de la tension artérielle…) et à éviter leur aggravation et les complications liées à l'athérosclérose.

1. Quelle mesure de prévention permet d'agir sur les facteurs modifiables comportementaux ?
2. Comment la prévention secondaire permet-elle de détecter les facteurs de risques ?

Activité ④

Infarctus du myocarde et angor : deux pathologies des vaisseaux coronaires

1 Comparer les signes cliniques de l'angor et de l'infarctus du myocarde (IDM)

Jean-Michel souffrait de douleurs situées en avant du cœur (= précordialgies), avec une sensation douloureuse d'écrasement (= à caractère constrictif), irradiant dans le bras gauche, apparaissant lors d'un effort, l'obligeant à s'arrêter et cédant spontanément au bout de quelques minutes ou après prise de trinitrine. Aujourd'hui, il déclenche un IDM dont les signes cliniques sont proches.
L'angor et l'IDM sont deux cardiopathies ischémiques : elles résultent de l'insuffisance d'apport de sang et donc de dioxygène au myocarde à la suite de la formation d'une plaque d'athérome dans une artère coronaire. L'ischémie est dans un premier temps transitoire et conduit à l'angor. Elle peut ensuite devenir permanente par formation d'un caillot (= thrombus) et provoquer alors un infarctus du myocarde. Certains signes cliniques sont identiques, d'autres sont caractéristiques de l'angor ou de l'IDM **(Doc. 10)**.

Doc. 10 Comparaison des signes cliniques de l'angor et de l'IDM

	Angor	Infarctus du myocarde (IDM)
	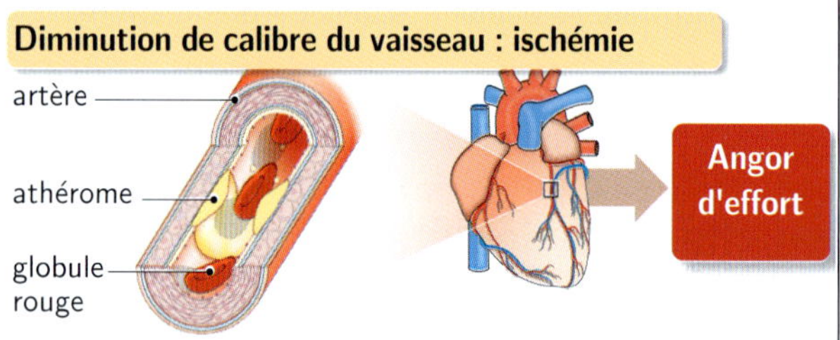	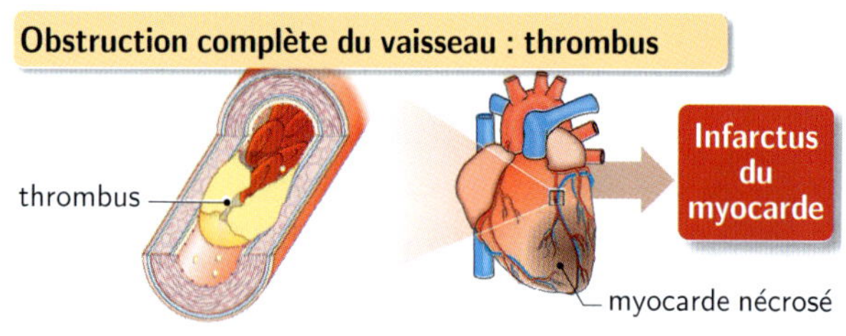
Localisation de la douleur	Douleur thoracique située à l'arrière du sternum (= rétrosternale) large et violente, irradiant dans le dos, le maxillaire inférieur et le bras gauche.	
Durée de la douleur	Brève (quelques minutes) cesse au repos et avec l'administration d'un vasodilatateur (= trinitrine)	Prolongée (quelques heures) ne cesse ni au repos, ni avec l'administration de trinitrine
Intensité de la douleur	Variable	Très forte (parfois paroxystique)
Circonstances de survenue	– Lors d'un effort ou d'un stress – Parfois la nuit	– Brutale, au repos ou suite à un effort intense – Nocturne pour 50 %
Signes qui l'accompagnent	Difficultés respiratoires (= dyspnée), absence de force (= asthénie), malaise vagal (nausées, sueurs, vomissements), angoisse, pâleur.	
État de choc	Hypotension sévère associée au trouble du rythme (tachycardie)	

① Pourquoi dit-on que l'angor et l'IDM sont deux cardiopathies ischémiques ?

② Comment relier l'athérosclérose à l'angor et à son évolution en IDM ?

③ Quels sont les signes communs à l'angor et l'IDM ?

④ Quels signes permettent de distinguer l'angor de l'IDM ? Dans quelles conditions apparaissent-ils ?

⑤ Quel signe permet de poser un diagnostic de certitude de l'IDM ?

2 Relever l'intérêt de l'ECG et du dosage des enzymes cardiaques dans le diagnostic de l'IDM

Intérêt de l'ECG dans le diagnostic de l'IDM

L'ECG permet de poser le diagnostic de certitude de l'IDM, en urgence, puis de suivre son évolution. L'ECG de Jean-Michel présente des modifications au cours de son suivi **(Doc. 11)** : apparition d'ondes T amples et positives, faisant place rapidement à un décalage du segment ST avec l'onde en dôme de Pardee (onde caractéristique qui permet de diagnostiquer et de confirmer l'IDM) puis, plus tardivement, généralement à la 24e heure, mais parfois très précocement (6e heure), apparaît l'onde Q de nécrose. Cette onde persiste définitivement sur l'ECG d'un patient ayant fait un IDM.

Doc. 11 Comparaison d'un ECG normal et d'un ECG d'un IDM

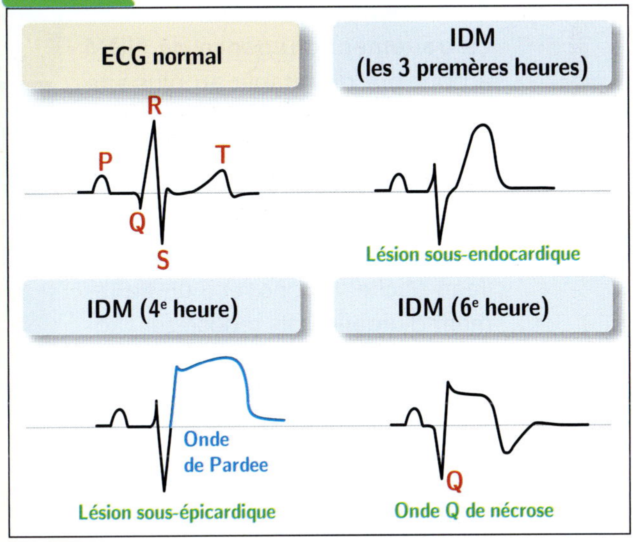

Doc. 12 Bilan sanguin d'un patient ayant déclenché un IDM

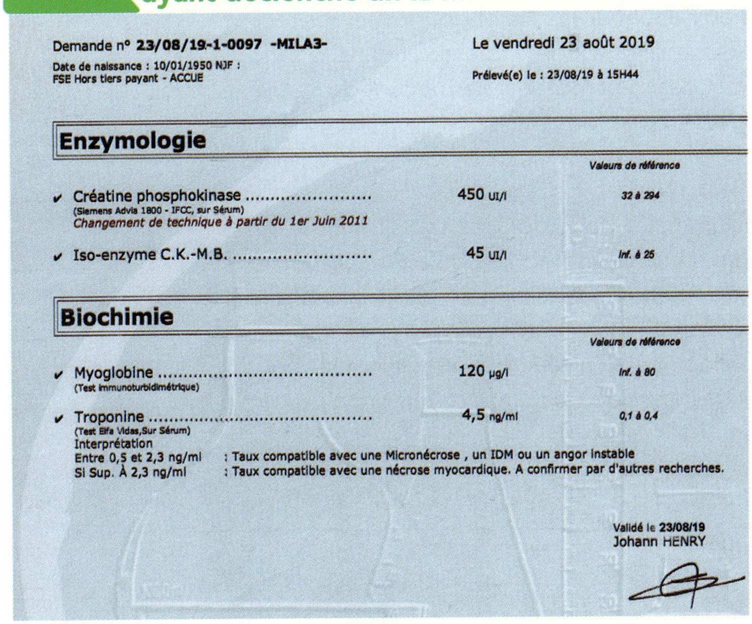

Demande n° **23/08/19-1-0097 -MILA3-** Le vendredi 23 août 2019

Date de naissance : 10/01/1950 NJF :
FSE Hors tiers payant - ACCUE

Prélevé(e) le : 23/08/19 à 15H44

Enzymologie

		Valeurs de référence
✔ Créatine phosphokinase .... (Siemens Advia 1800 - IFCC, sur Sérum) *Changement de technique à partir du 1er Juin 2011*	450 UI/l	*32 à 294*
✔ Iso-enzyme C.K.-M.B.	45 UI/l	*Inf. à 25*

Biochimie

		Valeurs de référence
✔ Myoglobine .... (Test immunoturbidimétrique)	120 µg/l	*Inf. à 80*
✔ Troponine .... (Test Elfa Vidas,Sur Sérum)	4,5 ng/ml	*0,1 à 0,4*

Interprétation
Entre 0,5 et 2,3 ng/ml : Taux compatible avec une Micronécrose , un IDM ou un angor instable
Si Sup. À 2,3 ng/ml : Taux compatible avec une nécrose myocardique. A confirmer par d'autres recherches.

Validé le **23/08/19**
Johann HENRY

Intérêt du dosage des enzymes cardiaques dans le diagnostic de l'IDM

Les enzymes cardiaques, la troponine T et la créatine phosphokinase (CPK-MB), se localisent uniquement dans les cellules musculaires cardiaques. Elles sont libérées dans le sang d'un individu lors d'un IDM et traduisent une nécrose du myocarde.

Leur dosage chez Jean-Michel permet de poser le diagnostic biologique de certitude de l'IDM, en urgence, puis de suivre son évolution : la libération de ces enzymes commence rapidement entre 2 h et 8 h après le début de l'IDM. La quantité d'enzymes libérées révèle l'importance de l'IDM et l'étendue de la nécrose **(Doc.12)**.

La présence d'une concentration de CPK-MB élevée dans le sang de Jean-Michel indique que l'infarctus est récent, la présence de troponine T, enzymes cardiospécifiques, permet de poser le diagnostic de certitude de l'IDM.

1. Comment expliquer la présence d'enzymes cardiaques dans le sang ?
2. À partir de quelle concentration en enzyme dans le sang peut-on poser le diagnostic de certitude de l'IDM ?
3. Quel est l'intérêt de doser la CPK-MB ?

L'angioplastie transluminale
https://youtu.be/v59xXDsAAdE (0'55)

3 Expliquer les rôles des différents traitements possibles

Traitements médicamenteux

Le traitement d'urgence de l'IDM a pour but de rétablir au plus vite la circulation sanguine dans l'artère coronaire pour limiter l'anoxie et la nécrose du myocarde. La nécrose du myocarde entraîne une perte de la fonction contractile irréversible.

Jean-Michel a donc reçu un traitement d'urgence qui repose sur l'administration : d'un médicament ayant pour but de dissoudre le caillot sanguin (= thrombolytique), d'aspirine ou d'héparine pour empêcher l'agglutination des plaquettes (= antiagrégants) et la formation de caillots sanguins dans l'artère coronaire lésée, et de la trinitrine (= vasodilatateur) dans le but d'augmenter le calibre de l'artère afin de favoriser le flux sanguin. Les traitements médicamenteux ne permettent pas toujours de restaurer un flux sanguin suffisant. Dans le cas de Jean-Michel, un traitement chirurgical est alors réalisé en urgence.

D'autres traitements sont ensuite prescrits au patient après l'IDM pour éviter les récidives : un médicament ayant pour but de baisser le taux de cholestérol dans le sang (= hypocholestérolémiant), un antiagrégant et des médicaments permettant de stabiliser le rythme cardiaque et la tension artérielle (= bétabloquants).

Doc. 13 Coronarographie montrant la mise en place d'un stent

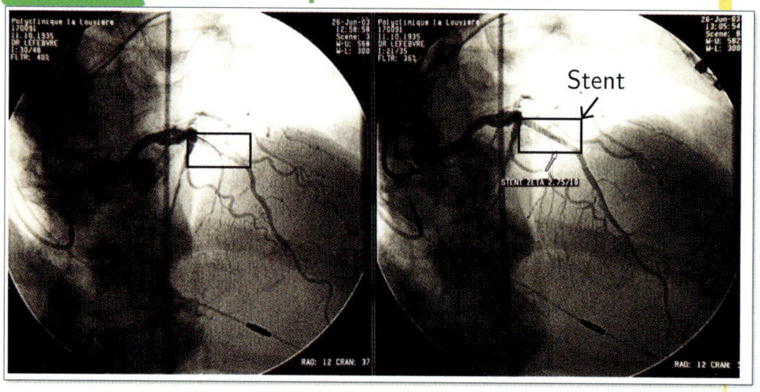

Traitements chirurgicaux

Jean-Michel a subi une angioplastie transluminale. L'angioplastie transluminale est une technique de chirurgie réalisée au cours d'une radiographie de l'artère coronaire (= coronarographie ; **doc. 13**). Elle permet de rétablir le flux sanguin en élargissant le diamètre de l'artère à l'endroit du rétrécissement. Elle consiste à amener, par l'intérieur de l'artère, un ballonnet gonflable qui sera déployé au niveau du rétrécissement pour écraser la plaque d'athérome. Le ballonnet est introduit par l'artère fémorale ou par l'artère radiale.

Doc. 14 Principe de l'angioplastie transluminale

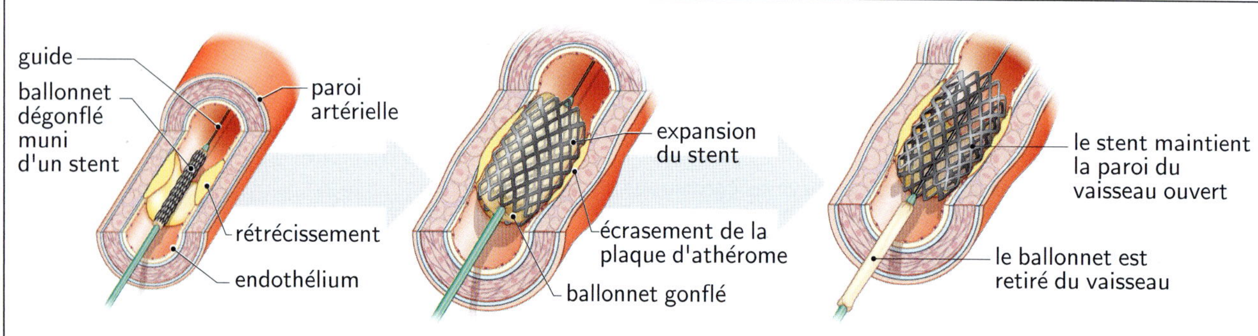

Une **endoprothèse ou stent**, qui est un entrecroisement de fils métalliques (= treillis), peut être placé dans la lumière de l'artère pour maintenir le vaisseau ouvert (Doc. 14). L'angioplastie transluminale connait un taux de succès de plus de 85 %, mais parfois celle-ci n'est pas suffisante pour rétablir une circulation normale : dans ce cas, un pontage est réalisé.

Le **pontage** permet d'établir une dérivation afin de permettre la circulation du sang au-delà de l'obstruction.

Dans certains cas, un double pontage, voire un triple pontage ou plus sont pratiqués (Doc.15).

Le défibrillateur a une double fonction : il permet d'analyser le rythme cardiaque d'une personne pour ensuite, éventuellement, faire repartir l'activité du cœur. Lors d'un IDM, les battements du cœur peuvent devenir anarchiques : on parle de fibrillation ventriculaire. Un choc électrique externe (= une défibrillation) peut permettre au cœur de revenir à des battements plus réguliers, en dépolarisant toutes les cellules myocardiques en même temps afin qu'elles se contractent ensuite au même rythme (Doc. 16).

Doc. 15 Triple pontage

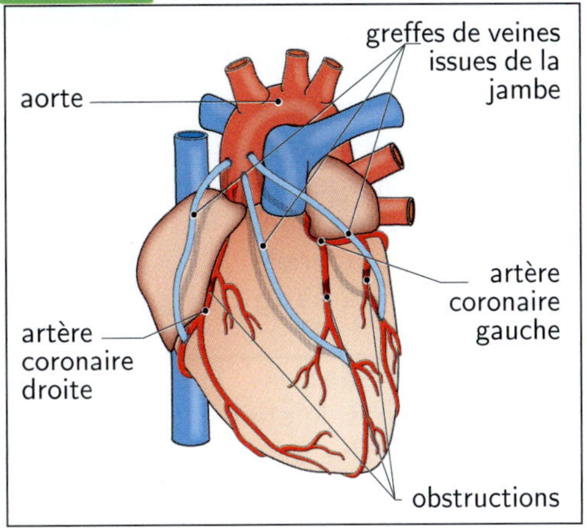

Doc. 16 Le défibrillateur

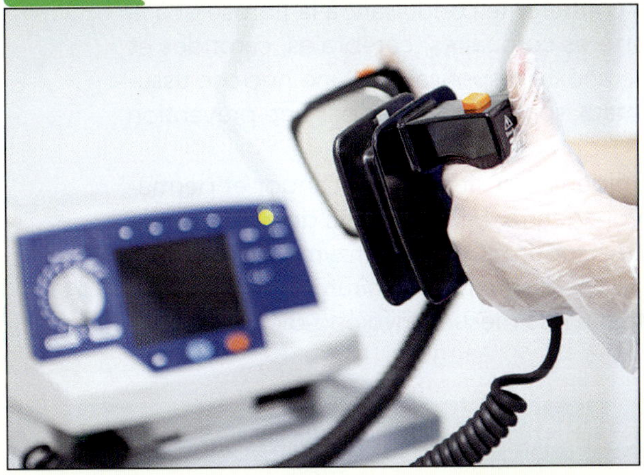

Suppression ou réduction des facteurs modifiables

Jean-Michel est fumeur depuis l'âge de 17 ans et apprécie les bons repas sans être en surpoids. Il présente un taux de cholestérol élevé. Il devra suivre des conseils hygiéno-diététiques après son IDM de façon à empêcher la formation de l'athérosclérose coronaire et ainsi prévenir le risque de récidive : diminuer l'apport en graisses d'origine animale (diminution du taux de cholestérol), limiter sa consommation d'alcool, arrêter le tabac (qui multiplie par quatre les risques d'athérosclérose), pratiquer une activité sportive (Doc. 17).

Doc. 17 Prévention de l'athérosclérose

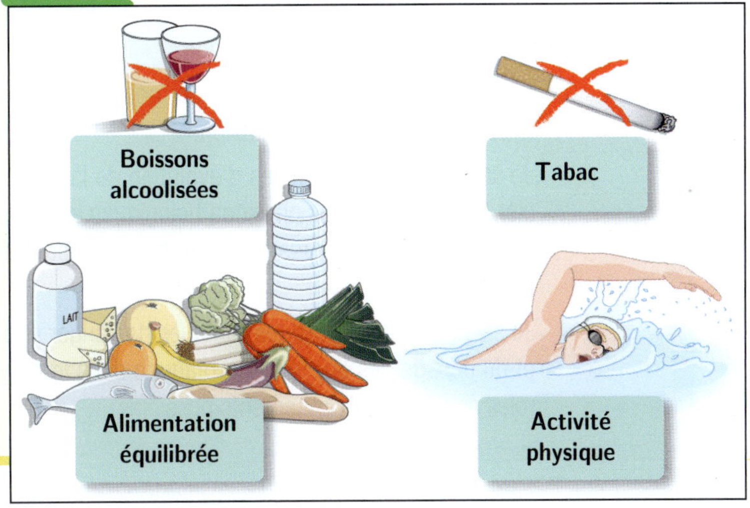

1. Quels traitements permettent de rétablir, en urgence, la circulation sanguine dans le myocarde ?
2. Comment se déroule une angioplastie transluminale coronaire ?
3. Dans quel cas un pontage est-il réalisé ?
4. Quel est l'intérêt du défibrillateur dans le cas d'un IDM ?
5. Quels sont les conseils hygiéno-diététiques à prescrire dans le cas d'un IDM ?

Essentiel

Les étapes de l'athérosclérose

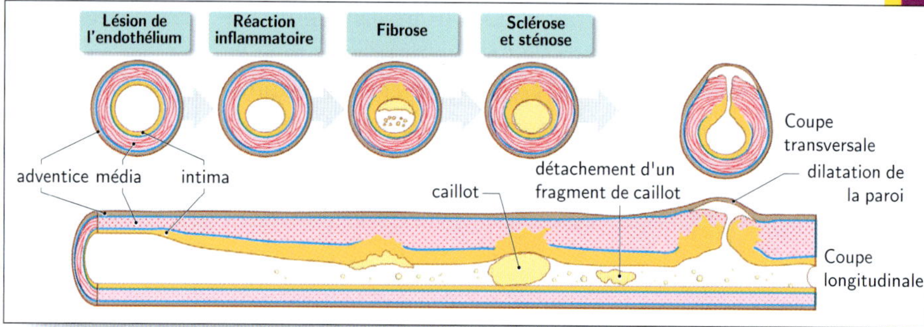

● **L'appareil circulatoire** est composé des vaisseaux sanguins et du cœur. La circulation pulmonaire, entre le cœur et les poumons, permet au sang de se recharger en O_2. La circulation systémique, entre le cœur et les organes, permet l'apport de sang hématosé aux tissus.

● **La tension artérielle** s'exprime par deux chiffres : le premier (ex. : 13) est la pression systolique, le second (ex. : 8) est la pression diastolique. Une tension normale est de 13.8 cm Hg. Dans le cas d'une tension chronique supérieure ou égale à 14.9 on parle d'hypertension, en dessous de la valeur normale on parle d'hypotension.

● **La paroi des artères et des veines** est composée d'une intima, d'une média et d'une adventice. Les capillaires ne sont constitués que d'une intima. Les artères ont une paroi épaisse riche en fibres élastiques puis en fibres musculaires afin d'assurer la circulation du sang sous haute pression du cœur vers les organes. Les capillaires sont constitués d'une seule couche de cellules afin de permettre les échanges. Les veines ont une paroi moins épaisse mais une lumière plus grande afin d'assurer le retour du sang sous basse pression des organes vers le cœur.

● **L'athérosclérose** est une maladie dégénérative de la paroi des grosses et des moyennes artères qui se caractérise par la formation de plaques d'athérome conduisant à la fibrose et à la sclérose de l'artère. Elle affecte principalement les artères coronaires, cérébrales, carotides et fémorales. Elle peut conduire à une hypoxie ou à une anoxie responsable d'une nécrose tissulaire. Les facteurs pathologiques et/ou comportementaux sont modifiables par une prévention primaire et secondaire.

● **L'angor et l'IDM** sont deux cardiopathies ischémiques, transitoire pour l'angor et permanente pour l'IDM, résultant d'une athérosclérose coronarienne. Le diagnostic de certitude de l'IDM est posé par la présence d'une onde de Pardee sur un ECG et d'enzymes cardiaques dans le sang. Les traitements de l'IDM reposent sur les médicaments, la chirurgie (angioplastie transluminale et pontage), l'utilisation d'un défibrillateur et les mesures hygiéno-diététiques.

Je fais le point

- Je suis capable de schématiser le système circulatoire.
- Je sais comparer la structure des parois des artères, des veines et des capillaires et établir un lien avec leur fonction.
- Je peux présenter la méthode de mesure de la tension artérielle et repérer une hypotension ou une hypertension.
- Je sais identifier les phases d'évolution de la pathogénie de l'athérosclérose, associer les conséquences physiopathologiques au vaisseau atteint et à l'importance de l'obstruction, repérer les facteurs de pathogénicité et en déduire des mesures de prévention.
- Je sais comparer les signes cliniques de l'angor et de l'IDM, relever l'intérêt de l'ECG et du dosage des enzymes cardiaques dans le diagnostic de l'IDM et expliquer les rôles des différents traitements possibles.

Exercices

Exercice 1 QCM

Pour chaque question, donner la ou les réponses qui vous paraissent exactes.

1 La circulation :

- ❍ **a.** du sang dans les artères s'effectue à basse pression.
- ❍ **b.** dans les veines se réalise toujours du cœur vers les organes.
- ❍ **c.** dans les capillaires est à forte pression.
- ❍ **d.** dans les artères véhicule toujours du sang hématosé.
- ❍ **e.** dans les capillaires permet les échanges dans les organes.

2 La paroi des :

- ❍ **a.** capillaires est composée de trois tuniques.
- ❍ **b.** des artères près du cœur renferment de nombreuses fibres élastiques.
- ❍ **c.** veines situées au-dessus du cœur renferme des valvules.
- ❍ **d.** artères renferme une intima, une média et une adventice.
- ❍ **e.** veines ne possède qu'une seule limitante élastique.

3 L'athérosclérose :

- ❍ **a.** affecte la paroi des grosses et des moyennes veines.
- ❍ **b.** est un processus qui se met en place sur quelques semaines.
- ❍ **c.** peut entraîner une obstruction totale d'une artère coronaire.
- ❍ **d.** peut avoir comme conséquence un angor.
- ❍ **e.** est liée à des facteurs comme une alimentation riche en graisse, le tabagisme ou une hypertension artérielle.

4 L'angor :

- ❍ **a.** résulte d'une ischémie permanente d'une artère coronaire.
- ❍ **b.** cesse au repos.
- ❍ **c.** est la conséquence de l'athérosclérose.
- ❍ **d.** est confirmé par une anomalie sur l'ECG.
- ❍ **e.** entraîne une nécrose du myocarde.

5 L'IDM :

- ❍ **a.** résulte d'une ischémie permanente d'une artère fémorale.
- ❍ **b.** est confirmé par la présence d'enzymes cardiaques dans le sang.
- ❍ **c.** peut être traité par l'angioplastie transluminale qui se déroule toujours au cours d'une coronarographie.
- ❍ **d.** entraîne une douleur violente constrictive qui cède à l'administration d'un vasodilatateur.
- ❍ **e.** se déclenche toujours à l'effort, contrairement à l'angor qui apparaît au repos.

Exercice 2 Terminologie

1 Donner la définition correspondant à chaque terme.

a. Athérosclérose.
b. Ischémie.
c. Angioplastie transluminale.
d. Hypertension artérielle.

2 Donner le terme correspondant à chaque définition.

a. Augmentation du taux de cholestérol sanguin.
b. Augmentation du calibre d'un vaisseau.
c. Formation d'un caillot dans un vaisseau.
d. Mort tissulaire.

Exercice 3 Le système circulatoire et les vaisseaux

1. Réaliser un schéma annoté de la circulation. Ce schéma devra comporter : les cavités cardiaques, la circulation pulmonaire, la circulation entéro-hépatique, la circulation rénale, la circulation abdominale et des membres inférieurs.
2. Sur ce schéma, flécher le sens de circulation du sang en utilisant les couleurs conventionnelles et indiquer leur signification.

Le **document 1** illustre une artère et une veine.

3. Donner le nom des éléments du **document 1** repérés par les **numéros 1** à **4**.
4. Donner le rôle du **numéro 4**.
5. Le **document 2** est une observation microscopique d'une coupe d'artère et de veine. Annoter ce document.

Doc.1 Représentation schématique de l'histologie d'une artère et d'une veine

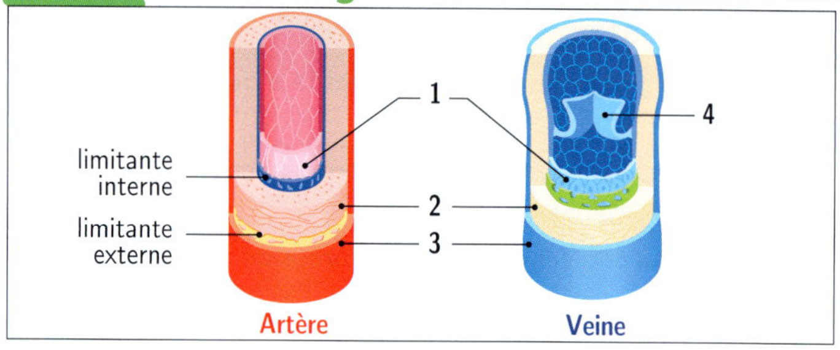

Doc.2 Observation microscopique d'une coupe d'artère et de veine

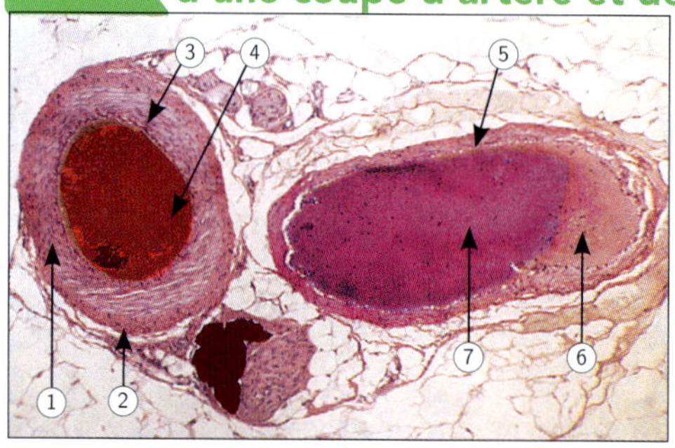

Exercice 4 La mesure de la tension artérielle

La tension artérielle d'un sujet adulte est de 13.8 cm Hg.

1. Définir la pression et la tension artérielle.
2. Donner la signification des deux valeurs indiquant la tension artérielle et préciser à quel phénomène physiologique correspond chacune d'elles.
3. À l'aide du **document 3**, expliquer la mesure de la pression artérielle.
4. Définir l'hypertension artérielle et indiquer les deux valeurs de tension à partir desquelles le diagnostic peut être posé.

Doc.3 Représentation de la mesure de la tension artérielle

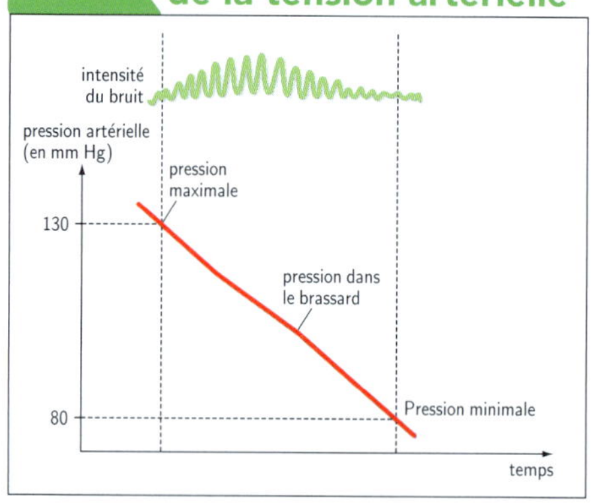

Exercice 5 Propriétés hémodynamiques des vaisseaux

Le **document 4** représente les variations de la pression sanguine des vaisseaux de l'organisme.

- Analyser le **document 4** et en déduire les caractéristiques des circulations artérielle et veineuse.

Doc.4 Variations de la pression sanguine et caractéristiques structurales des vaisseaux de l'organisme

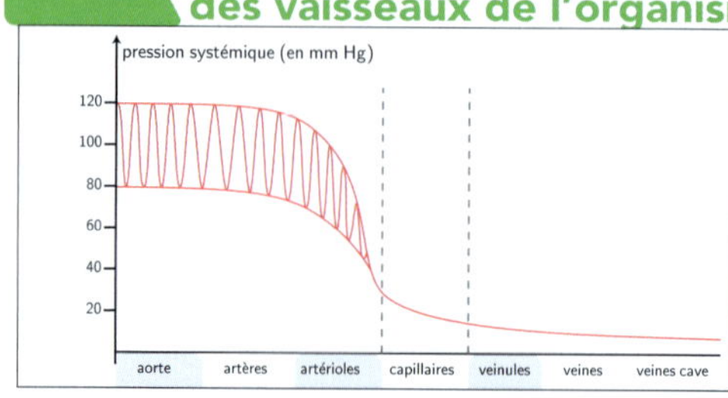

Exercice 6 Athérosclérose et angioplastie transluminale

L'athérosclérose est l'une des complications de l'obésité chez l'adulte qui évolue au cours du temps. Elle débute par la formation d'une plaque d'athérome pouvant entraîner à long terme une ischémie myocardique transitoire ou permanente.

1. Définir les deux termes soulignés dans le texte ci-dessus.
2. Expliquer les événements vasculaires ayant conduit à la formation de la plaque d'athérome.
3. Indiquer les conséquences histologiques et circulatoires (visibles sur le document 5) de la formation de la plaque d'athérome sur le vaisseau atteint et sur les tissus qu'il irrigue en utilisant les termes médicaux appropriés.
4. Nommer l'examen paraclinique permettant de détecter la plaque d'athérome par la mesure de la vitesse du flux sanguin.
5. Expliquer le principe de l'angioplastie transluminale à l'aide du document 6.

Doc.5 Formation de la plaque d'athérome

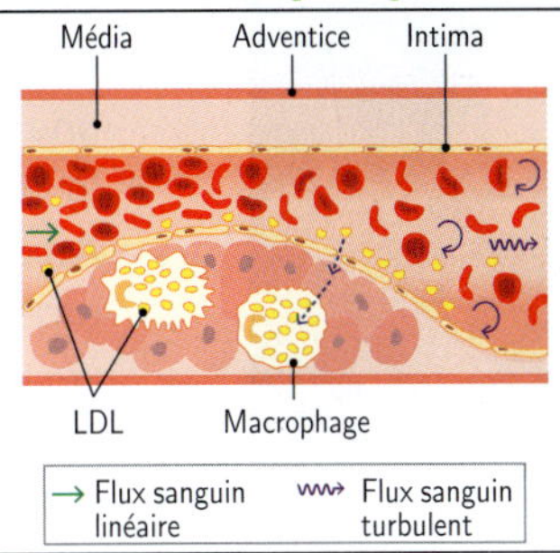

Doc.6 Étapes de l'angioplastie transluminale

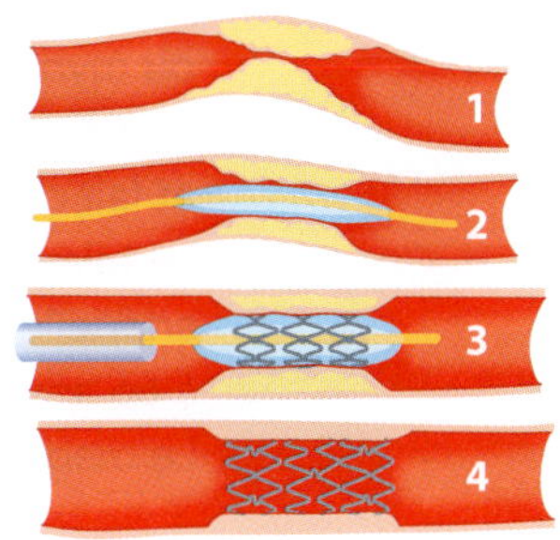

Exercice 7 La coronarographie

La coronarographie est la technique d'imagerie médicale permettant de diagnostiquer une thrombose (présence d'un caillot) au niveau des artères cardiaques. Le document 7 montre un cliché de coronarographie normale.

1. Après avoir expliqué le principe de la coronarographie, justifier la couleur noire des vaisseaux sanguins du document 7.

La flèche sur le document 7 indique le lieu de l'artère coronaire où une thrombose pourrait avoir lieu.

2. Réaliser une représentation schématique de la coronarographie dans le cas d'une présence d'une thrombose au lieu indiqué par la flèche noire.
3. Préciser, en utilisant le terme médical adapté, une pathologie associée à la thrombose d'une artère coronaire.

Doc.7 Coronarographie normale

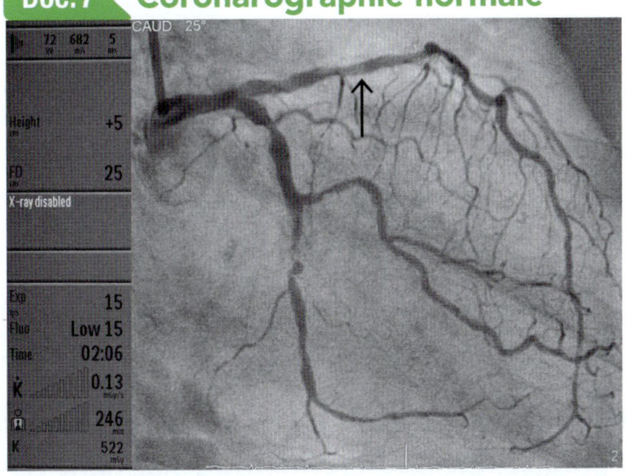

Exercice 8 Étude comparée de l'angor et de l'IDM

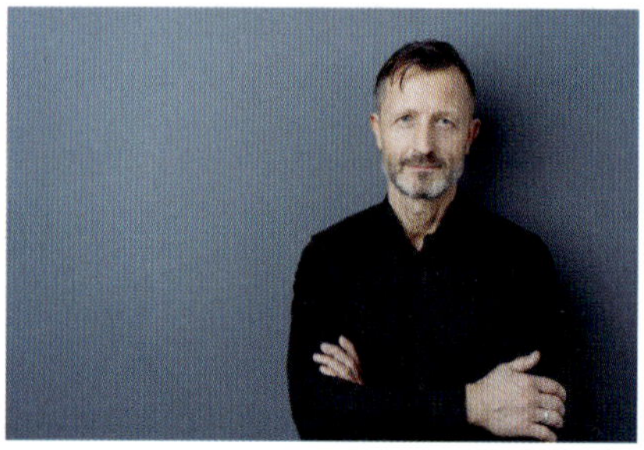

Cas clinique n° 1 Monsieur X, 62 ans, est à la retraite. Il décide de faire des travaux de jardinage. Après deux heures de travaux, il ressent subitement une douleur **rétrosternale** dite **précordiale** qui irradie dans le bras gauche, le cou et la mâchoire. Dès qu'il s'arrête, la douleur devient moins intense. Anxieux, Monsieur X appelle sa femme qui compose le 15. Le médecin urgentiste lui administre une bouffée d'un **vasodilatateur** (trinitrine et dérivés). La douleur disparaît.
Monsieur X est admis à l'hôpital où on lui fait subir plusieurs examens : un **électrocardiogramme** (ECG), un bilan dosage d'enzymes cardiaques, un bilan de la **glycémie** et un bilan lipidique. Tous les examens sont normaux ; seul le taux de « bon cholestérol » est très bas.
Quinze jours après, monsieur X subit une **scintigraphie** d'effort : le résultat montre une circulation difficile dans une artère coronaire mais pas de lésion du myocarde.
Monsieur X a fumé la pipe et le cigare de 18 à 30 ans. Il marche régulièrement et fait de la gymnastique une fois par semaine. Son alimentation est variée. Le bilan médical de monsieur X indique qu'il est traité pour **hypertension** artérielle. Son père, traité pour **diabète non insulinodépendan**t, est décédé à 66 ans à la suite d'un **infarctus**.
Le diagnostic rendu est l'angor.

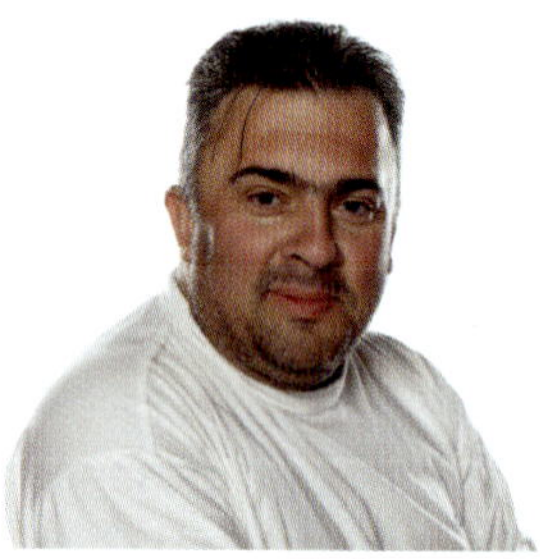

Cas clinique n° 2 Monsieur Y, 48 ans, **obèse**, est chef d'entreprise. Dans la journée, il ressent subitement une douleur thoracique, qui cesse au repos. Préoccupé par son travail, il ne juge pas bon de consulter un médecin. En fin de journée, il ressent de nouveau une douleur thoracique intense, durable, rétrosternale, oppressante, **constrictive**, irradiante dans le bras gauche, les épaules, le cou et la mâchoire, avec une sensation de mort imminente. Cette douleur est accompagnée de sueurs et de nausées suivies de vomissements. Son assistante appelle aussitôt le SAMU. Le médecin urgentiste constate que, malgré l'administration d'un vasodilatateur, la douleur reste violente. Elle se calme sous un médicament qui détruit les caillots (= thrombolytique). Le médecin lui administre un **anxiolytique**. Monsieur Y subit un ECG en urgence, montrant une onde de Pardee, des signes d'**arythmie**, d'**ischémie** et de **nécrose**. Les teneurs du sang en enzymes cardiaques sont fortement augmentées. Le bilan lipidique montre une **hypercholestérolémie** importante. La scintigraphie réalisée deux jours après l'infarctus montre une lésion du myocarde. Interrogé, Monsieur Y dit qu'il a toujours été un « gros mangeur » et apprécie la charcuterie et le fromage, qu'il ne pratique aucune activité sportive, que sa mère âgée de 70 ans est obèse et traitée pour un diabète de type II depuis 20 ans.
Le diagnostic rendu est l'infarctus du myocarde (IDM).

1. **Définir les termes en gras dans les deux cas cliniques.**
2. **Retrouver les facteurs de risque des deux patients.**
3. **Retrouver les signes paracliniques qui ont permis de poser le diagnostic de certitude de l'IDM.**
4. **Comparer, dans un tableau, les caractéristiques de l'angor et de l'IDM.**

PARTIE 5

Appareil respiratoire et échanges gazeux

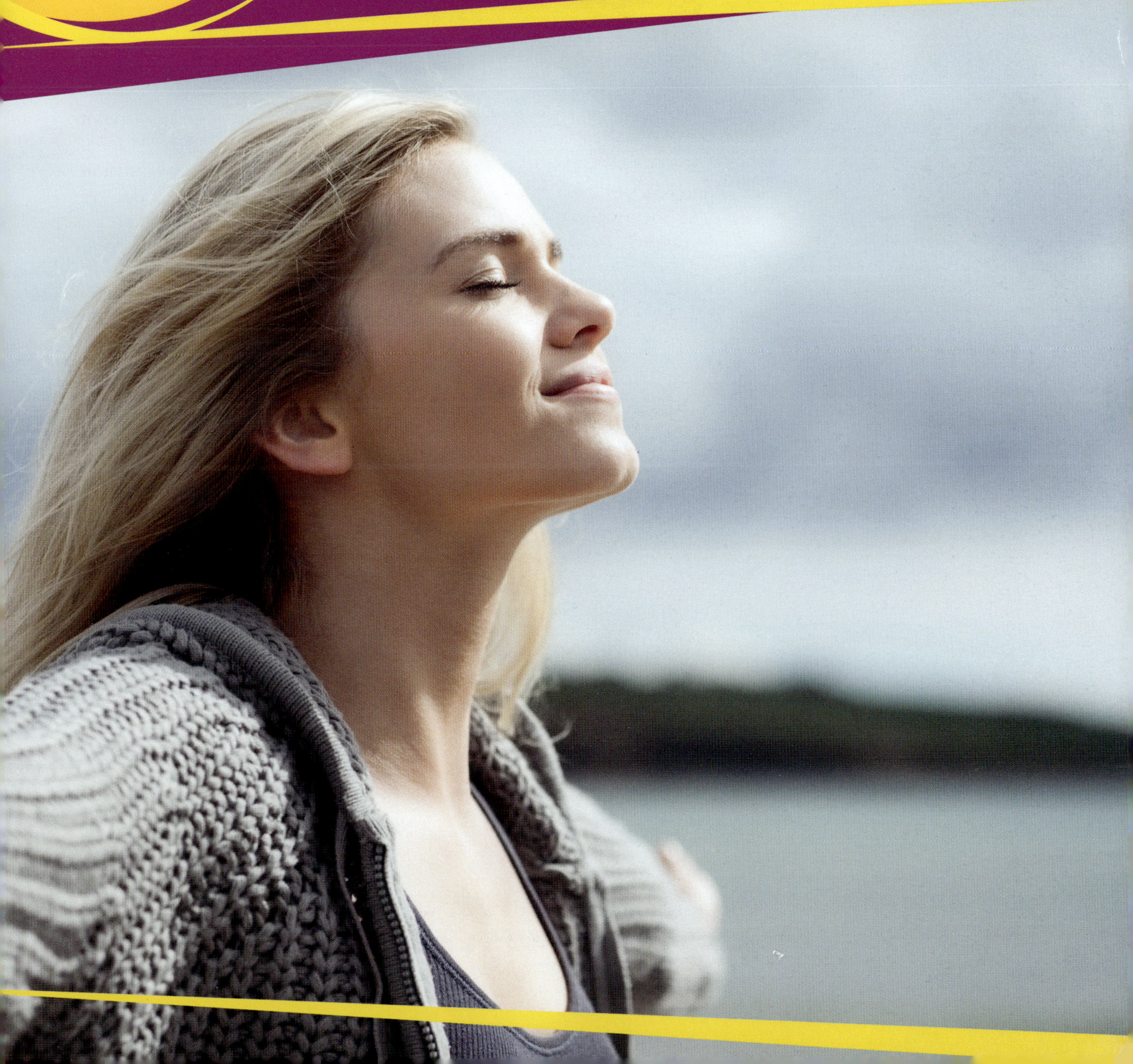

Chapitre 10

Anatomie et histologie de l'appareil respiratoire

Notions et contenus	Capacités exigibles	
Organisation de l'appareil respiratoire	• Identifier les organes de la cavité thoracique et préciser leurs relations avec l'appareil cardiovasculaire.	p. 160
Histologie de la trachée, des bronches et des bronchioles	• Relier la composition tissulaire des organes et leurs fonctions.	p. 164
	• Identifier les éléments constituant la barrière alvéolo-capillaire.	p. 166
Barrière alvéolo-capillaire	• Relier la structure de la barrière à sa fonction.	p. 166
Techniques d'exploration de l'appareil respiratoire (radiographie, fibroscopie, scanographie, spirométrie)	• Présenter la technique de spirométrie	p. 200
	• Déterminer les volumes et les capacités pulmonaires à partir d'un spirogramme.	p. 167
	• Montrer l'intérêt des différentes techniques pour le diagnostic des pathologies respiratoires.	p. 162

Un exemple de pathologie : l'asthme

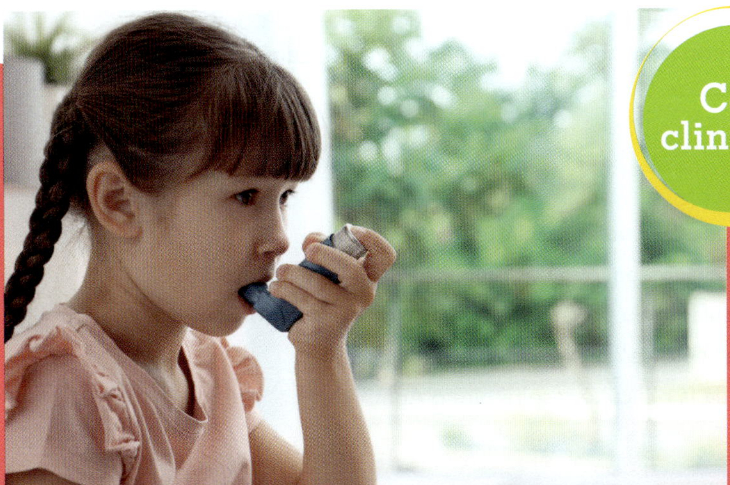

Cas clinique

Agathe, 7 ans, déclenche une crise d'asthme alors qu'elle joue avec le chat de Capucine, sa voisine. La mère de Capucine s'inquiète et prévient la mère d'Agathe, qui accourt avec le traitement de sa fille : un bronchodilatateur. Après avoir pris une bouffée de ce traitement, la fillette retrouve une respiration normale, mais semble épuisée par une toux avec expectorations. La mère d'Agathe consulte son médecin car elle trouve que les crises de sa fille sont de plus en plus intenses et fréquentes. Le médecin prescrit une spirométrie.

Activité 1

Organisation de l'appareil respiratoire

1 Identifier les organes de la cavité thoracique

Au cours de sa crise d'asthme, Agathe ressent une difficulté respiratoire et une oppression thoracique. La cage thoracique renferme certains organes de l'appareil respiratoire responsables de ces douleurs : les voies aériennes et les poumons.

Les voies aériennes ont pour rôle d'acheminer l'air jusqu'aux alvéoles pulmonaires, où se déroulent les échanges gazeux avec les capillaires sanguins. Elles sont divisées en deux parties **(Doc. 1)** :

- les voies aériennes supérieures, extra-thoraciques, qui comprennent les fosses nasales, le pharynx et le larynx, permettant le passage de l'air des narines à la trachée. Ces voies aériennes ont pour rôle de conduire l'air, de le réchauffer à 37 °C, de le filtrer pour le débarrasser des poussières et bactéries, et de l'humidifier avant son entrée dans les poumons ;
- les voies aériennes inférieures comprennent la trachée, et l'arbre bronchique, qui prend naissance dans les deux bronches souches issues de la division de la trachée et s'étend jusqu'aux alvéoles. Chaque bronche souche entre dans un poumon, se divise en plusieurs niveaux de bronches, puis de bronchioles et se termine par environ 300 millions d'alvéoles pulmonaires permettant une surface d'échange d'environ 80 m^2.

Doc. 1 Représentation de l'appareil respiratoire

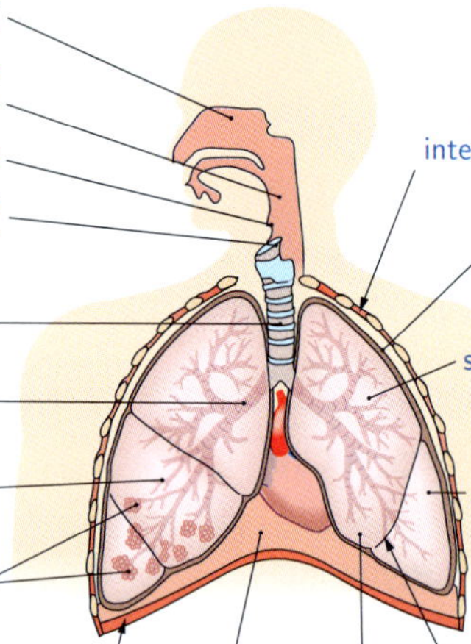

Ce sont les bronches qui subissent une modification au cours d'une crise d'asthme : leur calibre diminue, entraînant ainsi une diminution de l'apport d'air et donc de dioxygène à l'organisme.

Les deux poumons ont pour rôle d'assurer, par le mécanisme de l'inspiration et de l'expiration, l'entrée d'air dans les voies aériennes puis les échanges gazeux entre l'air et le sang au niveau des alvéoles pulmonaires. Ils comprennent les bronches, les bronchioles, les alvéoles pulmonaires et les vaisseaux pulmonaires et occupent la presque totalité de la cavité thoracique. Ils s'étendent de chaque côté du médiastin, espace central occupé par le cœur et les vaisseaux, la trachée et l'œsophage. Les poumons sont des organes spongieux et élastiques, enveloppés par une séreuse : la plèvre. Celle-ci permet aux poumons, dépourvus de muscles, de suivre les mouvements de la cage thoracique au cours de la respiration. Chaque poumon est divisé en lobes par des scissures. Le poumon gauche présente une empreinte cardiaque et possède deux lobes, le poumon droit en possède trois.

1. Quels sont les organes des voies respiratoires ?
2. Quelle est la situation anatomique des poumons dans la cavité thoracique ?
3. Quelle est la particularité du poumon gauche par rapport au poumon droit ?
4. Quel est le rôle de la plèvre ?
5. Comment s'explique la difficulté respiratoire d'Agathe ?

2 Préciser les relations avec l'appareil cardiovasculaire

Agathe présente également une augmentation de sa fréquence respiratoire (= tachypnée) et de sa fréquence cardiaque (= tachycardie). Il existe une relation entre les poumons et le cœur: les poumons présentent une double vascularisation reliée au cœur (une circulation systémique et une circulation pulmonaire).

Doc. 2 Représentation schématique de la circulation systémique

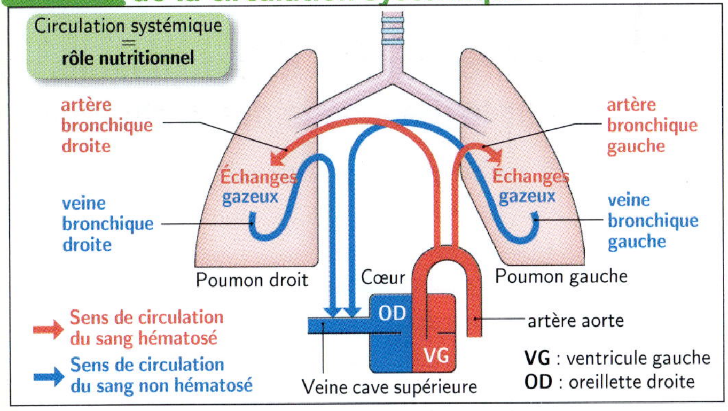

La circulation systémique ou grande circulation a un rôle nutritionnel (Doc. 2). Les poumons, comme tous les autres organes du corps, reçoivent une irrigation en sang riche en dioxygène et en nutriments. Ce sang, qualifié de sang hématosé, est transporté aux poumons par les artères bronchiques, issues de l'artère aorte. Dans les organes, le sang libère son dioxygène et se charge en dioxyde de carbone. À l'issue de ces échanges gazeux, le sang est chargé de dioxyde de carbone et de déchets. Ce sang, qualifié de non hématosé, quitte les poumons par des veines bronchiques qui se déversent dans la veine cave supérieure. Il rejoint ensuite les poumons pour être épuré de son dioxyde de carbone.

Doc. 3 Représentation schématique de la circulation pulmonaire

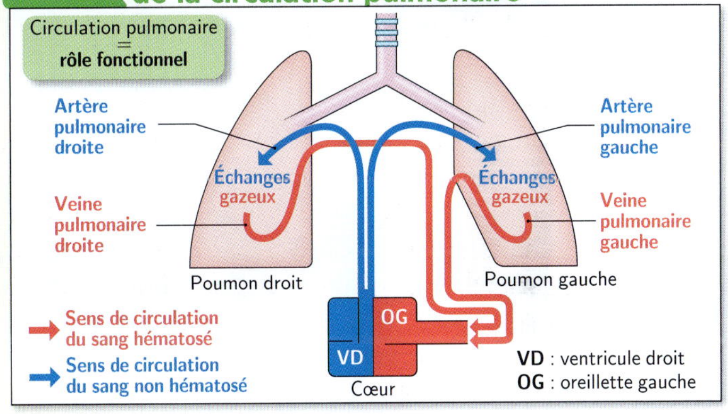

La circulation pulmonaire ou petite circulation joue un rôle fonctionnel dans les échanges gazeux (Doc. 3): elle permet au sang non hématosé provenant des organes d'être épuré de son dioxyde de carbone, de se recharger en dioxygène et de devenir du sang hématosé qui sera à nouveau transporté vers les différents organes du corps humain.

Chaque poumon reçoit du sang non hématosé par une artère pulmonaire. Chaque artère se ramifie pour former un réseau de capillaires pulmonaires autour de chaque alvéole pulmonaire. C'est à ce niveau que les échanges gazeux appelés hématose se réalisent: le sang non hématosé libère son dioxyde de carbone qui sera évacué lors de l'expiration et se recharge en dioxygène. Le sang hématosé est véhiculé par les quatre veines pulmonaires vers le cœur pour être propulsé vers les organes.

La diminution de l'arrivée du dioxygène dans le sang au cours d'une crise d'asthme entraîne une adaptation de l'organisme pour compenser ce manque. La tachypnée permet de faire entrer davantage d'air dans l'organisme et la tachycardie de transporter plus rapidement le dioxygène aux cellules.

1. Quel est le rôle de la circulation systémique? de la circulation pulmonaire?
2. Qu'est-ce que l'hématose?
3. Pourquoi les poumons possèdent-ils une double vascularisation reliée au cœur alors que les autres organes en possèdent une simple?
4. Comment s'expliquent la tachypnée et la tachycardie d'Agathe?

Techniques d'exploration de l'appareil respiratoire

1 Montrer l'intérêt des techniques radiographiques pour le diagnostic des pathologies respiratoires

La radiographie thoracique est un examen de première intention qui détecte des anomalies fonctionnelles pulmonaires. Un cliché anormal se traduit par la présence de :

- zones moins transparentes aux rayons X visualisables sous forme de zones blanches appelées opacités. Les opacités diffuses **(Doc. 4)** révèlent la présence d'un épaississement (= fibrose) du tissu pulmonaire de cause infectieuse (pneumonie, tuberculose) ou inflammatoire (bronchite chronique). Les opacités rondes (= nodules), multiples ou solitaires sont souvent le signe d'appel d'un cancer ;

Doc.4 Radiographies thoracique de profil et de face d'un sujet atteint de pneumonie

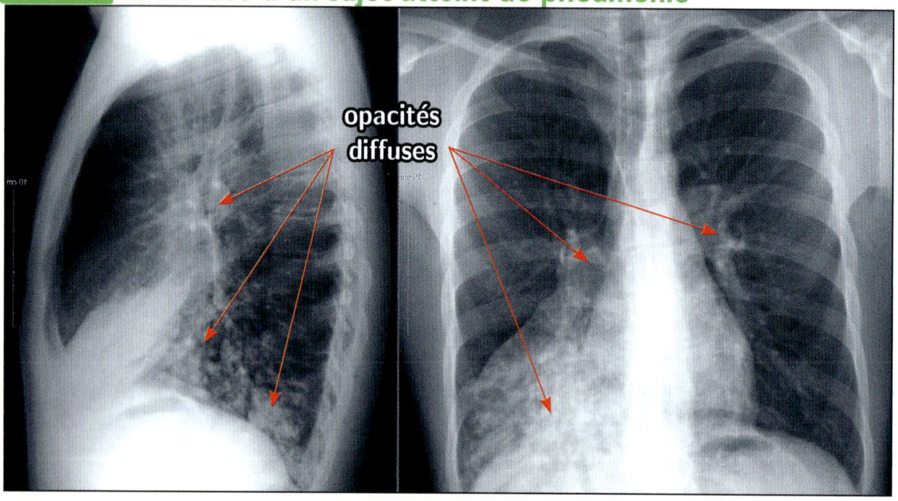

- zones plus transparentes aux rayons X visualisables sous forme de zones sombres appelées clartés. Les clartés diffuses révèlent une destruction du tissu pulmonaire (emphysème), les clartés localisées renseignent sur la présence d'un abcès du poumon, d'une caverne tuberculeuse.

La scanographie est un examen de seconde intention qui précise le diagnostic. Elle est pratiquée après une radiographie thoracique anormale **(Doc. 5)**.

Cet examen permet, par l'obtention d'images sous forme de coupes, de préciser et de confirmer le diagnostic, en ayant les caractéristiques de l'anomalie (position, étendue, densité, contours) **(Doc. 6)**.

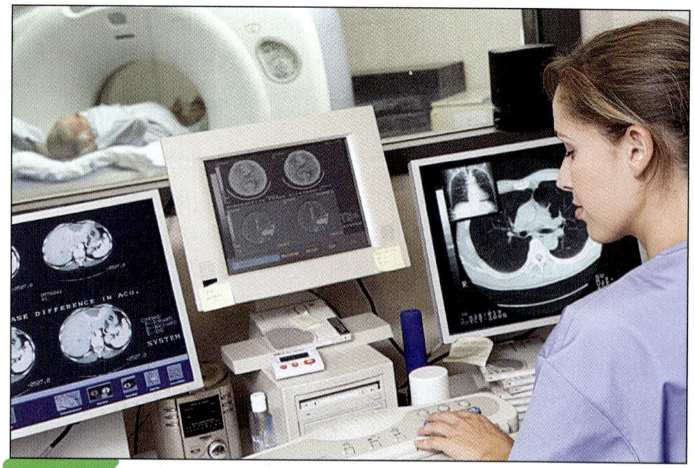

Doc.5 Réalisation d'un scanner thoracique

Doc.6 Observation d'un cancer du poumon en radiographie et en scanographie

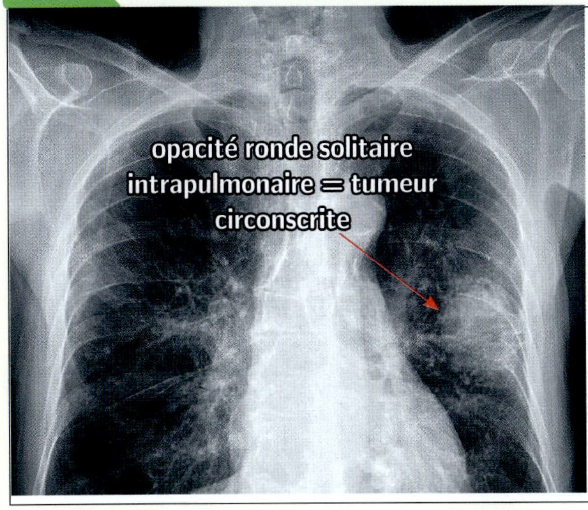

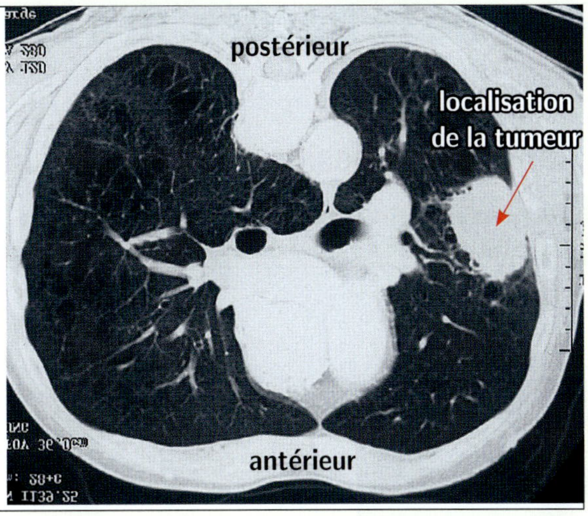

① Quels sont les deux aspects que prennent les pathologies pulmonaires sur un cliché de radiographie ou de scanographie ?

② Quels intérêts présente la scanographie par rapport à la radiographie ?

2 Montrer l'intérêt de la fibroscopie bronchique pour le diagnostic des pathologies respiratoires

Le fibroscope permet d'obtenir une image qui peut être regardée directement à travers l'optique de l'endoscope ou visualisée sur un écran **(Doc. 7)**.

La fibroscopie bronchique a un double intérêt.

D'une part, elle permet, dans un but diagnostique :

- l'observation directe des lésions endobronchiques et de leur étendue **(Doc. 8)** ;
- la réalisation de prélèvements de tissus vivants (= biopsies) à l'aide d'une pince située dans la gaine du fibroscope ; cela permet ensuite de faire une analyse microscopique en laboratoire d'anatomopathologie afin d'obtenir les renseignements sur la nature de la lésion (tumeur bénigne ou maligne) ;
- le lavage alvéolaire par injection et aspiration de liquide : l'analyse du liquide de lavage permet de connaître la nature du contenu des alvéoles (bactéries, fibres d'amiante…).

D'autre part, elle permet, dans un but thérapeutique, de pratiquer certaines interventions par voie interne comme l'ablation (= exérèse) d'une lésion ou la cautérisation d'une plaie à l'aide d'une fibre laser.

① Quel est le double intérêt de la fibroscopie bronchique ?

② Comment s'effectue une biopsie bronchique ?

③ Comment peut-on connaître la nature du contenu des alvéoles ?

Doc.7 Réalisation d'une fibroscopie bronchique

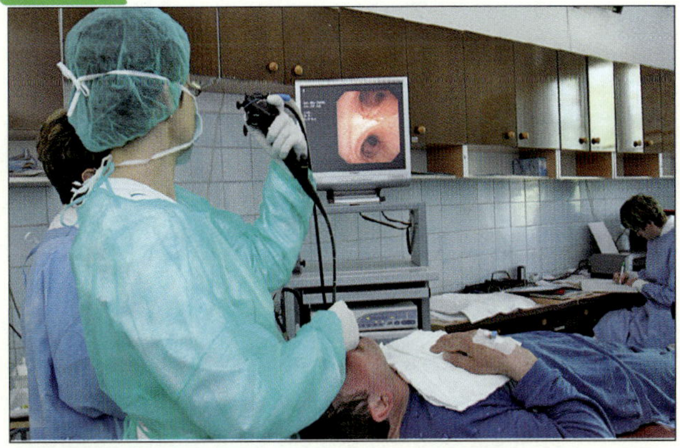

Doc.8 Observation d'une lésion bronchique

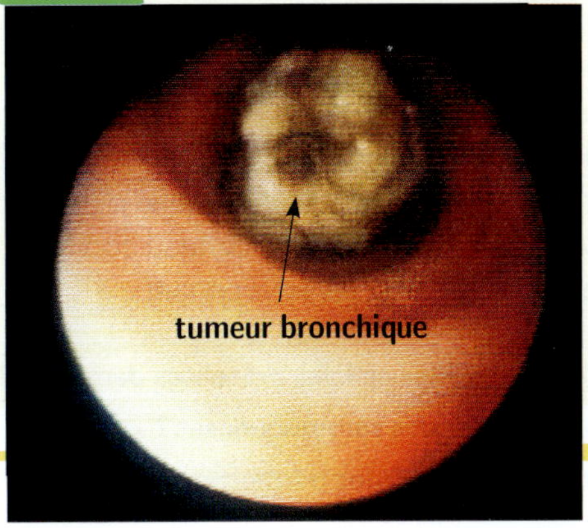

Activité 3

Histologie de la trachée, des bronches et des bronchioles

1 Relier la composition tissulaire de la trachée à ses fonctions

Doc.9 Représentations schématiques et observations microscopiques de l'histologie des voies respiratoires

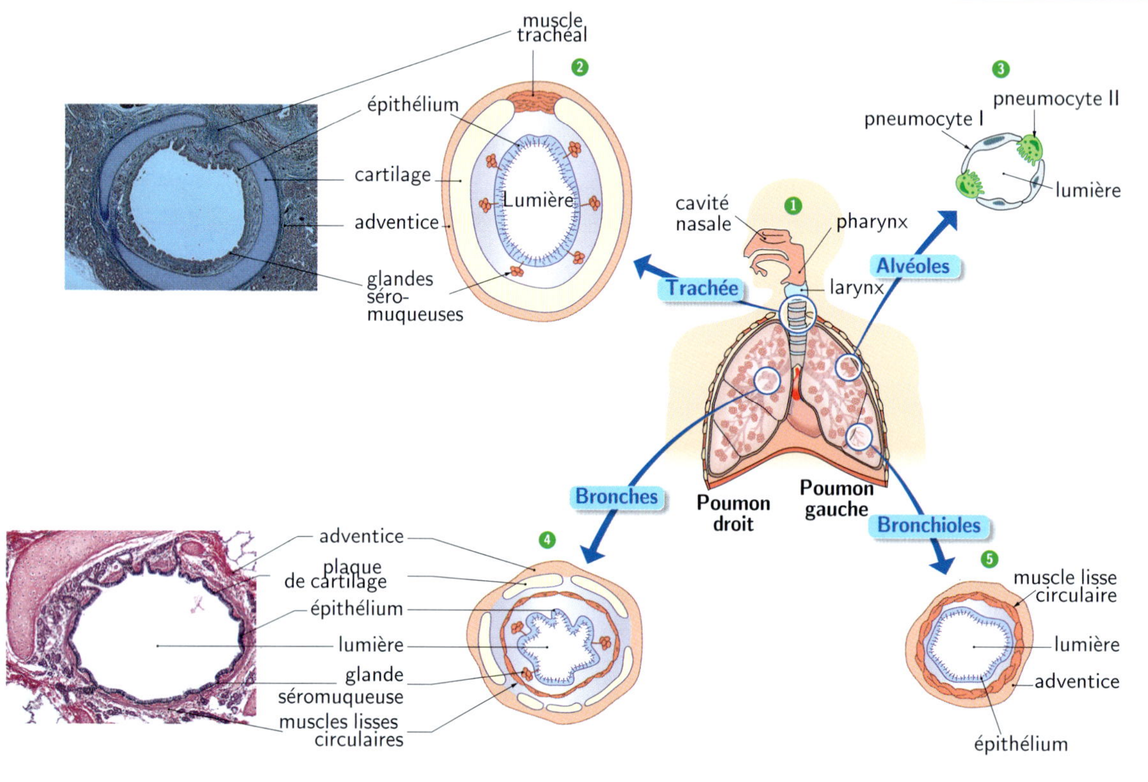

La trachée est un conduit tubulaire rigide d'environ 12 cm de long dont la paroi comprend quatre couches concentriques qui lui permettent d'assurer ses fonctions : filtration, humidification et conduction de l'air **(Doc. 9)**.

- La muqueuse est formée d'un épithélium respiratoire : épithélium pseudostratifié prismatique cilié avec des cellules caliciformes. Les cellules prismatiques portent des cils qui propulsent le mucus, sécrété par les cellules caliciformes et chargé des particules inhalées, vers le pharynx où il est dégluti. Les cils et le mucus assurent une fonction de filtration de l'air inspiré.
- La sous-muqueuse contient les glandes séromuqueuses sécrétrices également de mucus qui sera libéré à la surface de l'épithélium de la trachée (rôle dans l'humidification et la filtration de l'air). Elle renferme aussi des vaisseaux sanguins (rôle dans le réchauffement de l'air inspiré).
- La tunique moyenne est constituée d'une vingtaine d'anneaux incomplets de cartilage. Les bords libres des anneaux, en forme de fer à cheval, sont reliés par le muscle trachéal. Cette structure rend la trachée rigide et lui permet d'assurer la fonction de conduction de l'air.
- L'adventice est constituée d'un tissu conjonctif, elle assure la protection de la trachée et son adhérence aux organes environnants.

1. Quelles sont les différentes cellules présentes dans l'épithélium de la trachée ?
2. Quel est le rôle des glandes séromuqueuses ?
3. Quelles structures histologiques permettent à la trachée d'assurer sa fonction de conduction de l'air ?

2 Relier la composition tissulaire des bronches et bronchioles à leurs fonctions

Agathe présente une allergie aux chats. En caressant celui de Capucine, elle a inhalé des allergènes déposés sur les poils. Cela a entraîné une réaction immédiate au niveau de la muqueuse : la formation d'un œdème puis une production excessive de mucus par la sous-muqueuse et une diminution du calibre de ses bronches (= broncho-constriction).

Doc. 10 Évolution structure/fonction de bronches aux bronchioles

	Bronche		Bronchioles	
	Structure	**Fonction**	**Structure**	**Fonction**
Muqueuse	- Épithélium cylindrique pseudostratifié cilié - Contient moins de cellules caliciformes que la muqueuse trachéale	- Le mucus englue les particules inhalées et les cils le propulsent vers le pharynx : filtration de l'air inhalé, humidification et protection de l'organisme	- Épithélium cubique simple cilié puis disparition des cils - Présence de pneumocytes II dans les bronchioles respiratoires	- Évolution de l'épithélium pour assurer les échanges - Empêche l'affaissement des bronchioles respiratoires
Sous-muqueuse	- Présence de glandes séromuqueuses - Présence de muscles lisses circulaires	- Sécrétion de mucus -Bronchoconstriction ou bronchodilatation	- Absence de glandes séromuqueuses - Présence de muscles discontinus	- Absence de sécrétion de mucus - Bronchoconstriction ou bronchodilatation
Tunique moyenne	- Plaques discontinues et circulaires de cartilage	- Structure semi-rigide : conduction de l'air	- Absence de cartilage	- Pas d'obstacles aux échanges gazeux
Adventice	- Tissu conjonctif	- Protection externe	- Tissu conjonctif	- Protection externe

L'histologie des bronches est proche de celle de la trachée **(Doc. 10)**. Les différentes couches de la paroi ont une composition qui varie peu, mais elles présentent une diminution progressive de leur épaisseur. La présence de muscles lisses circulaires permet de faire varier le diamètre des bronches et bronchioles : il y a bronchoconstriction pendant l'expiration et bronchodilatation pendant l'inspiration.
Les modifications histologiques qui surviennent dans la division des bronches en bronchioles reflètent le changement de leur fonction : de voies de conduction, ces voies respiratoires vont devenir une zone respiratoire au niveau des extrémités des bronchioles.

1. Pourquoi est-il important que le cartilage disparaisse progressivement dans l'arbre bronchique ?
2. En quoi les modifications histologiques des bronches aux bronchioles sont-elles un exemple de relation structure/fonction ?
3. Comment expliquer la diminution du calibre des bronches d'Agathe au cours d'une crise ?
4. Quelle est la conséquence d'une hypersécrétion de mucus sur la respiration d'Agathe ?

Activité 4

La barrière alvéolocapillaire

1 Identifier les éléments constituant la barrière alvéolo-capillaire

La barrière alvéolocapillaire est composée de deux éléments majeurs : la paroi des alvéoles pulmonaires et celle des capillaires sanguins.

Les alvéoles, au nombre de 300 millions par poumon, sont composées de deux types de cellules **(Doc. 11)** :
- les pneumocytes I : cellules qui forment la paroi de l'alvéole ;
- les pneumocytes II : cellules disséminées entre les pneumocytes I qui sécrètent le surfactant. Le surfactant tapisse la surface interne des alvéoles et empêche leur affaissement en les maintenant ouvertes. Des macrophages, présents dans la lumière de l'alvéole, phagocytent les débris inhalés (particules, bactéries). Les alvéoles sont couvertes de capillaires sanguins.

Les capillaires sanguins sont composés de cellules endothéliales. La zone de contact entre une alvéole et un capillaire forme une surface d'échange appelée barrière alvéolo-capillaire.

La barrière alvéolo-capillaire, de l'alvéole au capillaire, comprend : un film de surfactant, une cellule alvéolaire de type pneumocyte I, la fusion des lames basales du pneumocyte I et de la cellule endothéliale et une cellule endothéliale du capillaire sanguin.

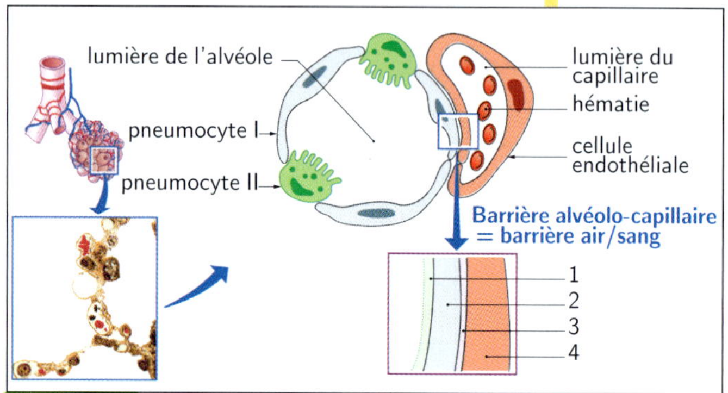

Doc. 11 Observation microscopique de la structure d'une cellule

① Quelles cellules forment l'épithélium des alvéoles ? des capillaires ?

② Pourquoi la barrière alvéolo-capillaire est-elle qualifiée de barrière air/sang ?

③ Quelles structures entrent dans la composition de la barrière alvéolo-capillaire ? Associer chaque structure à une annotation du **doc. 11**.

2 Relier la structure de la barrière à sa fonction

La barrière alvéolo-capillaire représente l'unité fonctionnelle respiratoire.

Elle est caractérisée par une grande surface et une faible épaisseur. Le sang y circule à faible vitesse. Ces paramètres lui confèrent une structure adaptée à sa fonction d'échange de gaz **(Doc. 12)**.

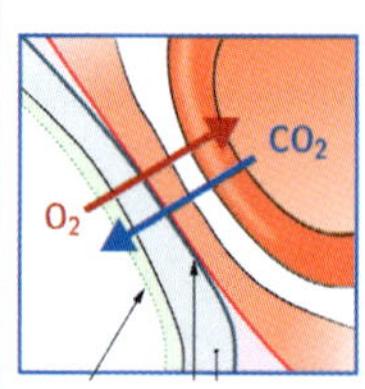

- Nombre d'alvéoles : 300 millions/poumon.
- Épaisseur de la barrière alvéolo-capillaire : 0,1 à 0,4 µm.
- Surface de contact air-sang par poumon : 80 m^2.
- Vitesse de circulation du sang au niveau des capillaires alvéolaires : 1 mm·s^{-1}.
- Vitesse de circulation du sang dans l'artère aorte : 30 cm·s^{-1}.

Doc. 12 Données relatives à la barrière alvéolocapillaire

① Quels sont les deux gaz échangés au travers de la barrière alvéolo-capillaire ?

② En quoi l'épaisseur de la barrière et la vitesse de circulation du sang sont deux paramètres importants pour les échanges gazeux ?

③ Quelle relation structure/fonction existe-t-il pour la barrière alvéolo-capillaire ?

Fiche pathologie

L'asthme

1 Définition

L'asthme est une maladie inflammatoire des bronches. La muqueuse bronchique présente une inflammation chronique : elle est hypersensible à des allergènes et des facteurs irritants.

2 Signes cliniques et facteurs de risques

L'inhalation d'un allergène déclenche une réaction brutale et intense : formation d'un œdème, production excessive de mucus et contraction des muscles lisses. Ces trois mécanismes physiopathologiques, réduisent le diamètre de la lumière des bronches et sont à l'origine de l'obstruction bronchique. La respiration devient difficile (= dyspnée) et sifflante, surtout au cours de l'expiration, d'où la sensation d'oppression thoracique. L'organisme compense le manque d'apport de dioxygène dans le sang (= hypoxémie), qui se traduit par un bleuissement (= cyanose) de la peau et des muqueuses, en augmentant la fréquence respiratoire (= tachypnée) et la fréquence cardiaque (= tachycardie). Le mucus produit en excès est éliminé par une toux avec expectorations (= crachats). L'inhalation d'un bronchodilatateur permet de détendre les muscles bronchiques, d'augmenter la lumière des bronches et de retrouver une respiration normale (= eupnée). Entre les crises, la respiration est normale.

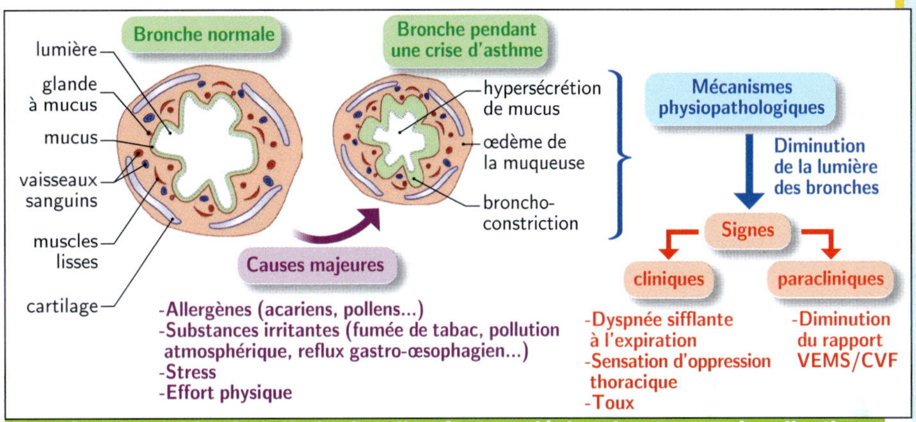

Conséquences physiopathologies d'un facteur déclenchant une crise d'asthme

3 Signes paracliniques de l'asthme

La spirométrie permet d'évaluer le rapport VEMS/CVF à l'aide du spirogramme qui détermine les volumes et les capacités respiratoires d'un individu (*cf.* Fiche technique p. 200). Inférieur à 70 %, il indique un syndrome obstructif, signe caractéristique de l'asthme. Ce rapport doit revenir en cas de prise de bronchodilatateur à plus de 70 %, valeur normale présentée chez un sujet sain.

		Intermittent	Persistant léger	Persistant modéré	Persistant sévère
Signes cliniques	Crises diurnes	< 1/semaine	< 1/jour mais > 1/semaine	quotidiennes	Symptômes permanents
	Crises nocturnes	< 2/mois	> 2/mois	> 1/semaine	
Spirométrie	VEMS	normale	normale	diminue	diminue
	CVF	normale	normale	diminue	diminue
	VEMS/CVF	> 80 %	> 80 %	< 70 %	< 70 %

Classification de la gravité de l'asthme

4 Traitements

Le premier traitement de l'asthme consiste à trouver et à supprimer les facteurs déclenchants ; deux traitements sont ensuite prescrits :

- le traitement de la crise (utilisation de bronchodilatateurs inhalés à action rapide et de courte durée d'action) ;
- le traitement de fond (prise d'anti-inflammatoires et de bronchodilatateurs de longue durée d'action).

Essentiel

- **L'appareil respiratoire** se compose des voies aériennes et des poumons. Les voies aériennes s'étendent des cavités nasales aux alvéoles, et assurent la conduction de l'air, la protection de l'organisme ainsi que les échanges gazeux avec le sang au niveau de la barrière alvéolo-capillaire. Ces fonctions résultent de la modification progressive de l'histologie des voies respiratoires. Les poumons, logés dans la cage thoracique, reçoivent une double vascularisation : une vascularisation nutritionnelle, dont le rôle est d'assurer l'apport en dioxygène aux poumons et une vascularisation fonctionnelle dont le but est d'assurer les échanges gazeux entre les poumons et le sang.

L'asthme

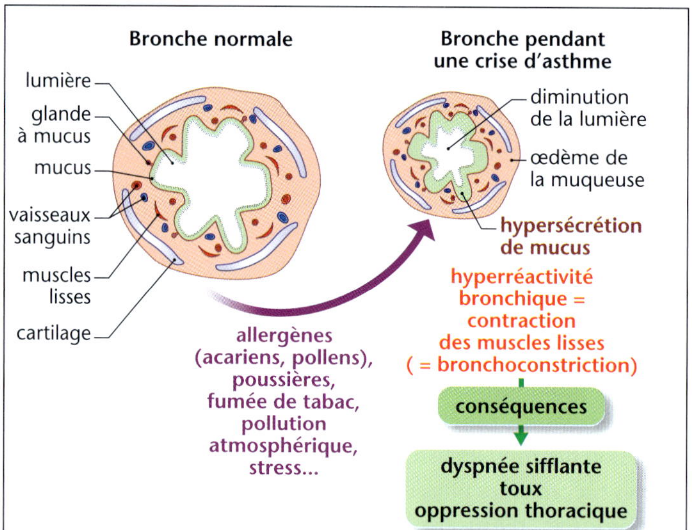

- **Les anomalies fonctionnelles pulmonaires** (cancer, emphysème, …) sont détectées à l'aide de la radiographie standard de face et de profil. La scanographie complète la radiographie en précisant la position, l'étendue, la densité, les contours de la lésion. La fibroscopie bronchique permet l'observation de la muqueuse bronchique, des gestes diagnostiques (= biopsies) ou thérapeutiques (= exérèse d'une tumeur). La spirométrie renseigne sur la fonction respiratoire et la présence d'un syndrome obstructif comme l'asthme.
- **La barrière alvéolo-capillaire** est un exemple de relation structure/fonction : une grande surface, une faible épaisseur et une vascularisation importante lui permettent d'optimiser la fonction d'échange des gaz.
- **L'asthme** est une maladie inflammatoire chronique caractérisée par une hypersensibilité des bronches à des facteurs irritants.

Je fais le point

- Je sais identifier les organes de la cavité thoracique et préciser leurs relations avec l'appareil cardiovasculaire.
- Je suis capable de relier la composition tissulaire des organes et leurs fonctions.
- Je peux identifier les éléments constituant la barrière alvéolo-capillaire et relier la structure de la barrière à sa fonction.
- Je suis capable de déterminer les volumes et les capacités pulmonaires à partir d'un spirogramme.
- Je sais expliquer l'intérêt des différentes techniques pour le diagnostic des pathologies respiratoires.
- Je sais repérer les signes cliniques de l'asthme et identifier les facteurs de risques.

Exercices

Exercice 1 QCM

Pour chaque question, donner la ou les réponses qui vous paraissent exactes.

1 L'appareil respiratoire est composé :

- ❍ **a.** des cavités nasales, de la trachée, des bronches, des bronchioles et des alvéoles.
- ❍ **b.** de la trachée qui se divise en deux bronchioles.
- ❍ **c.** des poumons, organes mous et spongieux de morphologie identique.
- ❍ **d.** des voies aériennes et des poumons.
- ❍ **e.** du cœur et des poumons.

2 Les pneumopathies sont étudiées par :

- ❍ **a.** la radiographie pulmonaire de face et de dos.
- ❍ **b.** la radiographie qui permet la visualisation d'opacités.
- ❍ **c.** la spirométrie qui renseigne sur la capacité respiratoire d'un patient.
- ❍ **d.** la fibroscopie qui permet d'observer la muqueuse jusqu'aux alvéoles.
- ❍ **e.** la scanographie qui localise précisément une tumeur bronchique.

3 Les voies respiratoires possèdent une histologie :

- ❍ **a.** identique de la trachée aux bronchioles.
- ❍ **b.** constituée d'un épithélium cilié au niveau des alvéoles pulmonaires.
- ❍ **c.** variable : des tissus adaptés à la conduction de l'air puis aux échanges gazeux.
- ❍ **d.** constituée de muscles lisses dans les bronches.
- ❍ **e.** constituée de plaques de cartilage dans les alvéoles.

4 L'asthme est une bronchopathie :

- ❍ **a.** due à l'inhalation de la fumée de tabac.
- ❍ **b.** qui provoque une gêne respiratoire.
- ❍ **c.** obstructive.
- ❍ **d.** à l'origine de crises se traduisant par des épisodes de dyspnée.
- ❍ **e.** qui nécessite un traitement de quinze jours uniquement.

5 La barrière alvéolo-capillaire :

- ❍ **a.** est composée de deux éléments : la paroi des bronches et celle des capillaires sanguins.
- ❍ **b.** est la zone où se déroulent les échanges gazeux.
- ❍ **c.** est d'une épaisseur de quelques millimètres.
- ❍ **d.** est constituée de la paroi alvéolaire et de cellules endothéliales d'un capillaire sanguin.
- ❍ **e.** subit des modifications lors d'une crise d'asthme.

Exercice 2 Terminologie

1 Donner le terme correspondant à chaque définition.

a. Toute affection (= maladie) du poumon.

b. Vascularisation pulmonaire ayant un rôle nutritionnel.

c. Cellule entrant dans la composition de la paroi alvéolaire.

d. Difficulté à respirer.

2 Donner la définition de chaque terme suivant.

a. Bronchoconstriction.

b. Radiologie.

c. Expectoration.

d. Cyanose.

Exercice 3 Organisation de l'appareil respiratoire

1. Indiquer les termes correspondant aux numéros 1 à 20 du document 1.
2. Citer les racines étymologiques utilisées pour les annotations 2, 3, 4, 6, 7, 8, 15 et 19.
3. Indiquer les annotations qui correspondent aux voies aériennes supérieures et aux voies aériennes inférieures.
4. Nommer les deux types de circulation présents au niveau des poumons. Préciser le rôle de chacun.

Doc. 1 L'appareil respiratoire

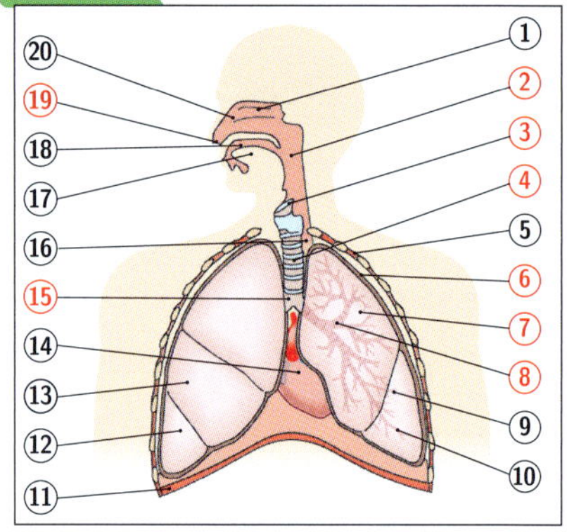

Exercice 4 Circulation systémique et circulation pulmonaire

1. Observer le document 2. Rappeler ensuite la fonction du cœur et trouver la définition d'une artère et d'une veine.
2. Indiquer la nature du sang qui circule : dans l'artère carotide puis dans la veine jugulaire ; dans l'artère puis dans la veine rénale ; dans l'artère hépatique puis dans la veine sus-hépatique.
3. Justifier l'appartenance de l'artère et de la veine bronchiques à la circulation systémique qui a un rôle nutritionnel.
4. Indiquer la particularité de l'artère et de la veine pulmonaires par rapport aux autres vaisseaux sanguins.
5. Chaque organe est relié au cœur par une artère et une veine. Nommer le(s) vaisseau(x) reliant
le cœur aux poumons.
6. Déduire de la réponse à la question 5 la particularité de la vascularisation pulmonaire par rapport à celle des autres organes.

Doc. 2 Représentation schématique des deux circulations

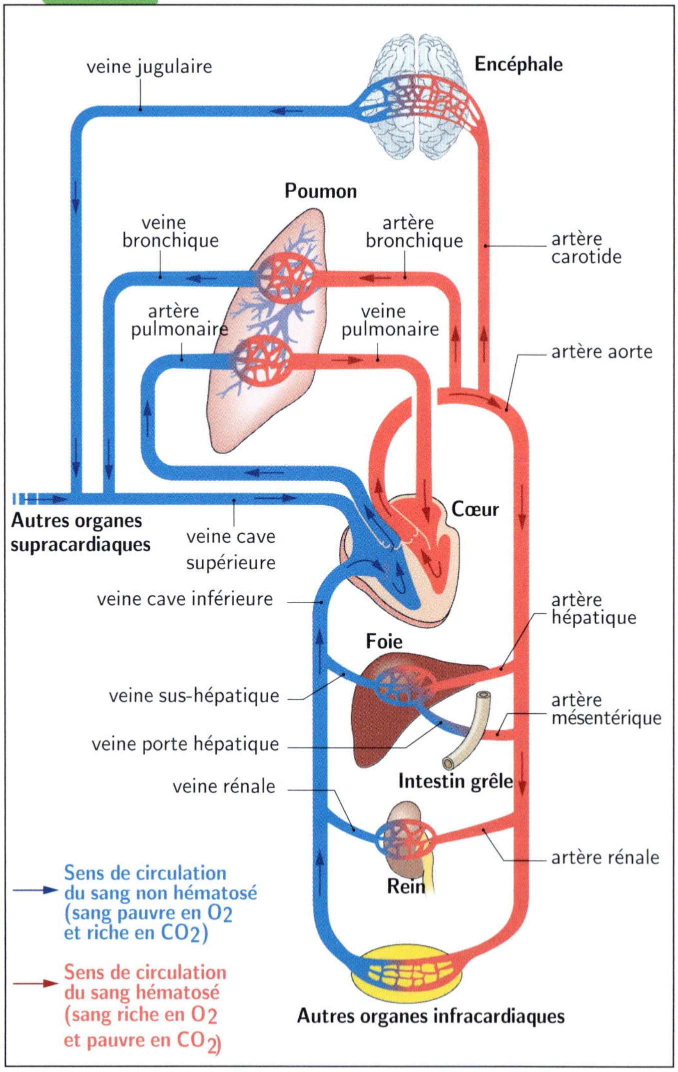

Exercice 5 Histologie des voies respiratoires

Doc. 3 Modifications histologiques des voies respiratoires

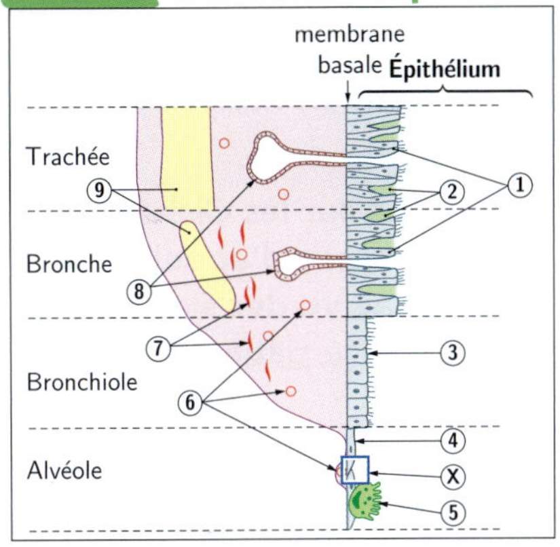

1. Indiquer les termes correspondant aux flèches du document 3 numérotées de 1 à 9.
2. À l'aide d'un tableau, comparer l'histologie de la trachée, des bronches, des bronchioles et des alvéoles. En déduire la relation existant entre leur structure et leur fonction.
3. Nommer et indiquer la fonction de la structure X.
4. Dans certaines pathologies respiratoires, les cellules ciliées disparaissent et la sécrétion de mucus devient plus importante. Expliquer les conséquences de ces modifications sur la respiration.

Exercice 6 La barrière alvéolo-capillaire

Le document 4 montre le résultat d'une observation au microscope optique du tissu pulmonaire.

1. Indiquer les numéros correspondant aux légendes suivantes : bronchioles, lumière d'une alvéole, paroi alvéolaire.
2. Réaliser un schéma simple annoté d'une alvéole et d'un capillaire sanguin et y délimiter une barrière alvéolo-capillaire.
3. Rappeler les caractéristiques de la barrière alvéolo-capillaire et faire le lien avec sa fonction (relation structure/fonction).

Doc. 4 Observation microscopique de la barrière alvéolo-capillaire

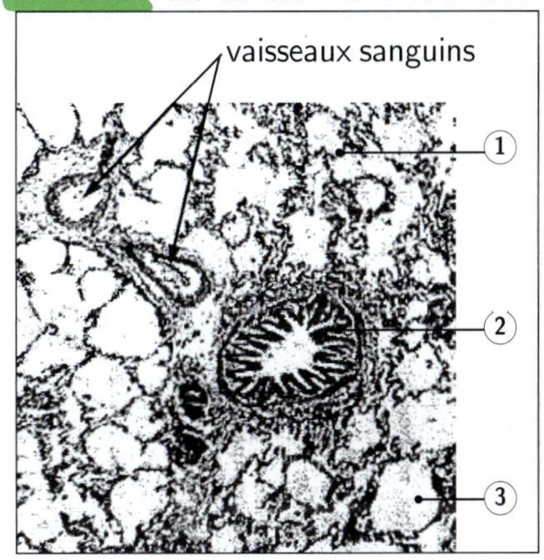

Exercice 7 Exploration de l'appareil respiratoire

Doc. 5 Résultat d'une exploration thoracique

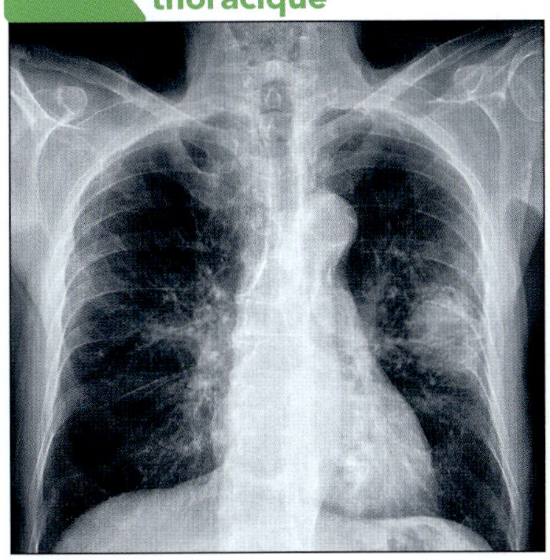

1. a. Identifier la technique utilisée. Justifier la réponse.
   b. Indiquer le principe de la technique identifiée sur le document 4.
   c. Citer son intérêt diagnostique.
2. Localiser précisément l'opacité sur le cliché. À l'aide de vos connaissances et du cliché, justifier cette opacité en sachant qu'il s'agit de la radiographie d'un sujet atteint d'un cancer bronchique.
3. Nommer la technique d'imagerie médicale qui permettrait d'obtenir des renseignements précis. Justifier la réponse.

Exercices

Exercice 8 Exploration de l'appareil respiratoire

Il y a deux mois, Mme X, retraitée âgée de 65 ans, consultait son médecin traitant pour une dyspnée à l'effort et une toux régulière. Tabagique depuis l'âge de 18 ans et fréquemment sujette à des bronchites ayant tendance à évoluer vers la chronicité, elle avait alors été surtout alertée par des épisodes d'hémoptysie et par une asthénie importante. La radiographie thoracique de Mme X, examen de première intention, a révélé une anomalie. Une scanographie thoracique, examen de seconde intention, a été réalisée à la suite de la radiographie. À l'examen des deux clichés, le médecin suspecte un cancer bronchique. Il prescrit à Mme X une fibroscopie bronchique afin de réaliser une biopsie. Il lui explique que c'est uniquement l'examen microscopique de ce prélèvement de tissu vivant, au laboratoire d'anatomopathologie, qui permettra de poser le diagnostic de certitude du cancer.

1. **Définir, à l'aide du lexique en fin d'ouvrage, les termes soulignés.**
2. **La présence d'une opacité sur les clichés de Mme X a constitué le signe d'appel d'une tumeur pour le médecin au vu des signes cliniques présentés par cette patiente. Pourquoi ?**
3. **Expliquer les intérêts de la scanographie par rapport à la radiographie.**
4. **Indiquer l'intérêt de la fibroscopie dans le cas de Mme X. À la suite de la radiographie, une scanographie puis une fibroscopie bronchique ont été réalisées. Expliquer l'intérêt de cette chronologie dans les étapes du diagnostic.**

Exercice 9 L'asthme

L'asthme est une pathologie de nature obstructive. La spirométrie permet de mettre en évidence l'aspect obstructif bronchique de l'asthme.

Les courbes du document 6 montrent l'enregistrement spirométrique d'un individu sain (B) ainsi que celui d'un individu au cours d'une crise d'asthme (A). Elles représentent le volume d'air expiré en fonction du temps lors d'une expiration forcée.

1. **Définir le terme « asthme ».**
2. **Indiquer les signes cliniques de cette pathologie et nommer les facteurs de risque.**
3. **Le VEMS est une donnée mesurable qui représente le volume expiratoire maximal par seconde. Le volume est mesuré pendant la première seconde d'expiration. La CVF est la capacité vitale forcée, qui représente le volume maximal d'air expiré lors d'une expiration forcée.**
   a. Déterminer le VEMS et la CVF pour l'individu sain (document 6).
   b. Déterminer le VEMS et la CVF pour l'individu au cours d'une crise d'asthme (document 6).

Doc. 6 Tracé spirométrique d'un sujet atteint d'asthme (A) et d'un individu sain (B)

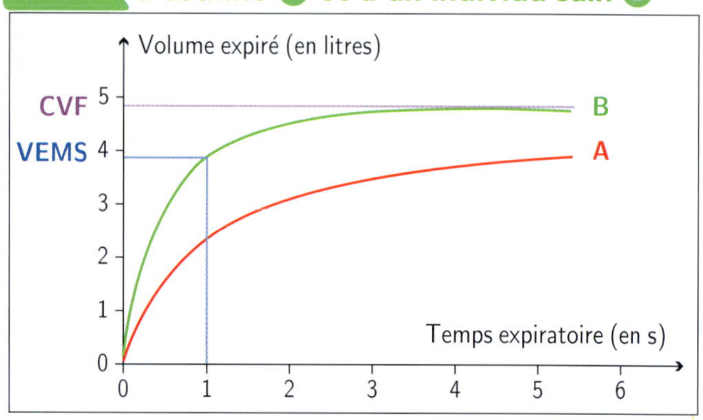

4. **Le rapport VEMS/CVF est l'indice de Tiffeneau qui permet d'évaluer la capacité respiratoire d'un individu.**
   a. Déterminer la valeur de l'indice de Tiffeneau pour l'individu sain.
   b. Déterminer la valeur de l'indice de Tiffeneau pour l'individu atteint d'asthme.
5. **Expliquer en quoi l'indice de Tiffeneau représente un paramètre intéressant dans le cadre du suivi courant d'un patient.**

Chapitre 11

Physiologie de l'appareil respiratoire

Notions et contenus	Capacités exigibles	
Nature et sens des échanges gazeux	• Justifier le sens de la diffusion des gaz : entre l'air alvéolaire et le sang ; entre le sang et les tissus.	p. 175
Transport du dioxygène dans le sang	• Citer les différentes formes de transport du dioxygène.	p. 176
	• Schématiser la structure moléculaire de l'hémoglobine et indiquer les sites de fixation du dioxygène.	p. 176
Facteurs modulant l'affinité de l'hémoglobine pour le dioxygène	• Déduire des courbes de saturation de l'hémoglobine, la quantité de dioxygène fixée au niveau des poumons et celle libérée au niveau des tissus dans différentes conditions.	p. 178
	• Interpréter l'influence du pH, du CO_2 ou de la température sur le pourcentage de saturation de l'hémoglobine.	p. 179
	• Justifier l'intérêt de ces modulations lors de l'activité musculaire.	p. 180
Transport du dioxyde de carbone	• Comparer les formes de transport du dioxyde de carbone à celles de l'oxygène.	p. 181
La respiration cellulaire (production d'énergie, mitochondrie)	• Repérer les molécules consommées et produites lors de la respiration cellulaire.	p. 181
	• Préciser la localisation du processus.	p. 181

Un exemple de comportement à risque : le tabagisme

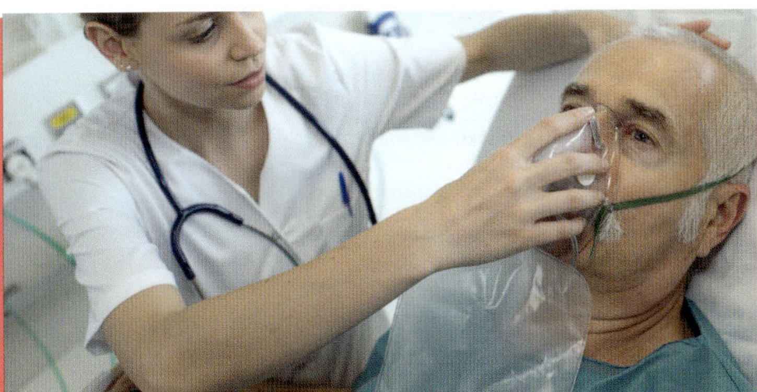

François, âgé de 68 ans, est adressé un soir aux urgences pour aggravation de sa condition respiratoire. Ses extrémités sont cyanosées et il présente une tachypnée associée à une tachycardie. Fumeur depuis l'âge de 17 ans, sa dyspnée d'effort, qui a débuté il y a 5 ans, s'est amplifiée depuis quelques mois. Elle persiste au repos lors des épisodes de surinfection bronchique. Dès son arrivée aux urgences, François est placé sous oxygénothérapie.

Activité 1

Nature et sens des échanges gazeux

1 Localiser les échanges gazeux dans l'organisme

La composition en gaz du sang qui entre dans les poumons et dans les tissus est différente de celle du sang qui en sort. Le dioxygène (= O_2) et le dioxyde de carbone (= CO_2) s'échangent à deux endroits de l'organisme : au niveau pulmonaire et au niveau tissulaire (Doc. 1). Le sang qui entre dans les poumons est le sang qui provient des organes du corps humain. Il est donc pauvre en O_2 et riche en CO_2 : on dit que ce sang est non hématosé. L'hématose qui se déroule dans les poumons permet la transformation du sang pauvre en O_2 et riche en CO_2 en sang riche en O_2 et pauvre en CO_2. Le sang qui quitte les poumons est riche en O_2 et pauvre en CO_2 : on dit que le sang est hématosé. Dans les tissus, les gaz s'échangent à nouveau : le sang hématosé libère de l'O_2, indispensable à l'activité cellulaire, et se charge en CO_2, déchet de l'activité cellulaire. À la sortie des tissus, le sang, qui est reconduit au cœur par des veines, est non hématosé.

Doc. 1 Localisation des échanges gazeux dans l'organisme

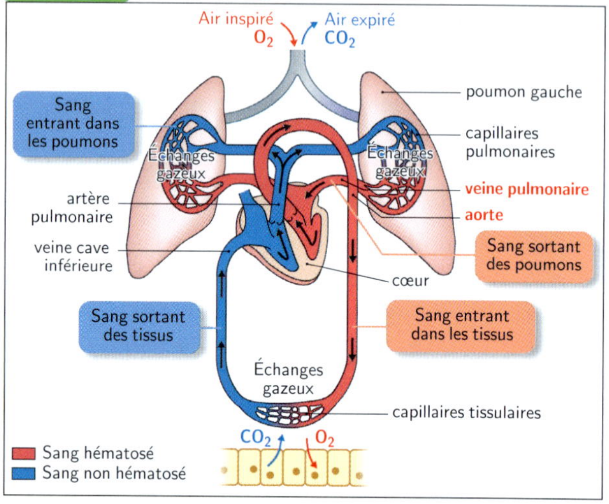

1. Quels sont les niveaux d'échanges des gaz respiratoires dans l'organisme ?
2. Quelle est la nature d'un « sang hématosé » ?
3. Quelles couleurs conventionnelles utilise-t-on pour représenter l'état gazeux du sang ?
4. Comment peut-on expliquer la modification de la teneur des gaz du sang lors du passage dans les tissus ?

2 Comprendre le mécanisme des échanges gazeux : la diffusion

Un gaz se déplace d'un milieu à un autre en suivant un mécanisme appelé diffusion. Un gaz se déplace (diffuse) du milieu où sa quantité est la plus élevée (pression partielle élevée) vers le milieu où sa quantité est la plus faible (pression partielle faible). Cette diffusion s'effectue jusqu'à atteindre l'équilibre entre les deux milieux (Doc. 2).

Doc. 2 Mécanisme des échanges gazeux

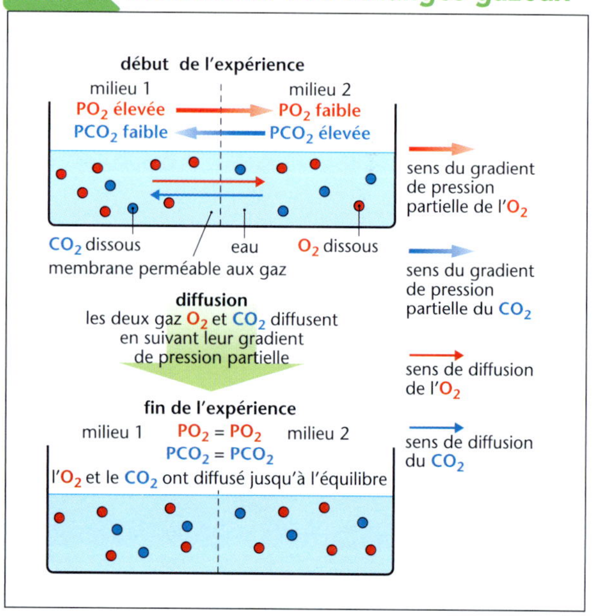

1. Comment s'appelle le mécanisme des échanges gazeux ?
2. Pourquoi l'O_2 diffuse-t-il du milieu 1 vers le milieu 2 dans le document 2 ?

3 Justifier le sens des échanges de gaz entre l'air alvéolaire et le sang

Les échanges gazeux pulmonaires se déroulent entre l'air contenu dans les alvéoles pulmonaires (appelé air alvéolaire) et le sang des capillaires pulmonaires. Ils résultent de la différence de pression partielle en O_2 et en CO_2 entre les deux milieux **(Doc. 3)**.

Sens de diffusion de l'O_2 : la pression partielle en O_2 de l'air alvéolaire (PO_2 = 14 kPa) est plus élevée que la pression partielle en O_2 du sang des capillaires pulmonaires (PO_2 = 5,3 kPa). L'O_2 diffuse de l'air alvéolaire vers le sang des capillaires pulmonaires. La PO_2 du sang des capillaires pulmonaires à l'issue de cet échange est de 14 kPa.

Sens de diffusion du CO_2 : la pression partielle en CO_2 du sang des capillaires pulmonaires (PCO_2 = 6,1 kPa) est plus élevée que la pression partielle en CO_2 de l'air alvéolaire (PCO_2 = 5,3 kPa). Le CO_2 diffuse du sang des capillaires pulmonaires vers les alvéoles pulmonaires. La PCO_2 du sang à l'issue de cet échange est de 5,3 kPa.

Lors du passage dans les poumons, le sang se charge en dioxygène et s'appauvrit en dioxyde de carbone : c'est l'hématose. Le sang quittant les poumons est un sang hématosé.

Doc. 3 Sens de diffusion des gaz respiratoires au niveau pulmonaire

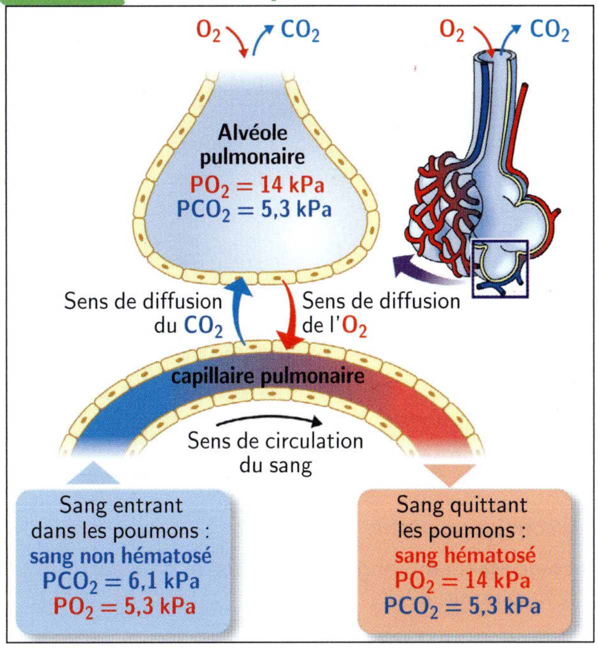

1. Quel est le sens de diffusion de l'O_2 au niveau pulmonaire ?
2. Expliquez le sens de diffusion de l'O_2.
3. Expliquez la nature du sang qui quitte les poumons.

4 Justifier le sens des échanges de gaz entre le sang et les tissus

Sens de diffusion de l'O_2 : la pression partielle en O_2 du sang des capillaires tissulaires (PO_2 = 14 kPa) est plus élevée que la pression partielle en O_2 dans les cellules (PO_2 = 4 kPa). L'O_2 diffuse donc du sang des capillaires vers les cellules des tissus.

Sens de diffusion du CO_2 : le CO_2, déchet issu de l'activité cellulaire, diffuse des cellules des tissus vers le sang des capillaires tissulaires. À la sortie des tissus, le sang est appauvri en O_2 et enrichi en CO_2 : ce sang est non hématosé. Il rejoint le cœur pour être propulsé vers les poumons, où il subit l'hématose **(Doc. 4)**.

Doc. 4 Sens de diffusion des gaz respiratoires au niveau tissulaire

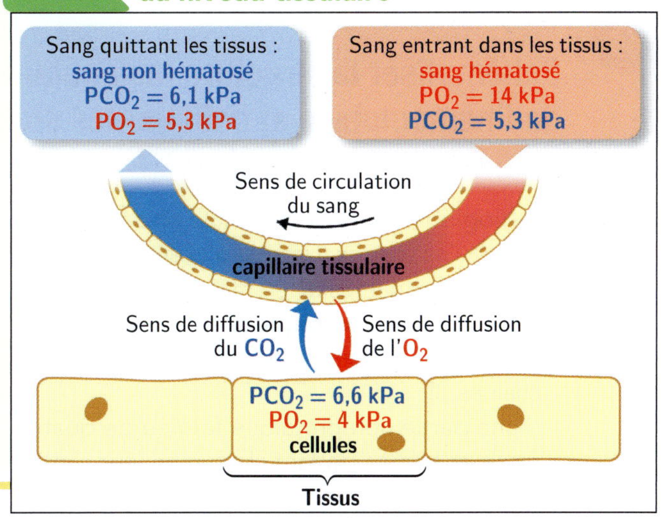

1. Quelles sont les PO_2 et PCO_2 du sang entrant et sortant des tissus ?
2. Quel est le sens de diffusion de l'O_2 et du CO_2 au niveau des tissus ?

Le transport des gaz respiratoires : O_2 et CO_2

1 Localiser les lieux de transport des gaz respiratoires

Les gaz respiratoires sont transportés dans le sang. Le sang, qui représente 7 à 8 % du poids corporel total de l'homme, est composé d'une phase liquide, appelée plasma, et d'une phase cellulaire, comprenant les globules rouges (= érythrocytes, hématies), les globules blancs (= leucocytes) et les plaquettes (= thrombocytes) **(Doc. 5)**.

Doc. 5 Les composants du sang

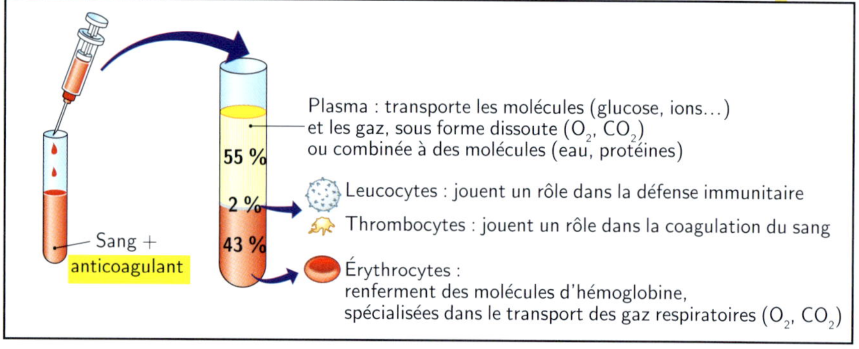

① Quelles sont les deux phases du sang ?

② Quels composants du sang sont chargés du transport des gaz respiratoires ?

2 Citer les différentes formes de transport du dioxygène

Le dioxygène est transporté jusqu'aux cellules sous deux formes :

- 98 % combiné à l'hémoglobine ;
- 2 % sous forme dissoute dans le plasma et le cytoplasme des globules rouges. Sa faible solubilité limite son transport sous forme dissoute.

① Quelles sont les deux formes de transport de l'O_2 dans le sang ?

② Pourquoi l'O_2 est-il majoritairement transporté par la molécule d'hémoglobine ?

3 Schématiser la structure moléculaire de l'hémoglobine et indiquer les sites de fixation du dioxygène

L'hémoglobine est une molécule présente dans les globules rouges. Cette molécule est constituée de deux parties différentes **(Doc. 6)** :

- d'une partie protéique formée de quatre chaînes de protéines (deux chaînes α et deux chaînes β) ;
- d'une partie non protéique formée de quatre groupes hèmes portant chacun en leur centre un atome de fer ferreux Fe^{2+}, site de fixation du dioxygène.

Doc. 6 Structure de la molécule d'hémoglobine

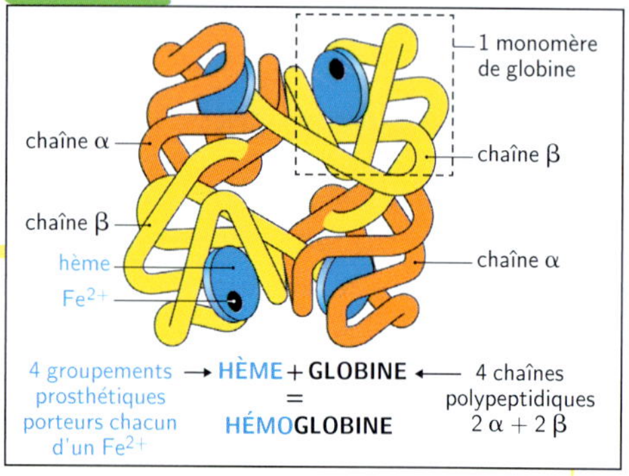

Doc. 7 Formation et dissociation de l'oxyhémoglobine

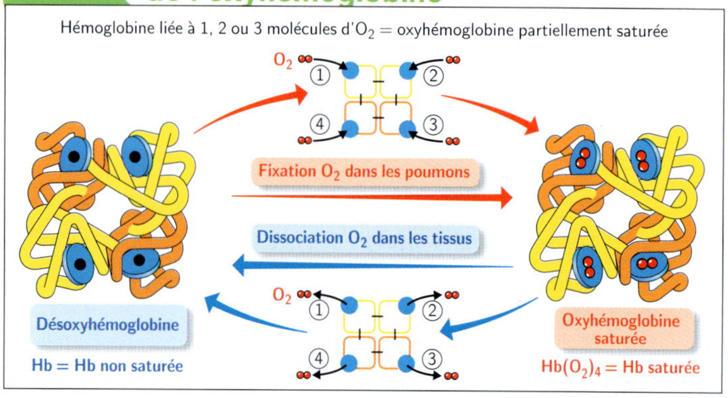

L'étape de fixation du dioxygène sur la molécule d'hémoglobine s'effectue dans les capillaires pulmonaires. Elle se réalise progressivement et rapidement une fois la première molécule d'O_2 fixée. Il y a alors formation d'oxyhémoglobine.
Lorsque la molécule d'hémoglobine a fixé quatre molécules de O_2, elle est saturée et prend le nom d'oxyhémoglobine saturée **(Doc. 7)**.
La prise en charge du dioxygène dans le sang augmente avec la quantité d'hémoglobine présente.

Une fois arrivée dans les tissus, l'oxyhémoglobine saturée libère le dioxygène. Elle se dissocie. Le dioxygène libéré est alors utilisé par les cellules pour leur activité.
L'équation de la fixation du dioxygène sur l'hémoglobine est :

Hb + $4O_2$ désoxy-hémoglobine	**Fixation** (dans les poumons) ⇄ **Dissociation** (dans les tissus)	$Hb(O_2)_4$ oxyhémoglobine saturée

1. Quel est le site de fixation de l'O_2 sur l'hémoglobine ?
2. Qu'appelle-t-on oxyhémoglobine saturée ?
3. Quelle serait la conséquence d'une non-réversibilité de la fixation de l'O_2 sur l'hémoglobine ?

4 Comparer les formes de transport du dioxyde de carbone à celles du dioxygène

Le CO_2 issu de la respiration cellulaire diffuse vers le sang des capillaires tissulaires. Il est transporté sous trois formes jusqu'aux poumons **(Doc. 8)**.

	Transport du CO_2	Transport de l'O_2
Sous forme combinée à l'hémoglobine dans les globules rouges	• **30 % :** le CO_2 se fixe sur la globine de l'hémoglobine, contrairement à l'O_2 qui se fixe sur les hèmes. Cette combinaison forme la carbhémoglobine. Le CO_2 n'est pas un concurrent du dioxygène. Sa fixation sur l'hémoglobine facilite la dissociation de l'oxyhémoglobine et la libération d'O_2.	• **98 % :** l'O_2 se fixe sur l'atome de fer Fe^{2+} présent sur l'hème de l'hémoglobine. Cette combinaison forme l'oxyhémoglobine.
Sous forme combinée à l'eau	• **60 à 70 % :** le CO_2 se combine à l'eau du plasma et du cytoplasme des érythrocytes et forme de l'acide carbonique (= H_2CO_3). L'acide carbonique, composé instable, se dissocie rapidement pour former des ions hydrogénocarbonate (= HCO_3^-) et des ions hydrogène (= H^+) qui acidifient le pH sanguin. Dans les capillaires pulmonaires, le processus est inversé.	• **0 % :** l'O_2 ne se combine pas à l'eau.
Sous forme dissoute dans le plasma et le cytoplasme des globules rouges	• **5 % à 10 % :** la capacitance du CO_2 est 20 fois plus grande que celle de l'O_2, le CO_2 se dissout donc plus facilement dans le plasma que l'O_2.	• **2 % :** sa faible solubilité limite son transport sous forme dissoute.

Doc. 8 Comparaison des formes de transport du CO_2 et de l'O_2 dans le sang

1. Comment appelle-t-on la molécule d'hémoglobine ayant fixé du CO_2 ?
2. Pourquoi le CO_2 n'est-il pas un concurrent du dioxygène lors de son transport ?
3. Pourquoi le sang transporte-t-il plus de CO_2 que d'O_2 sous forme dissoute ?

Facteurs modulant l'affinité de l'hémoglobine pour le dioxygène

1 Déduire la quantité de dioxygène fixée au niveau des poumons et celle libérée au niveau des tissus dans différentes conditions

L'affinité de l'hémoglobine varie en fonction des conditions dans lesquelles elle est placée : lorsque l'affinité de l'hémoglobine pour l'O_2 est forte, l'O_2 se fixe sur l'hémoglobine et, inversement, quand l'affinité diminue, l'hémoglobine libère l'O_2 qu'elle a précédemment fixé. Cette affinité varie en fonction de la pression partielle en O_2 et entraîne la variation du pourcentage de saturation en O_2. Cette variation est représentée sur la courbe de Barcroft **(Doc. 9)**, qui sert de référence. Cette courbe est tracée à partir de paramètres pris en condition de repos (PCO_2 : 53 kPa, pH = 7,4 et température = 37 °C). Elle a une allure sigmoïde (en forme de S) : le pourcentage de saturation de l'oxyhémoglobine en O_2 varie en fonction de la PO_2 mais ne lui est pas proportionnel : le pourcentage de saturation de l'hémoglobine est de 98 % pour une PO_2 de 14 kPa et d'environ 80 % pour une PO_2 de 7 kPa ; en cas de proportionnalité, le pourcentage de saturation aurait une valeur de 49 %.

Doc. 9 Effet de la PO_2 sur l'affinité de l'hémoglobine pour le dioxygène

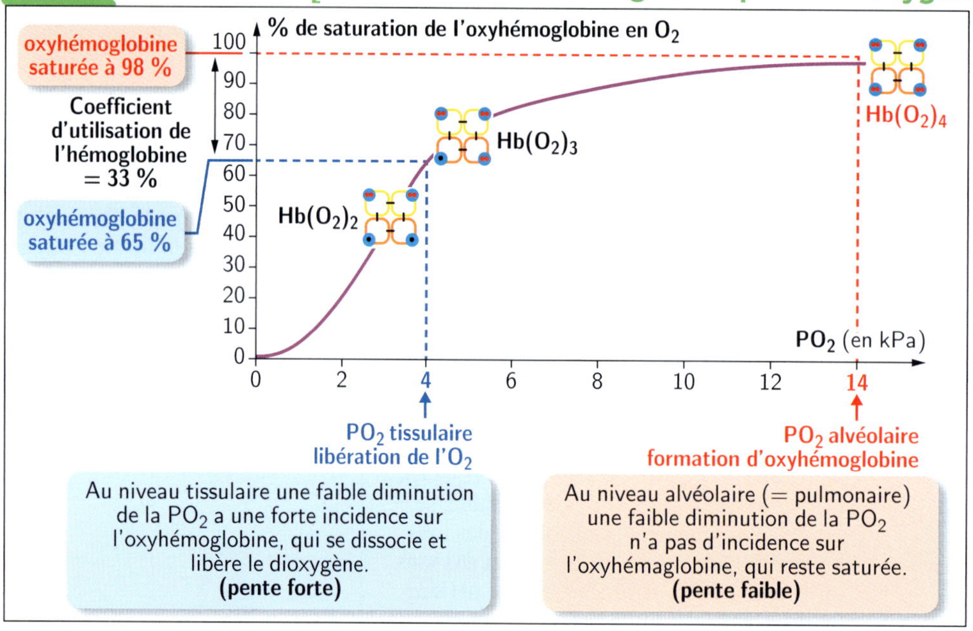

La courbe de Barcroft présente deux pentes :

- une pente faible pour les fortes PO_2 partielles au niveau alvéolaire : une faible diminution de la PO_2 alvéolaire n'a pas d'incidence sur l'oxyhémoglobine, qui reste saturée. Au niveau alvéolaire, le pourcentage de saturation de l'oxyhémoglobine en O_2 est de 98 % : sous de fortes PO_2 (= 14 kPa), l'affinité de l'hémoglobine pour l'O_2 est forte et il y a formation d'oxyhémoglobine saturée.

L'équation de cette fixation au niveau pulmonaire est : $Hb + 4O_2 \rightarrow Hb(O_2)_4$;

- une pente forte pour les faibles pressions partielles O_2 au niveau tissulaire : une faible diminution de la PO_2 a une forte incidence sur l'oxyhémoglobine ; celle-ci se dissocie et la libération du dioxygène est facilitée. Au niveau tissulaire, le pourcentage de saturation de l'oxyhémoglobine en O_2 est d'environ 65 % : sous de faibles PO_2 (= 4 kPa), l'affinité de l'hémoglobine pour l'O_2 est faible : l'oxyhémoglobine se dissocie, il y a libération de l'O_2. L'équation de cette libération au niveau tissulaire est : $Hb(O_2)_4 \rightarrow Hb + 4O_2$. L'hémoglobine ne cède pas la totalité de l'O_2 qu'elle a fixé au niveau alvéolaire : le coefficient d'utilisation de l'oxyhémoglobine est d'environ 33 % (= 98 % – 65 %).

1. Quel est le pourcentage de saturation de l'oxyhémoglobine pour une PO_2 alvéolaire ? pour une PO_2 tissulaire ?
2. Comment varie l'affinité de l'oxyhémoglobine pour l'O_2 lorsque la pression partielle en O_2 diminue ?
3. Quel est l'effet d'une diminution de 2 kPa sur le pourcentage de saturation de l'oxyhémoglobine au niveau alvéolaire et au niveau tissulaire ?
4. L'oxyhémoglobine libère-t-elle la totalité de l'O_2 fixé dans les tissus ?

2 Interpréter l'influence du pH, du CO_2 ou de la température sur le pourcentage de saturation de l'hémoglobine

L'activité physique implique une augmentation de l'activité des cellules musculaires dans le but de produire davantage d'énergie nécessaire à leur contraction. Les cellules produisent alors davantage de déchets comme le CO_2, d'où une augmentation de la PCO_2 tissulaire (= hypercapnie) et de l'acide lactique à l'origine d'une diminution du pH sanguin (= acidose). Une partie de l'énergie produite se dissipe sous forme de chaleur, d'où une augmentation de la température corporelle (= hyperthermie) **(Doc. 10)**.

Influence de l'activité musculaire au niveau alvéolaire : à une PO_2 alvéolaire, la courbe 1 (muscle au repos = courbe de Barcroft) et la courbe 2 (↘ pH, ↗ PCO_2, ↗ T°) sont confondues **(Doc. 11)**. Les effets de l'exercice musculaire n'ont aucune influence sur l'affinité de l'hémoglobine pour le dioxygène à la PO_2 alvéolaire : le pourcentage de saturation reste proche de 100 %, la prise en charge du dioxygène est toujours maximale.

Doc. 10 Effets de l'exercice musculaire sur l'organisme

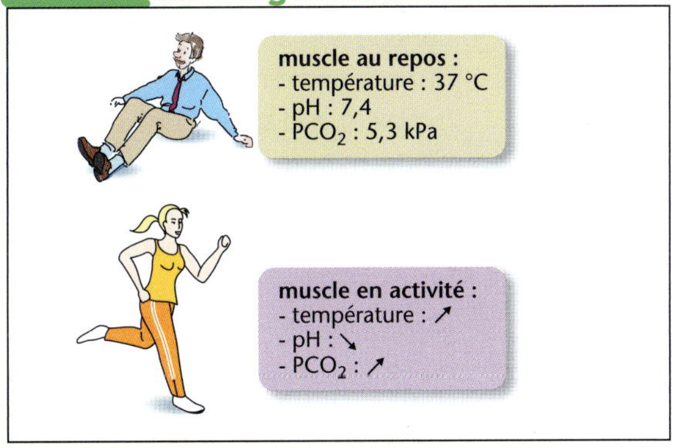

muscle au repos :
- température : 37 °C
- pH : 7,4
- PCO2 : 5,3 kPa
muscle en activité :
- température : ↗
- pH : ↘
- PCO2 : ↗

Doc. 11 Effet de la PO_2 sur l'affinité de l'hémoglobine pour le dioxygène

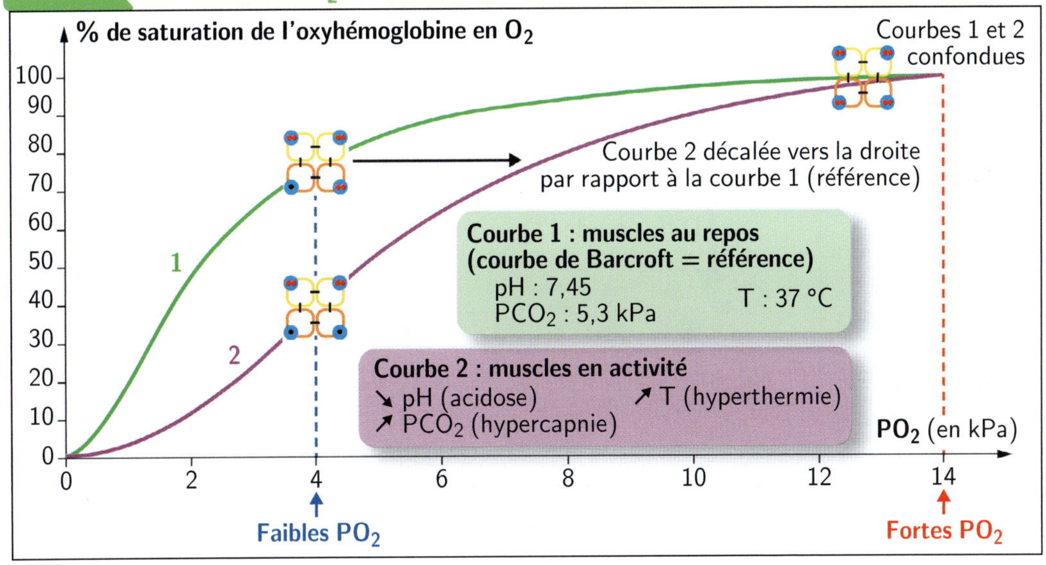

.../...

…/…

Influence de l'activité musculaire au niveau tissulaire : l'acidose, l'hypercapnie et l'hyperthermie entraînent un décalage de la courbe de saturation de l'Hb en O_2 vers la droite par rapport à la courbe 1. Ce décalage indique que, pour une même PO_2, les effets de l'exercice musculaire diminuent l'affinité de l'hémoglobine pour le dioxygène au niveau tissulaire (= faible PO_2). On observe une libération facilitée du dioxygène : c'est l'effet Bohr, d'où une meilleure oxygénation des tissus en activité.

1. Quels paramètres physicochimiques sont modifiés lors d'un exercice musculaire ?
2. Quel est l'effet d'une hypercapnie sur la saturation de l'oxyhémoglobine en dioxygène au niveau pulmonaire ? au niveau tissulaire ?
3. Quel est l'effet d'une acidose tissulaire sur la libération de dioxygène ?
4. Quel est l'intérêt d'une modulation du pH, de la PCO_2 et de la température lors d'une activité musculaire ?

3 Comprendre l'influence du monoxyde de carbone sur le pourcentage de saturation de l'hémoglobine

Lors de son arrivée aux urgences, François présentait une cyanose des extrémités, traduisant une diminution de la quantité de dioxygène distribuée par le sang aux tissus (= hypoxie), à la suite d'une diminution de la teneur du sang en dioxygène (= hypoxémie). Cette hypoxémie est due au monoxyde de carbone (= CO) qui est un gaz inodore et incolore, présent dans la pollution atmosphérique, les fumées d'incendie et de tabac. L'affinité de l'hémoglobine pour le CO est 240 fois plus importante que pour le dioxygène. Le CO se fixe à la place de l'O_2 sur l'hémoglobine : il y a formation de carboxyhémoglobine **(Doc. 12)**. Il en résulte une diminution de la teneur en dioxygène du sang (= hypoxémie), conduisant à une diminution d'apport en dioxygène aux tissus (= hypoxie) pouvant être mortelle.

1. En quoi le monoxyde de carbone est-il un concurrent du dioxygène ?
2. Comment expliquer l'hypoxie lors d'une intoxication au monoxyde de carbone ?
3. Pourquoi François présente-t-il une cyanose ?
4. Comment expliquer la tachypnée et la tachycardie de François ?
5. Quel est l'intérêt d'une oxygénothérapie dans le cas d'une intoxication au monoxyde de carbone ?

Doc. 12 Fixation de l'O_2 sur l'Hb en présence et en absence de CO dans l'air inhalé

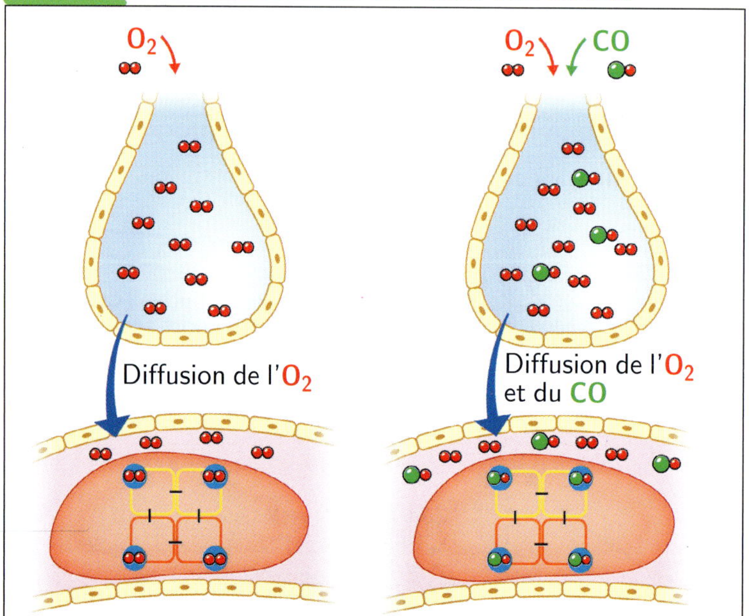

Activité 4

La respiration cellulaire

1 Préciser la localisation du processus

La cellule renferme dans son cytoplasme de nombreux organites, dont la mitochondrie, spécialisée dans le processus de la respiration cellulaire. La mitochondrie est constituée d'une double membrane : la membrane externe délimite l'organite et la membrane interne se replie pour former des crêtes mitochondriales **(Doc. 13)**. Ces crêtes sont impliquées dans la régénération d'énergie (= adénosine triphosphate, ATP) en présence de dioxygène (= aérobiose). Les mitochondries se reproduisent afin d'augmenter leur nombre et développent leurs crêtes mitochondriales lorsque les besoins en ATP augmentent dans une cellule.

Doc. 13 Représentation schématique d'une mitochondrie

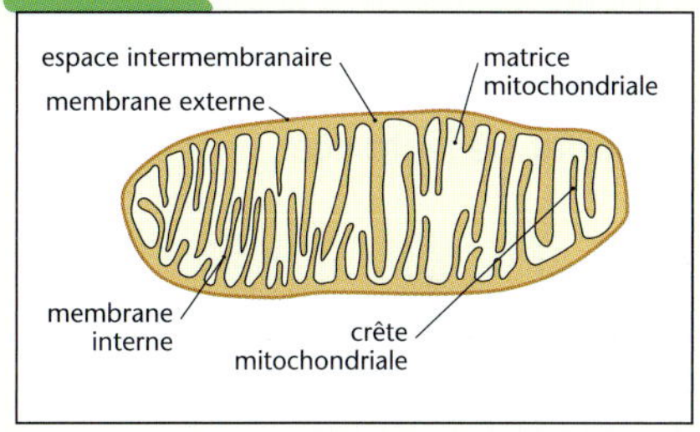

1. Quel est l'organite spécialisé dans la production d'ATP ?
2. Quelle est la particularité de la membrane interne d'une mitochondrie ?
3. Comment les mitochondries s'adaptent-elles à une augmentation du besoin en énergie dans une cellule ?

Doc. 14 La molécule d'ATP

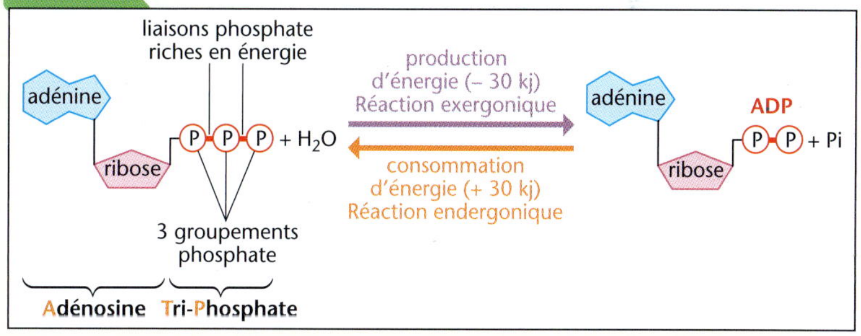

2 Repérer les molécules consommées et produites lors de la respiration cellulaire

La respiration cellulaire, qui se déroule dans les mitochondries, est un ensemble de réactions qui aboutissent à une dégradation complète du glucose (molécule énergétique) en présence d'O_2(=oxydation). L'O_2 est indispensable à la dégradation complète des biomolécules énergétiques comme le glucose. En absence d'O_2, l'oxydation du glucose est incomplète et la production d'énergie faible. La respiration cellulaire a pour finalité une production maximale d'énergie utilisable pour la cellule. L'énergie est stockée dans les liaisons qui unissent les groupements phosphate de la molécule d'ATP **(Doc. 14)**. L'ATP n'est pas une molécule énergétique : c'est la rupture de ses deux liaisons phosphate qui libère de l'énergie utilisable pour les activités de la cellule (contraction musculaire, transport de molécules de part et d'autre de la membrane plasmique et synthèse de molécules).
Au cours des réactions de dégradation, d'autres molécules sont produites comme l'eau et le CO_2. Ces réactions entraînent la libération de chaleur **(Doc. 15)**.

Doc. 15 Molécules consommées et produites au cours de la respiration cellulaire

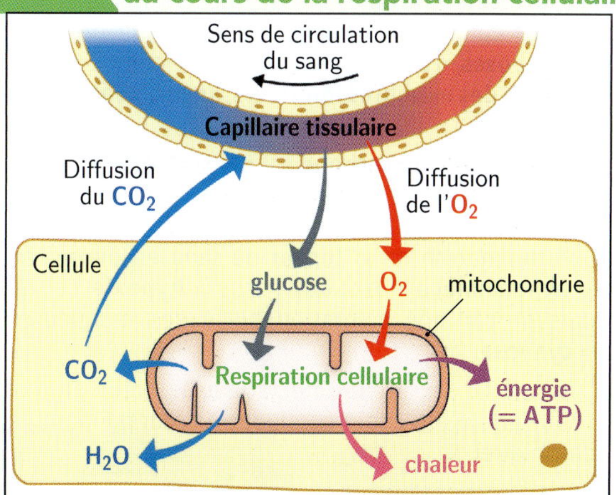

Équation bilan de la respiration cellulaire :
$C_6H_{12}O_6 + 6O_2 \rightarrow 6CO_2 + 6H_2O + 36ATP$ + chaleur

1. Pourquoi est-il important d'apporter de l'O_2 aux cellules ?
2. Quelles sont les molécules consommées lors de la respiration cellulaire ?
3. Quelles sont les molécules produites lors de la respiration cellulaire ?

Activité 5

Le tabagisme

1 Citer les principaux constituants de la fumée de tabac et préciser leurs effets physiopathologiques

Les principaux constituants de la fumée de tabac

La fumée de tabac contient plus de 4000 substances. Sur le plan physiopathologique, quatre composants sont reconnus comme particulièrement toxiques pour l'organisme : la nicotine, les substances irritantes, les goudrons et le monoxyde de carbone. Ainsi, le tabagisme, qui consiste en l'inhalation de la fumée de tabac, est considéré comme un comportement à risque pour la santé.

Les effets physiopathologiques du tabagisme actif

Le tabagisme actif est défini comme la consommation volontaire de tabac par un individu dont les conséquences apparaissent plusieurs années après le début de l'intoxication (Doc. 16).

Doc.16 Conséquences du tabagisme actif sur l'organisme

Effets sur le système nerveux central

- **La nicotine** engendre un phénomène de **dépendance** en quelques jours. Elle atteint les récepteurs cérébraux en 7 secondes et entraîne un **effet stimulant** (libération d'adrénaline) et **antidépresseur** ; on parle de « shoot » à la nicotine.
- La diminution de la nicotinémie déclenche l'envie d'une nouvelle cigarette chez le fumeur. En absence prolongée de nicotine, le fumeur est en **état de manque**.

Effets sur l'appareil cardiovasculaire

- **La nicotine** entraîne une augmentation de la fréquence cardiaque (= **tachycardie**), elle favorise les **thromboses**, **l'athérosclérose** et ses complications (**artérite des membres inférieurs, angor, infarctus du myocarde**).
- **Le monoxyde de carbone** est à l'origine de la formation de carboxyhémoglobine (HbCO). Son taux peut augmenter de 10 à 20 % chez les fumeurs, entraînant une diminution de la teneur du sang en dioxygène (= **hypoxémie**) arrivant aux tissus (= **hypoxie**) se traduisant par une coloration bleue des muqueuses (= **cyanose**).
- L'insuffisance respiratoire fatigue le cœur et provoque une insuffisance cardiaque (= cœur pulmonaire chronique).

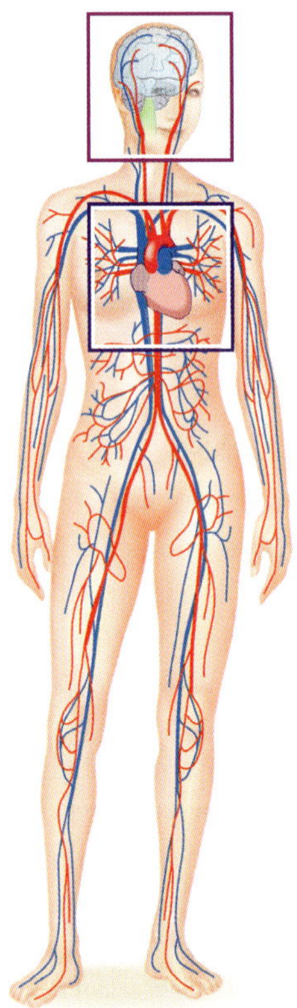

Effets sur l'appareil respiratoire

La fumée de tabac agit sur l'appareil respiratoire par l'action directe des :

- **substances irritantes**, qui provoquent une hypersécrétion de mucus et une destruction des cils vibratiles à l'origine de la **toux** et des **expectorations**, une bronchoconstriction d'où la **dyspnée**, et qui réduisent l'activité des macrophages alvéolaires, ce qui favorise les **surinfections** ;
- des **goudrons**, qui entraînent le **noircissement des poumons** et ont une action **cancérogène** : 9 cancers bronchopulmonaires sur 10 sont liés au tabagisme actif.

La nicotine et **le monoxyde de carbone** contenus dans la fumée ont peu d'effets directs sur l'appareil respiratoire. Le monoxyde de carbone provoque une diminution de la teneur du sang en dioxygène (= **hypoxémie**) à l'origine d'une augmentation de la fréquence respiratoire (= **tachypnée**) et de difficultés à respirer (= **dyspnée**) à l'effort.

① Quels sont les principaux constituants de la fumée de tabac ?
② Quels sont les effets des goudrons sur l'appareil respiratoire ?
③ Quel constituant de la fumée est responsable de la toux avec expectorations du fumeur ?
④ Comment la nicotine agit-elle sur le cerveau d'un fumeur ?
⑤ Comment expliquer la dyspnée chez le fumeur ?

2 Mettre en relation les mécanismes physiopathologiques avec les traitements et la prévention associée

Les moyens de traitement du tabagisme

Le traitement du tabagisme vise à stopper la double dépendance au tabac : une dépendance physique due à la nicotine et une dépendance psychologique due à la gestuelle du fumeur (Doc. 17).

Doc.17 Les différentes méthodes de sevrage tabagique

TRAITEMENTS PAR SUBSTITUTS NICOTINIQUES

- Ils se présentent sous forme de patchs transdermiques, de comprimés sublinguaux, de gommes à mâcher, d'inhaleurs, de cigarette électronique.
- Le sevrage de la nicotine s'effectue en diminuant progressivement la dose journalière reçue. Sa réussite dépend du bon dosage nicotinique selon l'intensité de la dépendance.

Ces substituts permettent d'éviter un état de manque (irritabilité, agitation, humeur dépressive) et l'augmentation de l'appétit. Ils délivrent de la nicotine mais les fumeurs n'inhalent plus les substances toxiques de la fumée et abandonnent donc la voie respiratoire comme voie d'absorption. Ils permettent aux fumeurs de s'affranchir progressivement de dépendance gestuelle.

TRAITEMENTS DE SUBSTITUTION NON NICOTINIQUES

- un antidépresseur ayant un effet dans le sevrage tabagique
- un médicament contenant une substance active qui, en se fixant sur les récepteurs nicotiniques du cerveau, réduit l'envie de fumer

Ces traitements ne contiennet pas de nicotine.

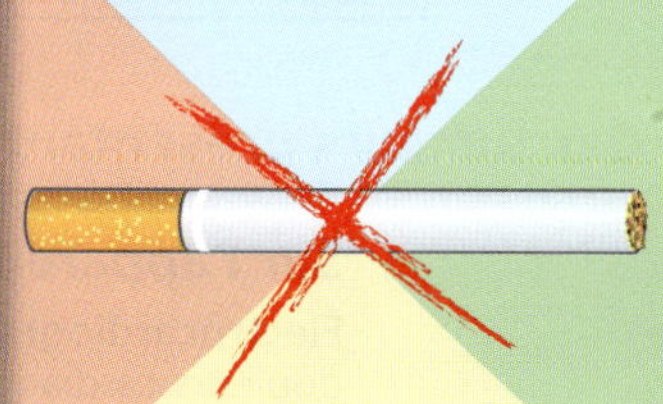

AUTRES TRAITEMENTS

- acupuncture
- psychothérapie
- hypnose
- homéopathie...

AUCUN TRAITEMENT

- arrêt volontaire radical
- arrêt volontaire avec réduction progressive du nombre de cigarettes fumées

Les moyens de prévention individuelle et collective

– **la prévention primaire :** une éducation à la santé.

La prévention primaire du tabagisme vise à réduire le nombre de nouveaux fumeurs apparaissant dans un temps donné. Elle consiste à informer les non fumeurs des risques réels qu'ils encourent afin d'éviter qu'ils ne deviennent dépendants au tabac. La lutte contre le tabagisme est légiférée par la loi Evin et le décret n° 2006-1386 ;

– **la prévention secondaire :** un dépistage précoce.

Le but de la prévention secondaire est d'éviter l'apparition des complications dues au tabac et de permettre au fumeur de retrouver son souffle grâce au sevrage tabagique.

Le dépistage précoce des fumeurs s'effectue par le biais de marqueurs permettant d'évaluer la dépendance tabagique :

... / ...

... /...

Le tabagisme

– le calcul du nombre de paquets de cigarettes consommé (= nombre de paquets-année) ;
– le test de Fageström, qui évalue la dépendance d'un sujet à la nicotine (**Doc. 18**) ;
– le dosage de la quantité de monoxyde de carbone dans le sang (= gazométrie) ;
– le dosage de la quantité de nicotine dans le sang (= nicotinémie) ou d'un dérivé de la nicotine, la cotinine, dans les urines (= cotinurie).

– **la prévention tertiaire :** une limitation des pathologies.

Les actions de prévention tertiaire visent à limiter les risques d'évolution des complications liées au tabac. Elles consistent en un suivi régulier des fumeurs afin de détecter et de soigner au plus tôt, dès les signes cliniques d'appel, les pathologies liées au tabac (**Doc. 19**).

Doc. 18 Le test de Fagerström : une mesure de la dépendance du fumeur

Où en êtes-vous avec le tabac ?	
1 - À quel moment fumez-vous votre première cigarette après votre réveil ?	
Dans les 5 minutes	3 points
Entre 6 et 30 minutes après	2 points
Entre 31 et 60 minutes après	1 point
Après 60 minutes	0 point
2 - Rencontrez-vous des difficultés à ne pas fumer dans un endroit non-fumeur ?	
Oui	1 point
Non	0 point
3 - De quelle cigarette vous serait-il impossible de vous priver ?	
La première de la journée	1 point
Une autre	0 point
4 - Quelle est votre consommation journalière ?	
Moins de 10 cigarettes	0 point
De 11 à 20 cigarettes	1 point
De 21 à 30 cigarettes	2 points
Plus de 30 cigarettes	3 points
5 - Fumez-vous davantage pendant les premières heures suivant votre réveil que durant le reste de la journée ?	
Oui	1 point
Non	0 point
6 - Fumez-vous lorsque vous êtes malade et alité ?	
Oui	1 point
Non	0 point
Votre dépendance vis-à-vis du tabac : 0-3 points : pas ou faible dépendance 4-6 points : dépendance moyenne 7-10 points : dépendance forte	

Doc. 19 Examens pratiqués lors du suivi des fumeurs présentant des complications

Sur l'appareil respiratoire

Radiographie et scanographie thoraciques lors de douleurs thoraciques
➔ dépistage de tumeurs

Bronchoscopie et biopsies suite à des crachements de sang (= hémoptysie)
➔ dépistage et confirmation de tumeurs

Spirométrie (= épreuve fonctionnelle respiratoire) et **gazométrie**
➔ évaluation du degré de l'insuffisance respiratoire (prescription d'une oxygénothérapie en fonction de l'invalidité respiratoire)

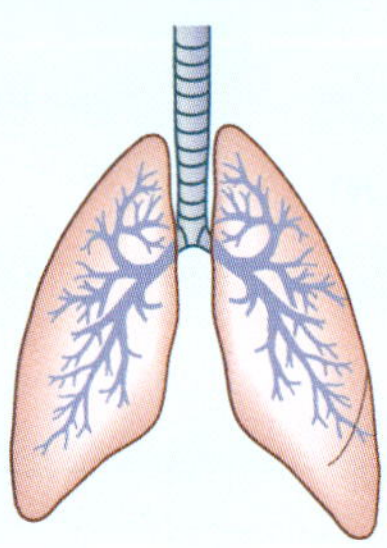

Sur l'appareil cardiovasculaire

Électrocardiogramme (= ECG) et **doppler cardiaque** lors de douleurs cardiaques (= angor)
➔ évaluation du degré de l'insuffisance cardiaque

Doppler des artères des membres inférieurs lors de douleurs du mollet
➔ dépistage d'une artérite des membres inférieurs

Bilan biologique
➔ évaluation de troubles hématologiques : augmentation du nombre d'érythrocytes (= polyglobulie) suite à l'hypoxie, source d'une hyperviscosité à l'origine de thromboses
➔ évaluation du bilan lipidique

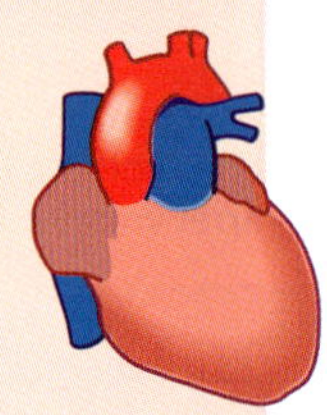

1. Quels sont les deux types de dépendance au tabac ?
2. Quel est le mode d'action des traitements par substituts nicotiniques ?
3. Quels sont les symptômes du sevrage nicotinique ?
4. Quels sont les moyens de sevrage non nicotiniques ?
5. Quelles mesures sont utilisées pour limiter le nombre de nouveaux fumeurs ?
6. Quel est l'objectif de chaque prévention ?
7. Quelles sont les personnes concernées par la prévention tertiaire ?

Essentiel

Bilan sur les échanges gazeux

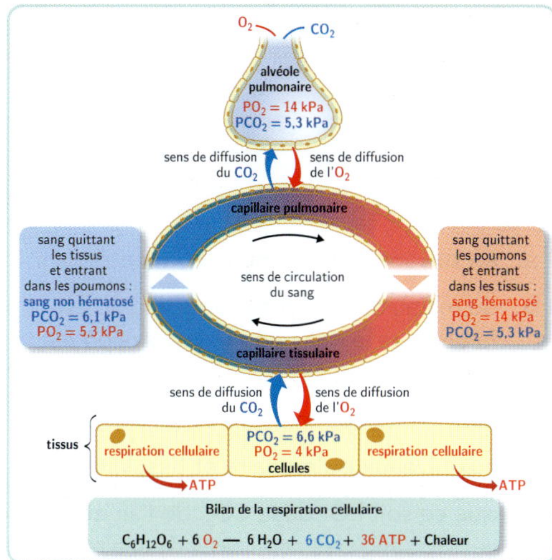

- **Les échanges gazeux d'O_2 et de CO_2** s'effectuent au niveau pulmonaire et au niveau tissulaire. Après diffusion dans les cellules, l'O_2 intervient dans la respiration cellulaire : sa consommation permet de produire une quantité maximale d'énergie (= ATP) utilisable par la cellule à partir de molécules énergétiques comme le glucose.
- **Le dioxygène** est transporté dans le sang vers les tissus à 98 % combiné à l'hémoglobine sous forme d'oxyhémoglobine.
  L'équation de fixation est : $Hb + 4O_2 \rightarrow Hb(O_2)_4$. Les 2 % restants du dioxygène sont transportés sous forme dissoute dans le plasma et le cytoplasme des hématies.
  Le CO_2 est transporté à : 60-70 % sous forme d'ions hydrogénocarbonate ; 30 % sous forme combinée aux fonctions amines de l'hémoglobine et des protéines plasmatiques ; 5-10 % sous forme dissoute dans le plasma.
- **L'affinité de l'hémoglobine pour le dioxygène au niveau tissulaire** est modifiée par certains facteurs : la PO_2, l'acidose, l'hypercapnie et l'hyperthermie facilitent en effet la libération de l'O_2, c'est l'effet Bohr. Le CO se fixe sur l'ion ferreux de l'hémoglobine : c'est un concurrent du dioxygène, à l'origine d'une hypoxémie pouvant conduire à une hypoxie mortelle.
- **Le tabagisme** est une forme d'intoxication due à la consommation de tabac. La fumée de tabac contient quatre catégories particulièrement nocives pour l'organisme : le monoxyde de carbone, la nicotine, les substances irritantes et les goudrons. Trois niveaux de prévention visent à limiter, à informer et à suivre les fumeurs pour éviter les complications.

Je fais le point

- Je sais justifier le sens de la diffusion des gaz.
- Je sais repérer les molécules consommées et produites lors de la respiration cellulaire et préciser la localisation du processus.
- Je suis capable de citer les différentes formes de transport du dioxygène, de schématiser la structure moléculaire de l'hémoglobine et d'indiquer les sites de fixation du dioxygène.
- Je peux comparer les formes de transport du CO_2 à celles de l'O_2.
- Je peux déduire, des courbes de saturation de l'hémoglobine, la quantité de dioxygène fixée au niveau des poumons et celle libérée au niveau des tissus dans différentes conditions.
- Je suis capable d'interpréter l'influence du pH, du CO_2 ou de la température sur le pourcentage de saturation de l'hémoglobine et de justifier l'intérêt de ces modulations lors de l'activité musculaire.
- Je peux citer les principaux constituants de la fumée de tabac, préciser leurs effets physiopathologiques et mettre en relation les mécanismes physiopathologiques du tabagisme avec les traitements et la prévention associée.

Exercices

Exercice 1 QCM

Pour chaque question, donner la ou les réponses qui vous paraissent exactes.

1 Les gaz diffusent :

- ❍ **a.** en suivant le gradient de concentration.
- ❍ **b.** du milieu où leur pression partielle est la plus faible vers le milieu ou leur pression est la plus élevée.
- ❍ **c.** aux niveaux pulmonaire et cardiaque.
- ❍ **d.** aux niveaux pulmonaire et tissulaire.
- ❍ **e.** que ce soit l'O_2 ou le CO_2, de l'air alvéolaire vers le sang des capillaires tissulaires.

2 La respiration cellulaire :

- ❍ **a.** se réalise dans les mitochondries et les ribosomes.
- ❍ **b.** permet, sans O_2, d'obtenir de l'ATP.
- ❍ **c.** est à l'origine de la production du CO_2.
- ❍ **d.** permet, en présence d'O_2, une dégradation complète du glucose.
- ❍ **e.** a pour équation-bilan : $C_6H_{12}O_6 + O_2 \rightarrow 6H_2O + CO_2$ + 36ATP + chaleur.

3 Les gaz respiratoires sont transportés dans le sang :

- ❍ **a.** à 98 % pour le dioxygène, sous forme combinée à l'hémoglobine.
- ❍ **b.** à 1 % pour le dioxyde de carbone, sous forme combinée à l'hémoglobine.
- ❍ **c.** à 70 % sous forme d'ions hydrogénocarbonates pour le dioxygène.
- ❍ **d.** sous forme de composés carbaminés pour le dioxyde de carbone.
- ❍ **e.** à 50 % sous forme dissoute dans le plasma pour le dioxygène.

4 L'affinité de l'hémoglobine pour l'O_2 :

- ❍ **a.** varie proportionnellement avec la PO_2.
- ❍ **b.** dépend de la PO_2, de la température, du pH et de la PCO_2.
- ❍ **c.** diminue avec l'activité musculaire au niveau alvéolaire.
- ❍ **d.** diminue avec l'acidose et l'hypercapnie au niveau tissulaire.
- ❍ **e.** varie avec le monoxyde de carbone, qui est un concurrent du dioxygène.

5 Le tabagisme :

- ❍ **a.** est une intoxication liée à la consommation de tabac.
- ❍ **b.** entraîne l'inhalation de fumée de tabac, qui est composée de substances toxiques comme le dioxyde de carbone.
- ❍ **c.** est à l'origine du développement d'une bronchite chronique évoluant vers l'insuffisance respiratoire.
- ❍ **d.** fait l'objet d'une prévention primaire, reposant sur l'information des non fumeurs sur les risques encourus par la consommation de tabac.
- ❍ **e.** fait l'objet d'une prévention secondaire, visant à traiter les complications liées au tabac afin de limiter leur évolution.

Exercice 2 Terminologie

1 Donner le terme correspondant à chaque définition.

a. Nom du mécanisme des échanges gazeux.
b. Diminution du pH sanguin.
c. Nom du gaz concurrent de l'O_2 sur l'hémoglobine.
d. Substance toxique du tabac à l'origine de la dépendance physique.

2 Donner la définition de chaque terme suivant.

a. Hématose.
b. Hypercapnie.
c. Hypoxémie.
d. Cyanose.

Exercice 3 Une ascension en altitude

L'activité physique est bénéfique pour la santé mais, dans certaines situations, comme la randonnée en haute altitude, cela peut présenter des risques. Lorsque des altitudes de plus de 2000 mètres sont atteintes, le corps ne s'adapte pas toujours assez rapidement à la diminution de la pression partielle en dioxygène de l'air.
Madame X, 60 ans, décide d'accompagner un ami pour une randonnée en haute montage à 3700 m d'altitude.
Madame X est tabagique. Par mesure de précaution, elle décide de consulter son médecin.
Pour comprendre l'effet de l'altitude sur le transport du dioxygène, on mesure le pourcentage de saturation de l'hémoglobine en O_2 en fonction de la pression partielle en dioxygène. Les résultats sont donnés dans le **document 1**.

Doc. 1 La courbe de Barcroft

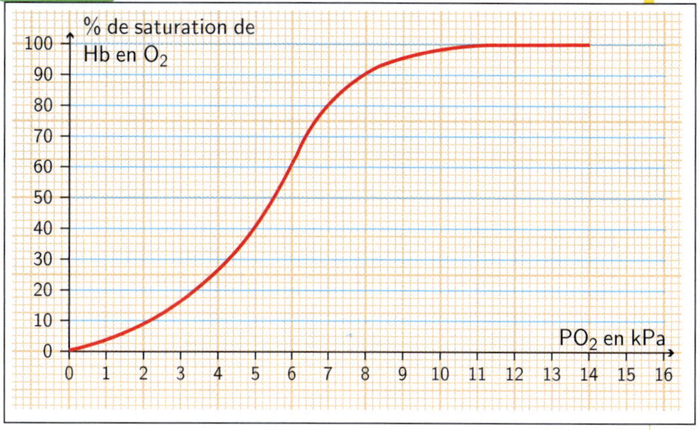

1 **Déterminer graphiquement, à l'aide du tableau ci-dessous, le pourcentage de saturation de l'hémoglobine en O_2 lorsque le sujet se trouve au bord de la mer (altitude = 0 m) :**
– dans le sang entrant dans les cellules ;
– dans le sang sortant des cellules.

2 **Déterminer de la même manière, à l'aide du tableau ci-dessous, le pourcentage de saturation de l'hémoglobine en O_2 dans le sang entrant dans les cellules et dans le sang sortant des cellules, lorsque le sujet est à 3700 m d'altitude.**

	Sang sortant des cellules	Sang entrant dans les cellules
Pression partielle en O_2 (en kPa) au niveau de la mer (altitude = 0 m)	5	14
Pression partielle en O_2 (en kPa) à une altitude de 3700 m	5	8

3 **Déterminer le pourcentage d'O_2 disponible pour les cellules aux deux altitudes. Comparer les résultats et en déduire l'effet de l'altitude sur l'organisme en utilisant le vocabulaire médical adapté.**
Certains facteurs comme la température, le pH ou un métabolite – le 2,3 – DPG, diphosphoglycérate – modifient l'affinité de la molécule d'hémoglobine pour l'O_2. Lorsqu'un organisme est placé en hypoxie, la concentration en 2,3 – DPG augmente et change donc le comportement de l'hémoglobine vis-à-vis de l'O_2. Les résultats sont donnés dans le document 2.

4 **Analyser les courbes du document 2 et en déduire comment varie l'affinité de l'hémoglobine pour le dioxygène.**

5 **Indiquer l'intérêt de cette variation d'affinité pour Madame X lors de son ascension.**

Doc. 2 Influence du 2,3 – DPG sur la saturation de l'hémoglobine en O_2

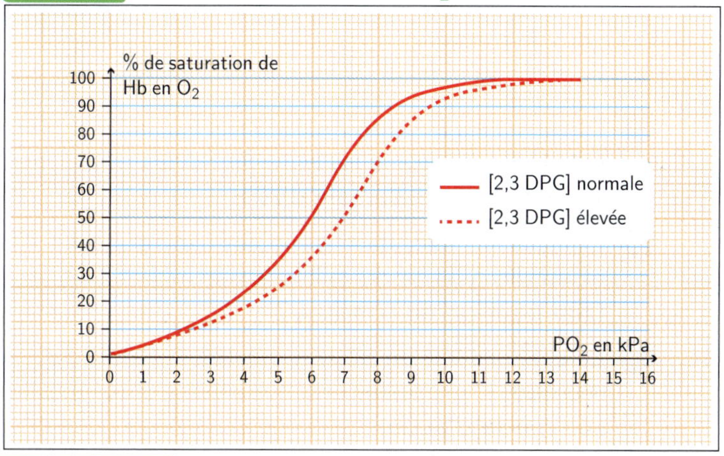

Exercice 4 Les échanges gazeux

Le **document 3** présente les valeurs des pressions partielles pour le dioxygène et le dioxyde de carbone dans l'air alvéolaire, les tissus, le sang hématosé et le sang non hématosé.

Doc. 3 Valeurs des pressions partielles pour l'O_2 et le CO_2

Pressions partielles en kPa	Air alvéolaire	Sang hématosé	Tissus	Sang non hématosé
PO_2	14	14	4	5,3
PCO_2	5,3	5,3	6,6	6,1

1. Indiquer les caractéristiques d'un sang hématosé et d'un sang non hématosé.
2. Citer et expliquer le mécanisme des échanges gazeux.
3. Citer entre quelles structures ont lieu les échanges gazeux au niveau pulmonaire et au niveau tissulaire.
4. Quelles seront les thérapies proposées par le médecin ? Expliquer l'intérêt de ces traitements.
5. Recopier le schéma du **document 4** et y représenter, à l'aide de flèches, le sens des échanges gazeux.

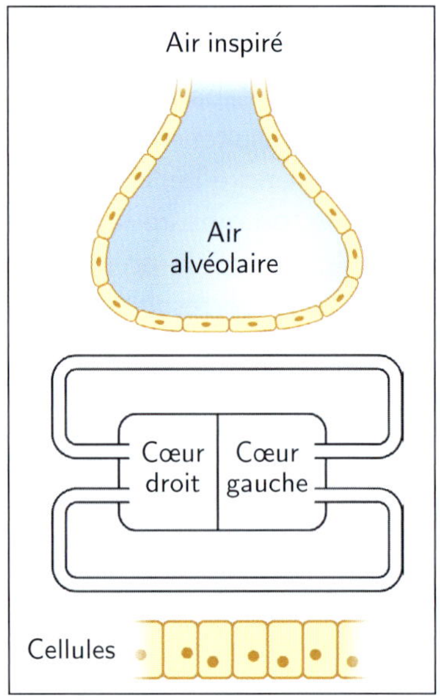

Doc. 4 Représentation simplifiée des deux lieux d'échanges gazeux

Exercice 5 La respiration cellulaire

On place une suspension de mitochondries dans un milieu saturé en dioxygène. Des capteurs suivent l'évolution dans le milieu de la concentration en ATP et de la concentration en dioxygène (**Doc. 5**). On introduit, dans le milieu, différentes molécules, à des temps distincts :
- à t_0 : ajout de protéines ;
- à t_1 : ajout de glucose ;
- à t_2 : ajout de pyruvate ;
- à t_3 : ajout de cyanure.

1. Déterminer, à l'aide du **document 5**, quelle molécule est dégradée dans les mitochondries et permet une synthèse maximale d'ATP.
2. Comparer l'évolution de la concentration en ATP et en dioxygène du milieu à partir de t_2. Que peut-on en conclure ?
3. Le cyanure est un poison mortel. À l'aide du **document 5**, proposer une hypothèse pour expliquer son mode d'action.

Doc. 5 Évolution dans le milieu de la concentration en ATP et en dioxygène

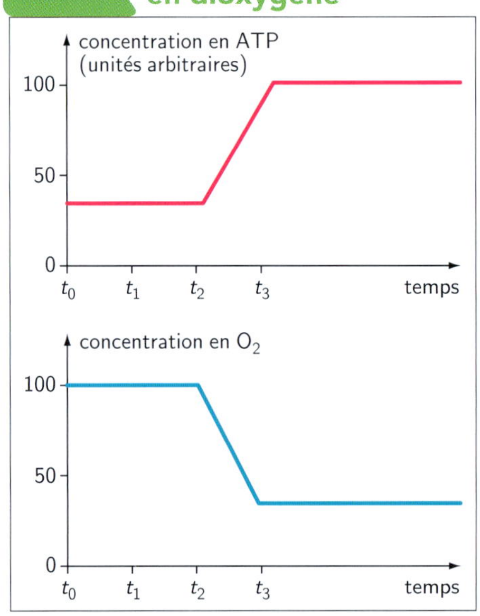

Exercice 6 La grippe et ses complications

Monsieur Z, 71 ans, tabagique, n'a pas choisi d'être vacciné contre la grippe.
Courant janvier 2019, il présente brutalement une forte fièvre, une fatigue intense, des douleurs musculaires, des douleurs articulaires et des maux de tête.
Son médecin lui prescrit des **antalgiques** et des antipyrétiques. Mais, trois jours plus tard, la fièvre persiste et son état général se dégrade ; le médecin constate une cyanose et une altération de la conscience. Le patient souffre également d'une toux, d'une **dyspnée** importante accompagnée d'**expectorations** purulentes et d'une **tachypnée**. Lors de l'auscultation, le médecin décèle des râles crépitants, signe d'une surinfection respiratoire basse.
Montrant des signes d'insuffisance respiratoire aigüe, Monsieur Z est hospitalisé.
Le document 6 montre deux micrographies au microscope électronique à balayage de la surface de l'épithélium de la muqueuse chez un sujet sain (**micrographie a**) et chez un sujet infecté par le virus de la grippe (**micrographie b**).

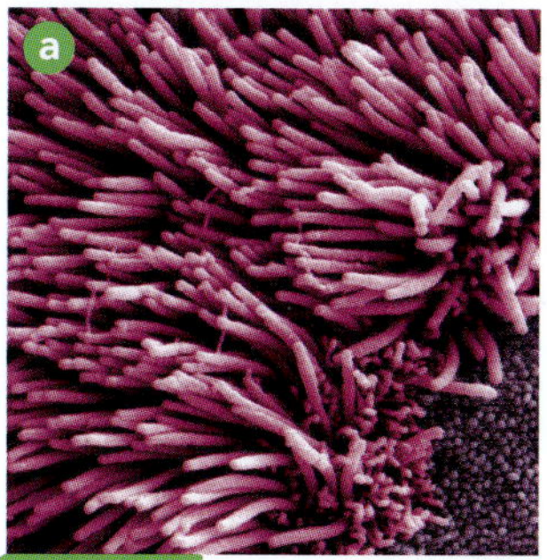

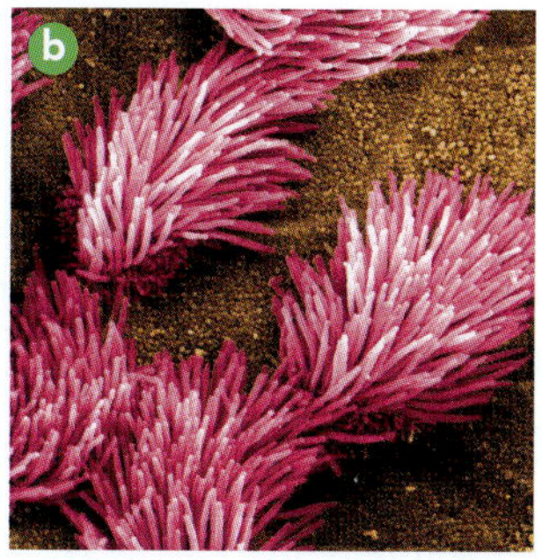

Doc. 6 Micrographies de l'épithélium bronchique

1. Indiquer le terme médical correspondant à chacune des quatre expressions soulignées et définir les cinq termes en caractère gras du texte ci-contre.
2. Comparer ces deux micrographies. Expliquer la survenue de la surinfection respiratoire de Monsieur Z.

À son arrivée à l'hôpital, on mesure chez Monsieur Z la saturation en O_2 de l'hémoglobine (notée $SaSO_2$) et la pression partielle exercée par le CO_2 dissous dans le sang artériel (PCO_2).
Le **document 7** compare les valeurs mesurées chez Monsieur Z à celles d'un sujet sain.

Doc. 7 Effets du tabagisme actif sur l'organisme

	Valeurs chez Monsieur Z	Valeurs chez un sujet sain
$SaSO_2$ (en %)	89	95 à 98
PCO_2 (en mm Hg)	60	35 à 45

3. Analyser les données du tableau en utilisant les termes médicaux appropriés.
4. Monsieur Z présente deux signes cliniques en lien avec les valeurs du **document 7**. Repérer ces signes dans le texte d'introduction et les expliquer.

Dans un premier temps, l'équipe médicale met en place une oxygénothérapie.

5. Déduire l'intérêt de l'oxygénothérapie.

Exercice 7 Effet du monoxyde de carbone sur l'organisme d'un fumeur

L'analyse de la fumée de tabac montre, entre autres constituants : de la nicotine, du monoxyde de carbone (CO), des goudrons, des substances irritantes.
On compare chez des fumeurs et chez un non-fumeur la capacité de transport du dioxygène par l'hémoglobine (= Hb). Les résultats sont consignés dans le **document 8** (page suivante).

	mL d'O_2/g d'Hb	mL de CO/L de sang
Non fumeur	1,33	2,8
Fumeur léger	1,28	5
Gros fumeur	1,21	22

Doc. 8 Capacité de transport du dioxygène par l'hémoglobine en fonction du degré de tabagisme

1. Analyser les résultats du document 8.
2. Schématiser et légender la molécule d'hémoglobine. Indiquer le site de fixation du dioxygène sur le schéma de la molécule.
3. Indiquer le rôle essentiel de l'hémoglobine dans l'organisme. Expliquer ce rôle au niveau des poumons et des tissus.
4. Expliquer l'effet du monoxyde de carbone sur le transport du dioxygène dans le sang. En déduire son mode de transport.
5. Présenter l'effet du tabagisme sur le transport du dioxygène par l'hémoglobine.
6. À partir des réponses précédentes, expliquer pourquoi un fumeur qui vient de fumer est plus vite essoufflé après un exercice physique qu'un non fumeur.

Exercice 8 Cas clinique d'un fumeur

Monsieur Y, 55 ans, est admis à l'hôpital pour réaliser un bilan de santé. Fumeur d'un paquet de cigarettes par jour depuis 30 ans, son interrogatoire révèle plusieurs problèmes médicaux : des précordialgies (lors d'un stress ou d'un effort) évoquant une angine de poitrine, des crampes à la marche faisant suspecter une artérite des membres inférieurs, des accès de toux avec des expectorations, surtout le matin, et une dyspnée d'effort, signes d'une bronchite chronique.

Différents examens paracliniques lui ont été sont prescrits, permettant ainsi d'affiner le diagnostic :

- un électrocardiogramme et une coronarographie ont révélé une sténose au niveau des artères des membres inférieurs ;
- une exploration fonctionnelle respiratoire, la spirométrie, et une gazométrie. Les résultats obtenus ont permis la mise en évidence d'une insuffisance respiratoire importante. Monsieur Y, veuf, vit chez sa fille qui fume également. Celle-ci a deux jeunes enfants qui présentent souvent des infections de la sphère ORL (oreille-nez-gorge). À ce jour, elle est enceinte de 7 mois.

1. Définir les termes médicaux soulignés dans le texte.
2. Quelles substances contenues dans la fumée de tabac sont à l'origine des expectorations de monsieur Y ?
3. Quelles informations obtenues par la gazométrie ont permis la mise en évidence d'une insuffisance respiratoire importante ?
4. Expliquer les infections fréquentes de la sphère ORL chez les petits-enfants de Monsieur Y.

Fiches techniques

Fiche technique

1. La radiographie

1 Définition

La radiographie est une technique d'imagerie médicale anatomique, basée sur l'utilisation des rayons X, permettant d'observer l'intérieur du corps.

2 Principe

La radiographie est une technique basée sur l'absorption des rayons X par les tissus de l'organisme en fonction de leur densité (= absorption différentielle). Certains tissus (= mous) se laissent traverser par les rayons X, qui viennent frapper le film photographique ou le récepteur sensible aux rayons X. On dit qu'ils sont radio-transparents. On obtient alors une image dans des contrastes de gris et de noir. L'image obtenue est sombre (clarté). D'autres tissus (= durs) ne se laissent pas traverser par les rayons X, ils les absorbent. Ils sont radio-opaques. Dans ce cas, l'image obtenue est blanche (opacité).

3 Intérêt

La radiographie permet :

- d'observer l'intérieur de l'organisme ;
- de diagnostiquer des fractures ;
- d'observer les vaisseaux sanguins (après injection d'un produit radio-opaque).

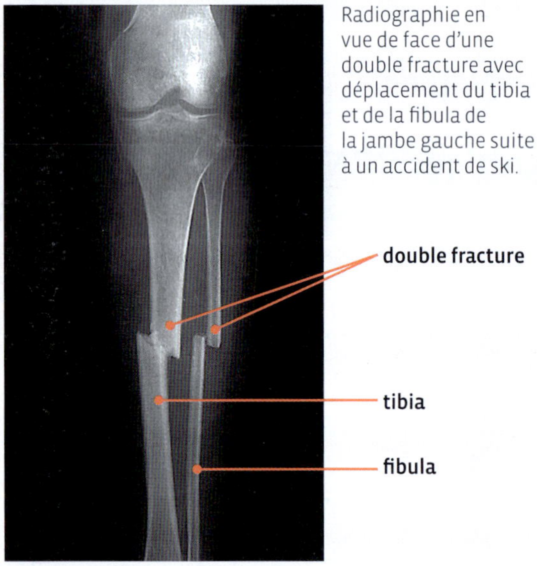

Radiographie en vue de face d'une double fracture avec déplacement du tibia et de la fibula de la jambe gauche suite à un accident de ski.

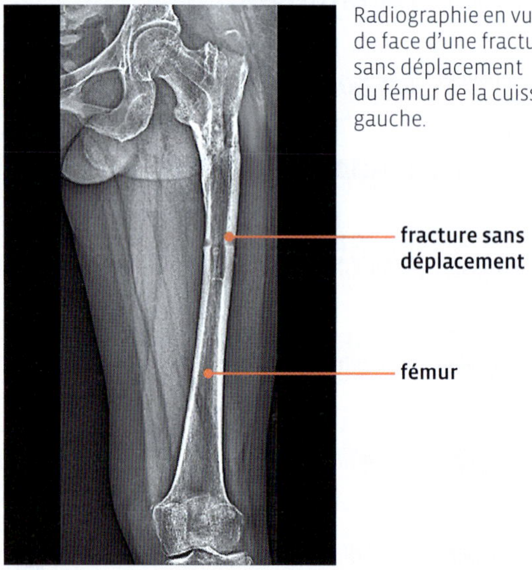

Radiographie en vue de face d'une fracture sans déplacement du fémur de la cuisse gauche.

Radiographie de factures

4 Avantages et inconvénients

La radiographie est un examen facile à réaliser, de première intention, avec ou sans préparation en fonction des organes observés.

En revanche, l'utilisation répétée des rayons X est nocive pour l'organisme. Ces examens sont déconseillés chez la femme enceinte et nécessitent une protection du personnel médical.

Fiche technique

2. La tomodensitographie ou scanographie

1 Définition

La tomodensitographie ou scanographie est une technique d'imagerie médicale, anatomique, basée sur l'utilisation des rayons X et permettant d'obtenir des images en coupe axiale, en associant la radiographie et l'informatique.

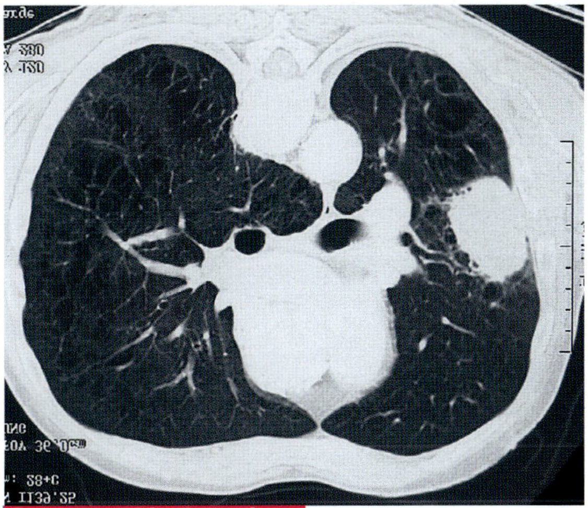

Scanographie thoracique

2 Principe

Le principe de cette technique est identique à celui de la radiographie. Il repose sur l'absorption des rayons X par les différents tissus en fonction de leur densité (différentielle). Le scanner est constitué d'un détecteur, un amplificateur et un ordinateur. Le patient est placé, allongé sur le dos, dans un tunnel. Un produit de contraste iodé est généralement injecté au pli du bras pour améliorer la qualité des images.

Les rayons X sont émis par un tube radiogène qui tourne autour du patient et permet de balayer le corps entier suivant des coupes transversales. Le film photographique est remplacé par des détecteurs électroniques qui envoient les informations à un ordinateur, lequel les analyse et construit des images dans des contrastes de gris ou noir.

Cette technique permet d'obtenir des images du corps en coupes très fines. Les images en trois dimensions des organes sont reconstruits grâce à un système informatique à partir des coupes axiales.

3 Intérêt

La tomodensitographie ou scanographie présente un intérêt diagnostique :

- au niveau du crâne : il permet de diagnostiquer un traumatisme ou une tumeur, d'étudier la sphère ORL ou l'état des vaisseaux après un AVC ;
- au niveau des os : il permet de diagnostiquer une lésion traumatique, une tumeur, une hernie discale ;
- au niveau du thorax : il permet de diagnostiquer des pathologies pulmonaires (emphysème, tumeur, tuberculose…) ;
- au niveau du corps entier : il permet de réaliser un bilan d'extension en cancérologie, afin de voir d'éventuelles métastases sur d'autres organes que celui affecté, et en hématologie.

4 Avantages et inconvénients

L'irradiation est plus faible qu'avec une radiographie. L'image est très précise. On peut avoir des vues en coupe axiale et visualiser les organes mous. Le télédiagnostic est possible. On peut reconstituer en 3D les zones exploitées.

En revanche, cette technique est contre-indiquée chez les femmes enceintes, du fait de l'exposition du patient aux rayons X. De plus, c'est un examen long, qui nécessite de rester immobile. Il présente également un risque d'allergie (produit de contraste) et c'est un examen coûteux.

3. L'imagerie par résonnance magnétique (IRM)

1 Définition

L'IRM est une technique d'imagerie médicale fonctionnelle basée sur l'utilisation d'un champ magnétique, qui permet d'obtenir des images en coupes axiales, frontales et sagittales du corps humain.

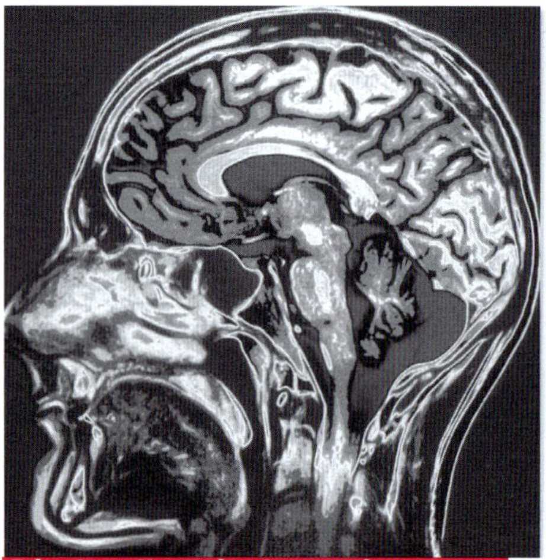

Résultat d'une étude par résonnance magnétique

2 Principe

Son principe est basé sur l'utilisation d'un champ magnétique tournant puissant et d'un électro-aimant. Le patient est allongé sur une table d'examen motorisée. Il ne doit pas bouger lorsque la table se déplace automatiquement. Dans le champ magnétique, et soumis à une impulsion de radiofréquence particulière, les noyaux des atomes d'hydrogène des molécules des tissus s'orientent et entrent en résonnance. Dès que le champ magnétique est éteint, les atomes d'hydrogène restituent l'énergie emmagasinée sous forme de signaux qui sont analysés par l'ordinateur. La vitesse de restitution dépend de la nature du tissu. Les signaux sont traduits sous la forme d'une image en noir et blanc. Plus le tissu contient de l'eau, plus l'image est noire. Par exemple, le liquide céphalorachidien apparaît en noir.

L'examen dure entre 20 minutes et 1 heure, et nécessite la coopération du patient.

3 Intérêt

L'IRM permet d'examiner le corps par coupes dans toutes les directions. C'est une technique précise, idéale pour l'exploration du système nerveux. Elle permet le diagnostic des maladies neurologiques inflammatoires (sclérose en plaque, maladie d'Alzheimer, etc.) et, réalisé en urgence, d'un AVC et de son étendue. Elle permet l'exploration de la moelle épinière, du rachis (cervical, dorsal, lombaire) avec recherche des hernies discales ou lésions traumatiques. L'IRM est aussi utilisée pour de nombreux organes : le foie, les os, les muscles, etc.

4 Avantages et inconvénients

L'IRM est un examen facile à réaliser et sans danger : elle n'expose pas aux rayons X et ne présente pas de risque d'allergie (pas de produit de contraste). C'est une technique d'une grande précision qui permet l'obtention de coupes dans toutes les directions.

L'examen est contre-indiqué chez les personnes portant des objets métalliques, un stimulateur cardiaque, des clips vasculaires chez les patients opérés d'un anévrisme cérébral ou des corps étrangers intraoculaires. C'est un examen long et bruyant, qui oblige à rester immobile. De plus, il est coûteux et nécessite de longs délais d'attente.

4. La fibroscopie

1 Définition

La fibroscopie (endoscopie) est la méthode d'exploration anatomique et histologique du tube digestif. Elle permet l'observation directe de la paroi interne d'un organe creux et les prélèvements (biopsies).

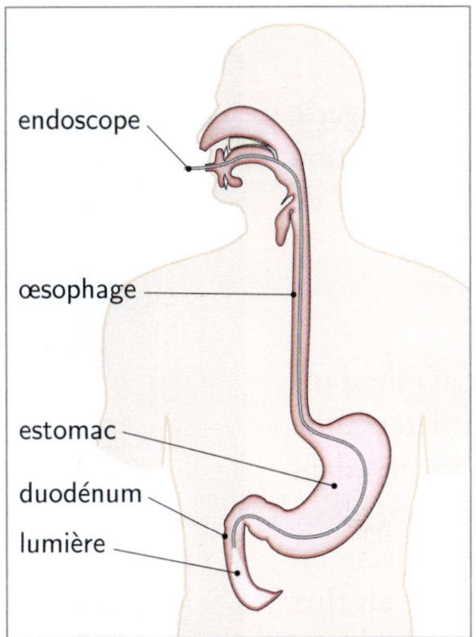

Endoscopie digestive haute

2 Principe

La fibroscopie consiste à introduire le fibroscope dans une cavité naturelle (bouche, anus). L'endoscope est un petit tuyau, souple, formé d'une gaine étanche (40 à 160 cm de long, 5 à 12 millimètres de diamètre). Il se compose de plusieurs fibres optiques, conduisant la lumière vers la zone observée et vers une mini caméra. Les images filmées sont retranscrites sur un écran, et directement observables.

3 Intérêts

La fibroscopie réalisée suite à un signe d'appel présente un double intérêt diagnostique et thérapeutique.

	Fibroscopie haute	Fibroscopie basse (coloscopie)
Signe d'appel	• Difficulté à déglutir (dysphagie) • Douleurs digestives hautes • Saignements digestifs (hématémèse) • Suspicion d'une lésion	• Présence de sang rouge (rectorragie) ou de sang noir (méléna) • Troubles du transit intestinal (diarrhée ou constipation)
Intérêts diagnostiques	• Observation de la muqueuse, prélèvements de tissus (biopsies) • Analyse au microscope en laboratoire d'anatomopathologie	
	• Inflammation de la muqueuse de l'œsophage (œsophagite) ou de l'estomac (gastrite) • Pathologies du duodénum (ulcère)	• Inflammation de la muqueuse (colite) • Petites hernies de la paroi (diverticules) • Tumeurs bénignes (polypes) ou malignes • Occlusions (volvulus du côlon pelvien) • Siège d'une sténose
Intérêts thérapeutiques	• Traitement ou ligature de varices œsophagiennes • Extraction d'un corps étranger (cacahuète…) • Dilatation d'un rétrécissement • Coagulation d'ulcères hémorragiques • Mise en place d'une prothèse • Ponction de poches liquides	• Ablation de polypes • Coagulation de lésions hémorragiques

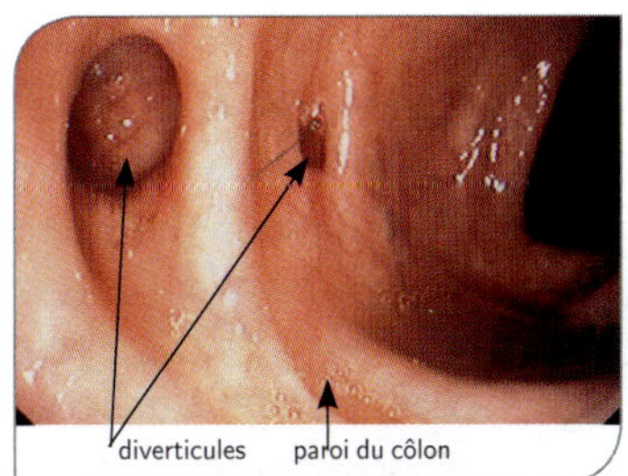

Diverticules du côlon

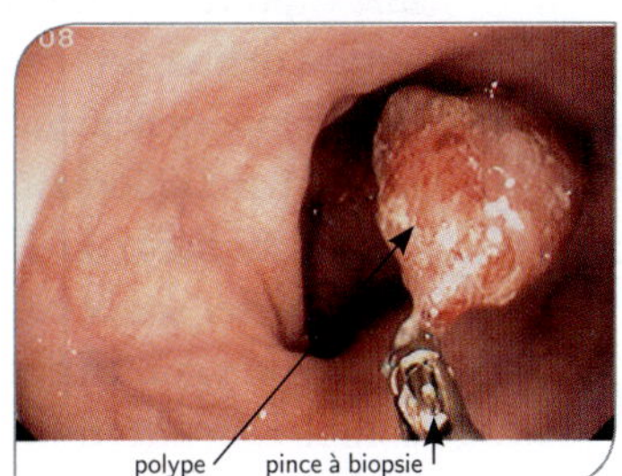

Tumeur bénigne du côlon

4 Risques

La fibroscopie peut donner lieu à :

- une hémorragie, une perforation ou une infection provoquées par le passage de la sonde ;
- des troubles du rythme cardiaque.

Toutefois, les risques liés à cette technique d'exploration invasive sont extrêmement rares.

5. L'angiographie

1 Définition

L'angiographie est une technique d'imagerie médicale qui utilise les rayons X après injection dans les vaisseaux sanguins d'un produit de contraste, généralement l'iode.

2 Principe

Après une anesthésie locale (générale dans certains cas), on introduit un cathéter (tube semi-rigide d'environ 1 mm de diamètre) dans un vaisseau, soit une artère fémorale au pli de l'aine, soit une veine du pied. On injecte un produit de contraste qui se mélange au flux sanguin. Une table mobile est déplacée sous un bras articulé en forme de C qui contient un tube à rayons X (sous la table) et une caméra (au-dessus). Les rayons X sont absorbés par le produit de contraste et le système vasculaire devient visible. Il apparaît en blanc. La caméra montre simultanément les artères (ou veines) injectées sur un écran. Le bras peut être déplacé pour obtenir des vues différentes de la même artère (ou veine). Les images obtenues sont informatisées et mémorisées.

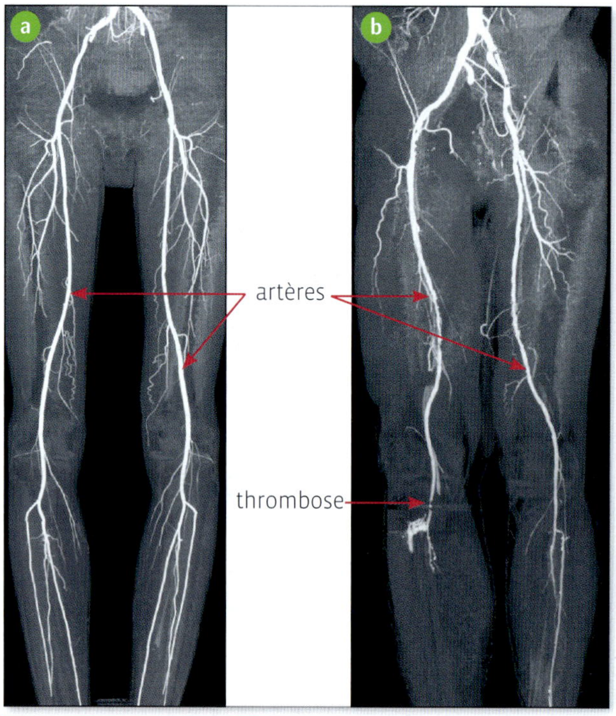

Angiographie des artères fémorales : a saines ; b atteintes de thrombose

L'exploration des artères est qualifiée d'artériographie, celle des veines de phlébographie.

3 Intérêt

L'angiographie présente un double intérêt diagnostique :

- identifier les pathologies vasculaires en ayant un diagnostic de certitude : les rétrécissements ou sténoses (plaque d'athérome ou thrombose) ; les anévrismes (hernie artérielle pouvant conduire à une rupture) ; les angiomes (réseau diffus d'artérioles) ;
- aider à définir un traitement endovasculaire, chirurgical ou médicamenteux.

Elle présente également un intérêt thérapeutique :

- traiter par angioplastie (traitement des vaisseaux), par dilatation d'une sténose, au moyen d'un ballon gonflable du diamètre exact du vaisseau, placé au niveau du rétrécissement puis gonflé. On peut insérer sur ce ballon un stent (sorte d'anneau cylindrique ou maillage hélicoïdal qui reste en place après gonflage du ballon et maintient ouverte la lumière du vaisseau) ;
- combler un anévrisme par des stents pour renforcer les vaisseaux et éviter qu'ils se rompent ;
- emboliser (boucher) des malformations artério-veineuses (MAV). Au moyen d'une colle à prise rapide, les artérioles sont bouchées, supprimant ainsi toute circulation lorsque celles-ci alimentent une tumeur.

4 Inconvénients

L'angiographie est une méthode invasive car elle nécessite un cathétérisme et une anesthésie. Ses principales complications sont thromboemboliques. Cet examen peut entraîner en particulier un infarctus du myocarde. Il est contre-indiqué chez les femmes enceintes et les patients souffrant d'insuffisance rénale.

6. L'échographie

1 Définition

L'échographie est une technique d'exploration de l'organisme basée sur la réflexion des ultrasons sur les tissus.

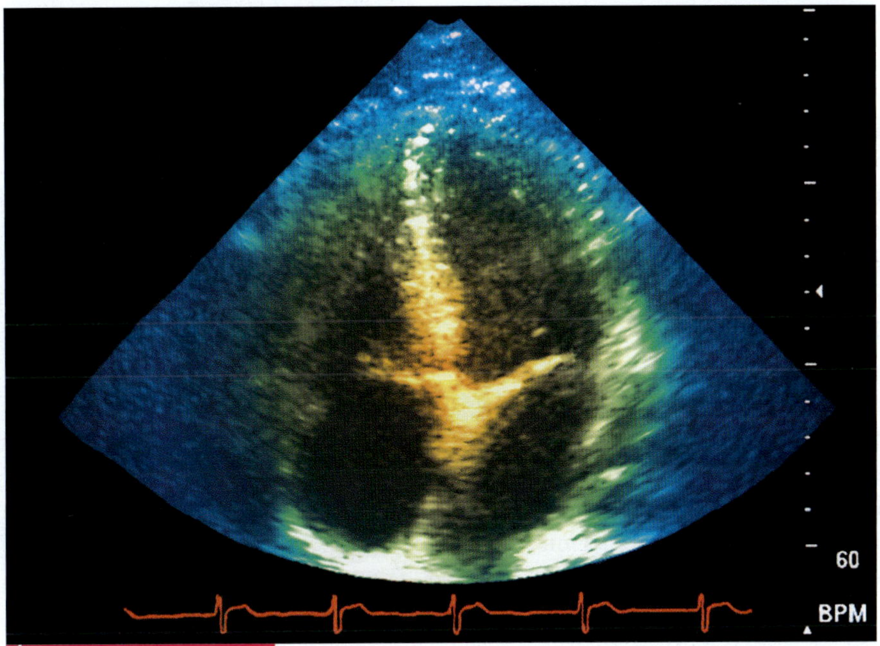

Échographie cardiaque

2 Principe

Un gel aqueux facilitant la transmission des ultrasons est appliqué sur la peau en regard de l'organe à explorer. La sonde émettrice-réceptrice émet des ultrasons qui se propagent et se réfléchissent sur les tissus. Les échos sont recueillis par la sonde, transformés en signaux électriques, amplifiés, visualisés sous forme de points plus ou moins lumineux sur un écran. On obtient des coupes de l'organe dans les différents plans de l'espace.

L'image est observée sur un écran, enregistrée sur vidéo ou imprimée sur papier.

C'est une méthode non invasive et indolore qui permet d'explorer les organes mous.

Les liquides sans particules apparaissent en noir, ceux avec particules comme le sang apparaissent en gris plus ou moins homogène. Les structures solides comme les os apparaissent en blancs. Les tissus mous sont plus ou moins échogènes et apparaissent en plus ou moins blancs.

3 Intérêt

L'échographie permet d'étudier de nombreux organes de l'abdomen (foie, rate, pancréas, rein), du petit bassin (vessie, utérus, ovaires…), du cou (thyroïde), ainsi que les vaisseaux sanguins, les ligaments, le cœur et les seins.

Elle permet de rechercher des anomalies (tumeurs, kystes, malformations) et de guider des prélèvements (ponctions, biopsie) à visée histocytologique et la mise en place de cathéters de drainage.

L'échographie cardiaque permet :
- d'observer la morphologie du myocarde en mouvement au cours d'un cycle cardiaque (taille et épaisseur des parois, éjection systolique) et de s'assurer de la bonne contractilité du cœur ;
- d'observer les gros vaisseaux ;
- de vérifier la perméabilité des valves cardiaques.

7. Le doppler

1 Définition

Le doppler est une technique qui utilise la réflexion des ultrasons sur un obstacle mobile. Il permet de mesurer la vitesse d'écoulement et la quantité de sang des débits sanguins.

2 Principe

Une sonde en forme de stylo émettant des ultrasons est appliquée en regard de la région à examiner. L'onde d'ultrasons se propage dans les tissus et est renvoyée sous la forme d'un écho par les différents organes qu'elle rencontre. Ce signal est analysé et transformé en un son, une courbe ou une couleur (comme dans la photo ci-contre) reflétant les vitesses de circulation sanguine. Couplé à l'échographie, le doppler constitue l'échographie Doppler ou l'échodoppler. C'est un examen qui allie l'effet Doppler, permettant de quantifier les vitesses de circulation, à l'échographie, permettant de visualiser les structures vasculaires. Il donne une image du vaisseau.

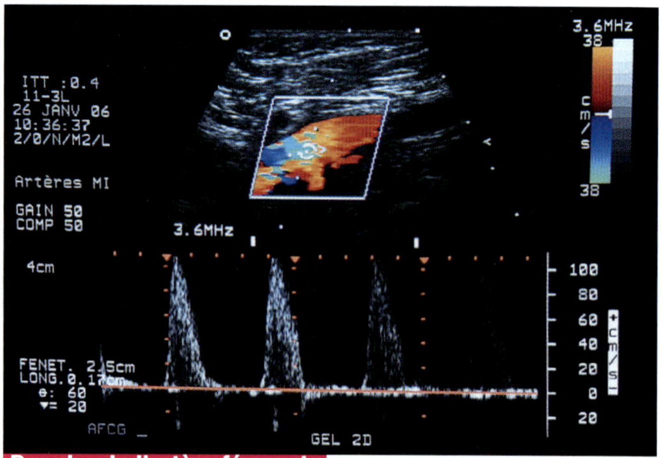

Doppler de l'artère fémorale

3 Intérêt

Le Doppler renseigne sur les conditions d'écoulement du sang et d'irrigation des organes. Il recherche des perturbations du flux sanguin pouvant être en rapport avec un obstacle ou un rétrécissement du vaisseau observé. Il peut s'agir d'un caillot bloqué dans une veine (phlébite) ou d'un rétrécissement du calibre (sténose) d'une artère (plaques d'athérome).

L'échodoppler couleur permet un repérage des structures vasculaires et une localisation rapide des zones de turbulences. Il facilite la distinction entre thrombose et sténose.

4 Avantages et inconvénient

Le Doppler est un examen qui ne nécessite pas de préparation du patient. Il est non invasif, indolore, non dangereux, simple à réaliser et peu coûteux. Il permet de localiser et de quantifier les emboles.

Le seul inconvénient du Doppler est de mesurer la vitesse du sang dans un vaisseau alors que celle-ci dépend du type de vaisseau et de son calibre.

8. La scintigraphie

1 Définition

La scintigraphie est une technique d'imagerie médicale fonctionnelle, basée sur la détection de radiations émises par une substance radioactive spécifique d'un organe (thallium ou technétium pour le cœur), qui a été introduite dans l'organisme et absorbée par les cellules vivantes d'un tissu ou d'un organe (cardiomyocytes pour le cœur).

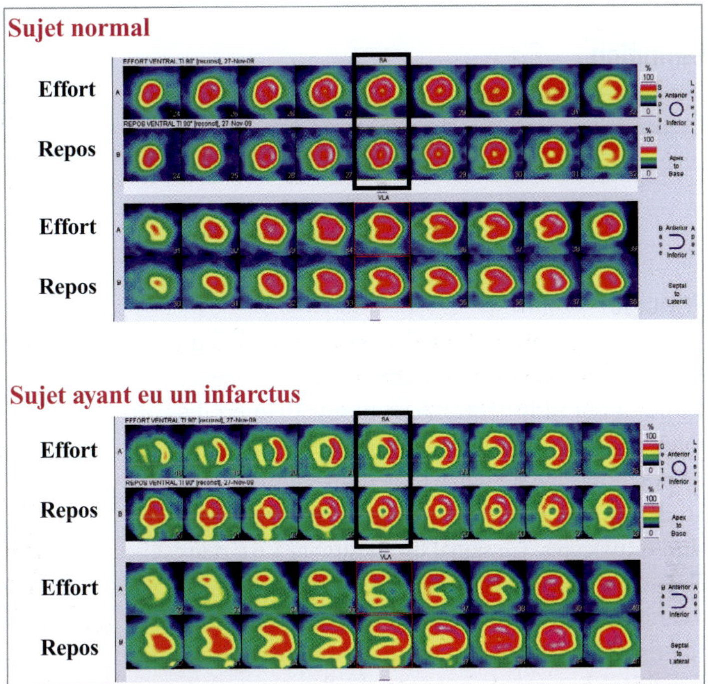

Scintigraphie cardiaque d'un sujet normal et d'un sujet ayant eu un infarctus

2 Principe

La scintigraphie consiste à injecter, par voie intraveineuse, une substance faiblement radioactive, en fonction du poids et de l'âge du patient. Apporté par la circulation, le traceur se fixe passivement sur les cellules spécifiques. Les cellules émettent un rayonnement en fonction de la quantité de traceur fixé, qui est transformé en signaux électriques (points scintillants) par une gamma caméra. Les données traitées par ordinateur permettent la production d'images où l'on peut reconnaître l'anatomie de l'organe.

Dans la scintigraphie cardiaque, le thalium apporté par la circulation coronaire se fixe sur les cardiomyocytes. L'examen est réalisé au repos ou lors d'un effort.

La scintigraphie est normale si les points scintillants ont une répartition homogène.

On parle de :

- zones d'hyperfixation (= points chauds) si le nombre de points scintillants est élevé. Ces zones peuvent révéler une infection, une tumeur, un remaniement osseux, une sécrétion anormalement élevée d'hormones, etc. ;
- zones d'hypofixation (= points froids) si le nombre de points scintillants est faible. Ces zones peuvent indiquer la destruction d'un tissu ou une mauvaise irrigation d'un organe.

Exemple de la scintigraphie cardiaque

Si le cœur est sain, il y a hyperfixation : la substance radioactive, représentée en rouge sur l'image, se fixe partout. Si le tissu est nécrosé après un infarctus, il y a hypofixation (la substance radioactive se fixe peu).

3 Intérêt

La scintigraphie présente l'intérêt diagnostique :

- de détecter et localiser une ischémie myocardique, c'est-à-dire un défaut d'irrigation au niveau du muscle cardiaque, le plus souvent secondaire à un rétrécissement du diamètre des artères coronaires ;
- de mettre en évidence une zone de nécrose ;
- de détecter le tissu myocardique viable après un infarctus ;
- d'étudier la contraction myocardique et calculer la fraction d'éjection systolique.

Fiche technique

9. L'électrocardiogramme (ECG)

1 Définition

Un électrocardiogramme est un enregistrement de l'activité électrique du cœur au cours de cycles cardiaques.

2 Principe

Le principe de mesure de l'activité électrique du cœur est basé sur l'enregistrement de la différence de potentiel (ddp) entre deux points diamétralement opposés par rapport au cœur. Cette différence de potentiel crée un signal qui est directement relié au déplacement de l'impulsion électrique dans les cardiomyocytes. Ce signal est mesuré grâce à deux électrodes collées à la surface de la peau.

Au repos, les cardiomyocytes sont chargés négativement et polarisés. Lorsqu'ils sont stimulés, ils se dépolarisent. Les potentiels d'action qui en résultent sont enregistrés par des électrodes, placées en différents points du corps appelés dérivations.

Cet enregistrement indirect de l'activité électrique du cœur est appelé électrocardiogramme (= ECG). Il comprend douze dérivations dont le positionnement est standardisé.

L'électrocardiogramme est un tracé constitué de 5 ondes P, Q, R, S (= complexe QRS) et T. Les modifications des ondes du tracé permettent de détecter des anomalies de la contraction cardiaque.

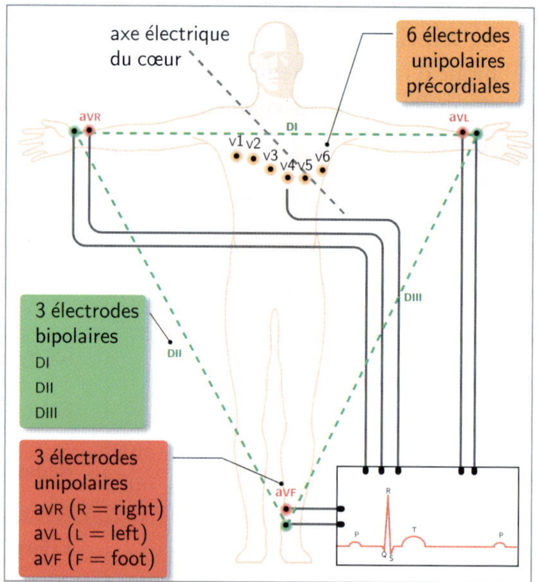

Emplacement des dérivations lors de l'enregistrement de l'activité électrique du cœur

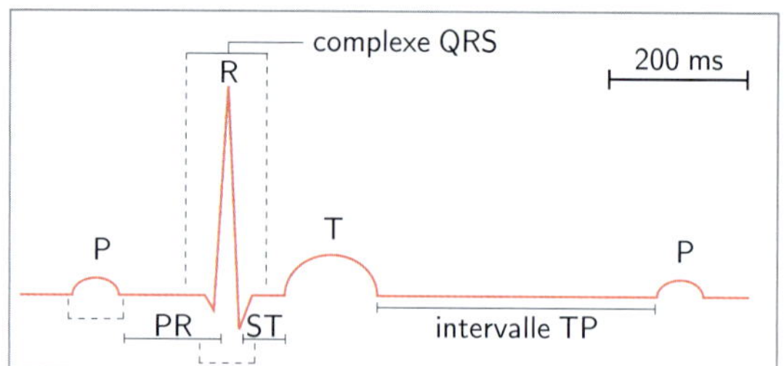

Électrocardiogramme normal

3 Intérêt

L'électrocardiogramme renseigne sur :

- les anomalies de fréquence. La distance qui sépare deux ondes consécutives de l'ECG donne des indications sur la fréquence cardiaque : rapide (supérieure à 100 bpm = tachycardie), normale ou lente (inférieure à 60 bpm = bradycardie) ;
- les anomalies de rythme. Le rythme peut être régulier ou irrégulier, présenter des systoles supplémentaires ou extrasystoles, des pauses ou des blocs. Dans les blocs auriculo-ventriculaires, les oreillettes sont toujours entraînées par le nœud sinusal, mais les ventricules battent plus lentement. On peut y remédier en plaçant un stimulateur cardiaque (pacemaker) ;
- les lésions partielles du myocarde, qui correspondent à une nécrose, suite à une insuffisance d'apport de sang au muscle cardiaque (= ischémie myocardique) dans l'infarctus du myocarde. Le segment ST est plus élevé et l'onde Q de nécrose est plus négative.

Fiche technique

10. La spirométrie

1 Définition

La spirométrie est un examen faisant partie des EFR (Explorations fonctionnelles respiratoires). Elle est destinée à évaluer la fonction respiratoire d'une personne en la comparant à un sujet sain.

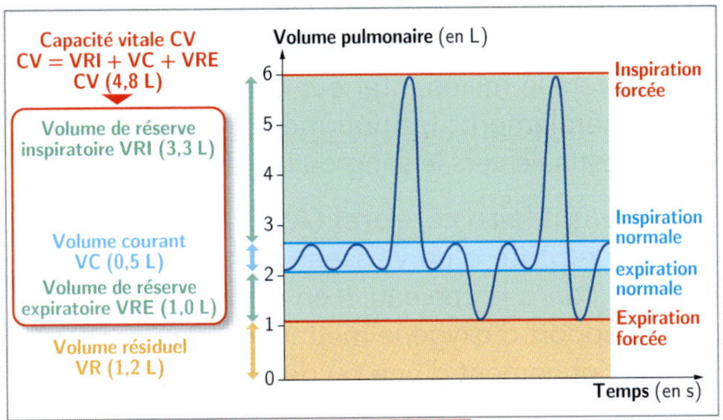

Tracé spirométrique d'un sujet sain

2 Principe

Le patient inspire et expire plusieurs fois dans un spiromètre, puis il réalise une inspiration forcée suivie d'une expiration forcée. Les mesures obtenues renseignent sur le volume courant et sur les volumes de réserve inspiratoire et expiratoire. La spirométrie mesure également le volume d'expiration maximal en une seconde (= VEMS) et le volume gazeux maximal (= capacité vitale forcée) obtenus lors d'une expiration forcée et faisant suite à une inspiration profonde.

3 Intérêt

La spirométrie permet de calculer l'indice de Tiffeneau. Il s'agit du rapport VEMS/CVF. Sa valeur est supérieure à 70 % chez un sujet sain.
La diminution du rapport VEMS/CVF (= rapport de Tiffeneau) à une valeur inférieure à 70 % révèle les troubles de la ventilation de nature obstructive observables chez les asthmatiques.

4 Volumes et capacités pulmonaires à partir d'un spirogramme

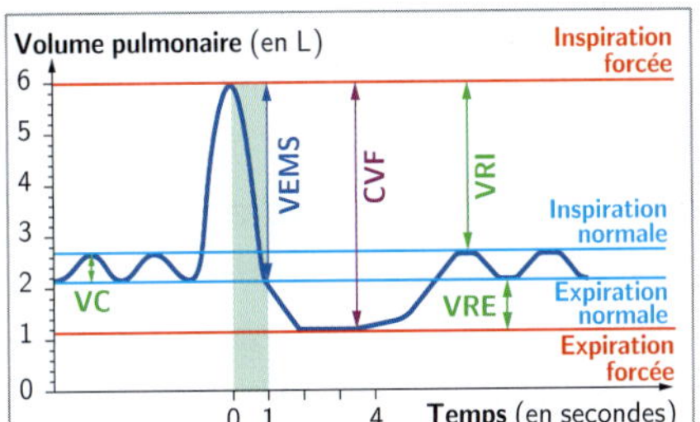

Tracé spirométrique sujet sain

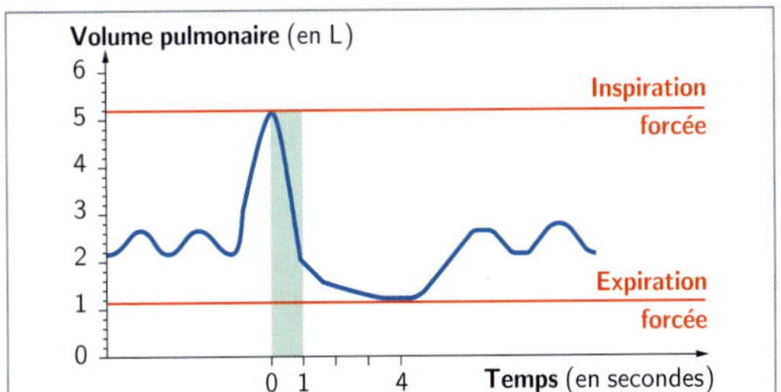

Tracé spirométrique sujet asthmatique

Sujet sain
VC : 2,7 L - 2,2 L = 0,5 L
VRI : 6 L - 2,7 L = 3,3 L
VRE : 2,2 L - 1,2 L = 1 L
VEMS : 6 L - 1,8 L = 4,2 L
CVF : 6 L - 1,2 L = 4,8 L

Rapport de Tiffeneau :
VEMS/CVF : 87 %

Sujet asthmatique
VC : 2,7 L - 2,2 L = 0,5 L
VRI : 5,2 L - 2,7 L = 2,5 L
VRE : 2,2 L -1,2 L = 1 L
VEMS : 5,2 L - 2,8 L = 2,4 L
CVF : 5,2 L - 1,2 L = 4 L

Rapport de Tiffeneau :
VEMS/CVF : 60 %
VEMS/CVF < 70 % : syndrome obstructif

A

Absorption : mécanisme de transport d'une substance vers le milieu intérieur de l'organisme. Généralement : les nutriments, de la lumière intestinale vers le sang ou la lymphe.

Accident vasculaire cérébral (AVC) : obstruction ou rupture d'un vaisseau transportant du sang dans le cerveau. Il en résulte un manque d'apport d'oxygène mettant en danger le fonctionnement d'une ou de plusieurs zones du cerveau.

Acide aminé : molécule organique comportant un groupe acide carboxylique (-COOH) et un groupe amine (-NH_2) porté par le même carbone.

Acide aminé essentiel : acide aminé ne pouvant pas être synthétisé par l'organisme et devant être apporté par l'alimentation.

Acide gras : molécule biologique à chaîne carbonée linéaire de formule générale CH_3-(CxH_2n)-COOH. La chaîne est saturée si $2n = x$, et insaturée si $2n < x$.

Acide gras essentiel : acide gras non synthétisable par l'organisme humain mais indispensable à son bon fonctionnement, et qui doit être fourni par l'alimentation : acide linoléique = omega-6, acide linoléique = omega-3, acide arachidonique.

Acide gras insaturé : acide gras comprenant une ou plusieurs doubles liaisons dans la chaîne carbonée.

Acide gras saturé : acide gras dont toutes les liaisons entre les atomes de carbone constituant la chaîne carbonée sont simples et dont les atomes de carbone sont saturés en hydrogène. Ex. : beurre, crème saindoux

Adventice : couche de tissu conjonctif qui recouvre la paroi externe de certains organes creux du tube digestif, tels que l'œsophage.

Aire corticale : région délimitée du cortex cérébral capable de traiter les informations qu'elle reçoit. On distingue les aires primaires, qui reçoivent des informations provenant des récepteurs sensoriels, et les aires secondaires, ou d'association, qui reconnaissent et interprètent ces informations.

Alactasie : déficit total ou partiel de production de la lactase intestinale, enzyme digestive qui hydrolyse le lactose.

Aliment : substance qui sert à la nutrition de l'organisme. Il est composé de différentes molécules organiques et substances minérales. On distingue les aliments simples (ex. : sel) et les aliments composés (ex. : pain).

Aliment complet : aliment composé de différentes biomolécules, en quantité et qualité suffisantes pour couvrir les besoins d'un organisme.

Aliment composé : aliment composé de plusieurs catégories de biomolécules.

Aliment simple : aliment composé d'une seule catégorie de biomolécules.

Amidon : polyoside, polymère du glucose, qui est un monomère. C'est la forme caractéristique de stockage du glucose chez les végétaux.

Amnésie : perte partielle ou totale de la mémoire.

Amylase salivaire (ptyaline) : enzyme qui hydrolyse l'amidon et le glycogène en dextrines et en maltose.

Amyotrophie : diminution de volume des muscles striés squelettiques.

Anamnèse : renseignements sur une maladie, fournis par le malade ou sa famille. Partie de l'étude clinique.

Anatomie : science qui étudie la structure et la morphologie des êtres vivants.

Anatomopathologie : étude en laboratoire des modifications structurales des organes à partir d'un prélèvement de tissu (= biopsie).

Androïde : qui ressemble à un homme, qui présente des caractères masculins.

Anémie : diminution de la quantité d'hémoglobine dans les globules rouges ou diminution de la quantité de globules rouges dans le sang.

Anévrisme : dilatation localisée de la paroi d'une artère.

Angiographie : radiographie des vaisseaux après injection d'un produit de contraste opaque aux rayons X.

Angioplastie : opération chirurgicale destinée à reconstituer un vaisseau sanguin.

Angor (= angine de poitrine) : syndrome douloureux, angoissant, qui apparaît à la suite d'un effort et qui est lié à une mauvaise oxygénation du myocarde.

Anorexie : perte ou diminution de l'appétit.

Anoxémie : diminution très importante de la quantité d'oxygène transportée par le sang.

Anoxie (= hypoxie) : diminution très importante de l'apport en dioxygène au niveau des cellules et des tissus.

Antiagrégant : médicament qui diminue l'agrégation plaquettaire et inhibe la formation du thrombus.

Anticoagulant : médicament qui empêche la coagulation.

Apathie : insensibilité, caractère d'une personne indifférente à l'émotion ou au désir.

Aphasie : perte partielle ou totale de la faculté de s'exprimer et de comprendre le langage. L'origine de l'aphasie est une lésion d'une aire cérébrale.

Apnée : arrêt temporaire de la respiration.

Appareil : ensemble d'organes assurant ensemble une fonction commune (ex. : appareil digestif).

Artère : vaisseau qui transporte le sang du cœur aux organes.

Artériosclérose : épaississement et durcissement de la paroi des artérioles, qui se bouchent et perdent leur élasticité.

Articulation : lieu de réunion de deux ou plusieurs os de forme complémentaire.

Arythmie : rythme cardiaque irrégulier.

Asthénie : affaiblissement de l'état général, absence de force. Grande fatigue.

Asthme : affection bronchique caractérisée par une dyspnée sifflante à l'expiration, une toux et une oppression thoracique. Maladie d'origine multifactorielle.

Athérogène : facteur qui favorise les dépôts d'athérome et entraîne le développement de la dégénérescence des artères.

Athérome : plaque fibrolipidique au niveau de l'intima.

Athérosclérose : maladie dégénérative de la paroi des artères de gros et de moyen calibre qui se caractérise par des dépôts lipidiques formant une plaque jaunâtre qui se sclérose et qui peut se calcifier ou s'ulcérer.

Atrophie : diminution du volume ou du poids d'un organe.

Avitaminose : toute affection qui survient lorsque l'organisme est privé d'une ou de plusieurs vitamines.

Axone : prolongement unique du corps cellulaire d'un neurone, responsable de la propagation de l'influx nerveux. Peut être entouré ou non d'une gaine de myéline.

B

Besoins énergétiques : énergie nécessaire pour le bon fonctionnement des cellules, des tissus, des organes d'un organisme.

Bile : liquide sécrété par le foie, stocké dans la vésicule biliaire et déversé dans l'intestin lors d'un repas. Elle joue un rôle important dans la digestion des lipides et dans l'excrétion des médicaments.

Biopsie : prélèvement d'un fragment de tissu chez un organisme vivant, qui est ensuite analysé au microscope en laboratoire.

Bloc auriculo-ventriculaire : trouble de la coordination entre les contractions des oreillettes et celles des ventricules.

Bol alimentaire : boulette d'aliments mâchés et imprégnés de salive, formée par la langue avant la déglutition.

Bradycardie : ralentissement du rythme cardiaque.

Bronchite : inflammation d'un segment ou de l'ensemble de la muqueuse des bronches.

C

Cachexie : maigreur extrême avec perte des principales fonctions de l'organisme.

Cardiomyopathie : toute affection du muscle cardiaque (= myocarde).

Cardiomyopathies ischémiques : terme générique regroupant tous les troubles et maladies cardiaques consécutifs à un arrêt ou à une réduction de l'irrigation sanguine du cœur, quel qu'en soit le mécanisme, mais généralement liés à l'athérosclérose coronarienne.

Carence : absence ou insuffisance d'un ou plusieurs nutriments essentiels pour le métabolisme et le développement de l'organisme.

Carence spécifique : carence liée à une seule catégorie de molécules.

Cellule : plus petite unité structurale et fonctionnelle du monde vivant caractérisée par la présence d'une membrane plasmique, d'un cytoplasme et d'un noyau qui renferme l'information génétique sous forme d'ADN.

Chorion : tissu conjonctif aréolaire localisé au niveau des muqueuses.

Chylomicron : structure sphérique constituée de lipoprotéines riches en triglycérides.

Circonvolutions cérébrales : replis du cortex cérébral qui en augmentent la surface.

Colite : inflammation de la paroi du côlon.

Coloscopie : examen endoscopique du côlon.

Commotion : traumatisme avec déplacement de la substance nerveuse.

Contusion : traumatisme avec destruction de la substance nerveuse.

Cortex cérébral : partie superficielle des deux hémisphères cérébraux, constituée de la substance grise.

Cyanose : coloration bleue de la peau et des muqueuses.

Cytologie : science qui étudie les cellules, leur structure et ultrastructure, et leur fonctionnement.

Cytoplasme : partie de la cellule composée du hyaloplasme et des organites, située entre la membrane plasmique et l'enveloppe nucléaire.

D

Débit cardiaque : volume de sang éjecté par chaque ventricule par minute ($mL.min^{-1}$).

Défibrillateur : appareil permettant de rétablir un rythme cardiaque normal par choc électrique.

Déficit enzymatique : absence complète d'une enzyme ou diminution partielle de son activité, attribuable à une mutation du gène codant cette enzyme.

Déglutition : passage du bol alimentaire dans l'œsophage.

Dendrite : prolongement ramifié du neurone, zone de réception et de transmission de l'influx nerveux vers le corps cellulaire.

Dénutrition : amaigrissement avec perte des réserves lipidiques et protidiques.

Diabète : maladie chronique qui se caractérise par un excès de sucre dans le sang (= hyperglycémie). Il est dû à des dysfonctionnements différents pour le diabète de type 1 et le diabète de type 2.

Dialyse : diffusion à travers une membrane poreuse.

Diarrhée : émission de selles liquides fréquentes.

Diffusion : passage de différentes substances (moléculaires ou gazeuses) à travers les membranes, du milieu où leur concentration (pression partielle) est la plus élevée vers le milieu où elle est la plus faible. Elle suit le gradient de pression.

Digestion : ensemble des actions mécaniques et chimiques sur les aliments, jusqu'à leur transformation en molécules absorbables au niveau de l'intestin, et assimilables par les cellules.

Digitigrade : qui marche en appuyant ses orteils (doigts) sur le sol.

Dilacérer : déchirer, mettre en pièce, lacérer en petits morceaux.

Dimère : molécule formée par l'association de deux unités de base réunies par une liaison covalente.

Diverticule : hernie (petit sac ou poche) qui se développe aux dépens de la muqueuse d'un organe creux.

Doppler : méthode d'examen ultrasonore des vaisseaux reposant sur l'utilisation de l'effet Doppler appliqué à une source d'ultrasons se réfléchissant sur le sang en mouvement.

Dyspepsie : difficulté à digérer.

Dysphagie : difficulté à avaler ou à déglutir.

Dyspnée : difficulté respiratoire.

Dystrophie musculaire : maladie héréditaire se traduisant par la dégénérescence des cellules musculaires à la suite de la déficience ou de l'absence d'une protéine musculaire.

E

Échographie : technique d'imagerie médicale d'exploration de l'intérieur du corps basée sur les ultrasons. Elle permet de visualiser les organes mous en transformant les signaux émis par une sonde et réfléchis par les tissus sous forme d'échos en signaux électriques analysés par un ordinateur.

Électrocardiogramme (ECG) : tracé représentant l'ensemble des activités électriques du cœur en fonction du temps. Il comporte une succession d'ondes désignées par des lettres P, Q, R, S et T.

Embole : corps étranger qui migre dans la circulation sanguine jusqu'à son blocage dans un vaisseau trop étroit et responsable d'une interruption de la vascularisation du territoire tissulaire irrigué par ce vaisseau.

Embolie : oblitération d'un vaisseau par un corps étranger, appelé embole, entraîné dans la circulation sanguine.

Émulsion : dispersion d'un liquide insoluble dans un autre liquide.

Encéphale : partie du système nerveux central logé dans la boîte crânienne et formé de deux hémisphères cérébraux, du cervelet et du bulbe rachidien.

Endocrine : se dit d'une glande ou d'une cellule qui libère ses produits de sécrétion directement dans le sang.

Entérocyte : cellule de l'épithélium intestinal responsable de la digestion des aliments et de l'absorption des nutriments.

Enzyme : molécule biologique qui accélère la vitesse d'une réaction. Les enzymes sont des protéines spécifiques d'un substrat ou d'un type de réaction.

Enzymes cardiaques : enzymes contenues dans les cellules musculaires cardiaques libérées dans la circulation lorsque le muscle cardiaque est lésé (troponine, CPK-MB, transaminases, lactodéshydrogénase, etc.).

Épithélium : tissu formé de cellules jointives liées entre elles et reposant sur une lame basale, recouvrant la surface externe du corps ainsi que la surface des cavités et des tubes. Il assure des fonctions de protection, d'absorption et de sécrétion.

Escarre : lésion érosive, en particulier au niveau des points d'appui (fesses, talons, sacrum pour un sujet alité), entraînant une nécrose et une mortification des tissus.

Eupepsie : digestion normale.

Expectoration : rejet, par la bouche, de sécrétions provenant des voies respiratoires (= crachats).

F

Fibres alimentaires : constituants des aliments végétaux dépourvus de valeur nutritive, non absorbés au niveau de l'intestin grêle et parvenant inchangés dans le gros intestin. Ex. : la cellulose.

Fibroscopie : méthode d'exploration des cavités de l'organisme (endoscopie), par l'introduction d'un fibroscope par voie haute (la bouche, l'œsophage, l'estomac, jusqu'au duodénum) ou par voie basse (côlon).

Fibrose : augmentation pathologique du tissu conjonctif d'un organe.

Fracture : rupture traumatique spontanée de la continuité d'un os.

Fréquence cardiaque : nombre de révolutions cardiaques par minute.

G

Gastralgie : douleur au niveau de l'estomac.

Gastrite : inflammation de la muqueuse de l'estomac.

Gastroplastie : technique chirurgicale qui consiste à réduire le volume de l'estomac afin d'en diminuer la contenance.

Glande : cellule ou ensemble de cellules spécialisées dans la production de substances, qui seront libérées dans le sang (glandes endocrines) ou dans le milieu extérieur ou le tube digestif (glandes exocrines).

Glycogène : polysaccharide ramifié ressemblant à l'amylopectine, constitué de nombreuses molécules de glucose unies par des liaisons glycosidiques α-1,4 dans la portion linéaire et par des liaisons α-1,6 aux points de ramification. Il est surtout emmagasiné dans le foie et les muscles squelettiques.

Gonalgie : douleur au niveau du genou.

Gynoïde : qui ressemble à une femme, qui présente des caractères féminins.

H

Hématémèse : vomissement de sang issu de l'appareil digestif.

Hématose : échanges gazeux entre l'air et le sang au niveau des poumons.

Hémiplégie : paralysie partielle ou complète d'une moitié droite ou gauche du corps.

Hémoglobine : protéine constituée de quatre globines contenant chacune un hème capable de fixer réversiblement une molécule d'O_2. Elle est présente en grande concentration dans les érythrocytes. Elle sert essentiellement au transport de l'oxygène dans le sang.

Hémoptysie : crachement de sang provenant des voies respiratoires.

Hémorragie : écoulement du sang hors des vaisseaux sanguins.

Histologie : science qui étudie les tissus, leur structure et les cellules qui les composent.

Homéostasie : maintien à la valeur normale des différentes constantes physiologiques de l'individu (composition du sang, température, tonus cardio-vasculaire, pH).

Hormone : molécule chimique sécrétée par une glande endocrine, transportée par le sang, agissant à distance sur des cellules spécifiques appelées cellules cibles.

Hydrophile : qui aime l'eau, qui est attiré par l'eau.

Hydrophobe : qui n'aime pas l'eau, qui n'est pas soluble dans l'eau.

Hydrosoluble : se dit de composés qui se dissolvent dans l'eau.

Hypercapnie : augmentation du taux de dioxyde de carbone dans le sang.

Hypertension : tension artérielle supérieure à la normale.

Hypertonique : se dit d'une solution où la quantité de soluté est importante, et où la concentration est plus élevée que celle d'une autre solution de référence.

Hypotension : tension artérielle inférieure à la normale.

Hypotonique : se dit d'une solution où la quantité de soluté est faible, et où la concentration est plus faible qu'une autre solution de référence.

Hypoxémie : diminution du taux d'oxygène dans le sang.

Hypoxie : diminution de l'apport de dioxygène au niveau d'un tissu.

I

IMC (indice de masse corporelle) : valeur permettant d'estimer le degré d'obésité et d'évaluer les risques pour la santé. Il est défini comme étant le poids en kg divisé par le carré de la taille en mètre, exprimé en kg/m^2.

Incidence : nombre de cas de maladies ou de malades récemment apparus dans une période donnée, pour une population donnée, souvent sur un territoire donné.

Infarctus du myocarde (IDM) : nécrose plus ou moins étendue du myocarde, due à la diminution de l'apport en diooxygène aux cellules myocardiques suite à une thrombose d'une artère coronaire ou d'une de ses branches.

IRM (imagerie par résonance magnétique) : technique d'imagerie médicale basée sur l'utilisation d'un champ électromagnétique mettant en vibration les atomes d'hydrogène de l'organisme. Elle permet d'obtenir des vues en 2D ou en 3D de l'intérieur du corps humain.

Insaturé : qualifie un acide gras qui comporte une ou plusieurs doubles liaisons entre deux atomes de carbone (C=C). Un acide gras mono-insaturé comporte une seule double liaison et un acide gras polyinsaturé en comporte plusieurs.

Ischémie : diminution ou arrêt de la circulation du sang au niveau d'un tissu ou d'un organe.

Isomères : molécules ayant la même formule structurale brute mais des structures moléculaires développées différentes.

Isotonie : équilibre de concentration atteint par deux solutions séparées par une membrane semi-perméable.

J

Jonction neuromusculaire (ou plaque motrice ou synapse neuromusculaire) : zone de contact entre l'arborisation terminale d'un neurone et une cellule musculaire. Elle permet la transmission du message nerveux du neurone à la cellule musculaire.

K

Kwashiorkor : maladie due à une carence en protéines. Elle apparaît chez le jeune enfant après le sevrage (entre 18 mois et 2 ans), principalement en Afrique, quand le lait est remplacé par une alimentation à base de féculents. Les effets de la carence en protéines sont un retard de croissance, des œdèmes (ventre, membres), des troubles digestifs, de l'apathie, des défauts de pigmentation.

L

Lésion : dommage causé à la structure et au fonctionnement d'un tissu, d'un organe ou d'une partie du corps. Les causes peuvent être multiples : choc, brûlure, électrocution…

Lipides : molécules organiques insolubles dans l'eau, mais solubles dans les solvants organiques. Les principaux lipides sont les triglycérides, les phospholipides, les acides gras et le cholestérol.

Lombalgie : douleur au niveau des lombaires.

M

Macronutriments énergétiques : nutriments nécessaires au bon fonctionnement de l'organisme et présents en grande quantité (de l'ordre du gramme) : glucides, lipides, protides.

Malabsorption : ensemble des symptômes cliniques et biologiques résultant d'une diminution de l'absorption digestive d'un ou plusieurs nutriments.

Maladie neurodégénérative : maladie dégénérative affectant le système nerveux, en particulier le cerveau.

Malnutrition : ration alimentaire déséquilibrée en quantité et en qualité.

Maltose : disaccharide constitué de deux molécules de glucose unies par une liaison osidique. Principalement formé au cours de la digestion de l'amidon.

Marasme : état pathologique lié à une carence générale.

Médiateur chimique : molécule produite par une cellule et agissant sur une autre cellule possédant un récepteur spécifique de ce médiateur.

Méléna : présence de sang noir digéré dans les selles (évacuation de sang noir par l'anus).

Métabolisme : ensemble des réactions couplées se produisant dans les cellules de l'organisme. Il permet soit d'extraire l'énergie des nutriments (= catabolisme), soit de synthétiser les constituants nécessaires à la structure et au bon fonctionnement des cellules (= anabolisme).

Métabolisme basal : ensemble des réactions biochimiques se produisant dans l'organisme au repos et en état de veille.

Micelle : particule sphérique constituée de molécules lipidiques stabilisées en phase aqueuse par des sels biliaires.

Microbiote : ensemble des micro-organismes (bactéries) vivant dans un environnement spécifique. Microbiote intestinal = flore intestinale.

Microélément : nutriment sans valeur énergétique, mais vital pour l'organisme en petite quantité.

Micronutriment : nutriment nécessaire au bon fonctionnement de l'organisme en petite quantité (de l'ordre du milligramme). Ce sont essentiellement les vitamines et les minéraux.

Microscope : instrument optique permettant d'observer les objets invisibles à l'œil nu. Le microscope optique ou photonique utilise la lumière qui traverse l'objet à observer et permet de grossir l'échantillon observé jusqu'à 2 000x. Le microscope électronique utilise une source d'électrons qui traverse l'objet à observer à un pouvoir de résolution plus élevé et permet d'agrandir jusqu'à 200 000x.

Microvillosité : repli de la membrane plasmique que présentent certaines cellules épithéliales de façon à augmenter la surface d'échange avec le milieu extracellulaire.

Milieu intérieur : ensemble des liquides extracellulaires qui baignent les cellules de l'organisme. Il est constitué de deux liquides circulants, le plasma et la lymphe canalisée, et d'un milieu d'échange, la lymphe interstitielle ou liquide interstitiel.

Minéraux : substances qui constituent les cendres après combustion. Ils sont présents sous forme ionique : Ca^{2+}, Na^{+}, k^{+}, etc.

Moelle épinière : partie du système nerveux central située dans le prolongement de l'encéphale et logée dans la colonne vertébrale.

Molécule : composé chimique entrant dans

la constitution des êtres vivants (molécules organiques et minérales).

Monomère : molécule simple, unité de base des dimères et des polymères.

Muqueuse : tissu épithélial produisant du mucus et recouvrant les cavités de l'organisme en communication avec l'extérieur.

Myocyte : cellule musculaire.

Myopathie : toute affection des muscles.

N

Nécrose : mort d'une ou plusieurs cellules ou d'un tissu.

Neurone : cellule nerveuse spécialisée dans la formation et la conduction d'un influx nerveux.

Neurotransmetteur : substance chimique libérée par un neurone au niveau d'une synapse et capable de modifier le potentiel de membrane de la cellule post-synaptique.

Névralgie : douleur siégeant sur le trajet d'un nerf.

Nutriment : substance nutritive organique ou minérale (glucose, acides aminés, acides gras, sels minéraux, vitamines…) pouvant être absorbée au niveau de l'intestin.

Nutriment essentiel : nutriment d'origine alimentaire qui ne peut pas être synthétisé en quantité suffisante dans l'organisme, mais qui est essentiel à sa croissance et à sa survie.

O

Obésité : accumulation de graisse entraînant un surpoids supérieur à 25 % du poids normal. Elle est évaluée par l'IMC.

Œdème : gonflement localisé ou diffus d'un tissu.

Oligoélément : micro-élément minéral nécessaire au bon fonctionnent de l'organisme en quantité infime. Ex. : le fer.

Organe : structure anatomique identifiable assurant une fonction précise dans l'organisme.

Organite : structure intracellulaire différenciée, limitée par une membrane, ayant une fonction particulière (ex. : noyau et mitochondries).

Osmose : passage de l'eau à travers une membrane semi-perméable, d'un milieu hypotonique vers un milieu hypertonique.

Oxyhémoglobine : hémoglobine ayant fixé des molécules de dioxygène.

P

Paraplégie : paralysie de la partie inférieure du corps.

Paresthésie : anomalie de la perception des sensations ou troubles de la sensibilité conduisant à des sensations plus ou moins pénibles (picotements, fourmillements…).

Pathogène : qui peut provoquer une maladie.

Péristaltisme : mouvement de contraction/relâchement de la paroi d'un organe creux afin de faire progresser les substances qu'il contient.

Physiopathologie : science qui étudie les modifications physiologiques induites par les maladies.

Pneumopathie : toute affection des poumons.

Polymère : molécule de masse moléculaire élevée constituée de monomères (unités de base) unis les uns aux autres par des liaisons covalentes (ex. : amidon et protéines).

Polype : tumeur bénigne.

Polyphagie (= boulimie) : consommation excessive d'aliments.

Pompe à sodium-potassium : transporteur membranaire permettant le maintien ou le rétablissement du potentiel de repos. Elle réalise le transport actif des ions sodium (Na^+) vers le milieu extracellulaire et des ions potassium (K^+) vers le milieu intracellulaire, à raison de trois ions Na^+ pour deux ions K^+.

Pontage : intervention chirurgicale qui consiste à greffer une artère ou une veine, ou à mettre une prothèse afin de rétablir la circulation en effectuant un pont, une dérivation au-dessus du caillot.

Potentiel d'action : modification passagère de la différence de potentiel transmembranaire des cellules excitables.

Potentiel de repos : différence de potentiel mesurée de part et d'autre de la membrane plasmique, due à la répartition inégale des ions entre le milieu extracellulaire et le milieu intracellulaire.

Pression artérielle : pression exercée par le sang sur la paroi des artères.

Prévalence : nombre de cas d'une maladie ou de malades dans une population donnée, sans distinction entre les nouveaux cas et les anciens.

R

Radiographie : technique d'imagerie médicale fondée sur l'absorption différentielle des rayons X.

Ration alimentaire : ensemble des aliments et boissons ingérés en une journée.

Rectorragie : perte par l'anus de sang issu d'une hémorragie du rectum.

Révolution cardiaque : période comprise entre le début d'un battement et le début du battement suivant. Elle comprend une systole auriculaire, une systole ventriculaire et une diastole générale.

S

Sang : tissu conjonctif liquide comportant des éléments figurés baignant dans un liquide, le plasma.

Saturé: qualifie un acide gras qui ne comporte aucune double liaison entre deux atomes de carbone.

Scanographie (= tomodensitométrie ou tomographie X) : méthode d'examen fondée sur l'absorption différentielle des rayons X par les tissus, comme la radiographie. On obtient des images de plans de coupes permettant une reconstruction tridimensionnelle de l'organe exploré.

Scintigraphie : technique d'imagerie médicale basée sur l'utilisation de produits radioactifs choisis en fonction de leur affinité pour l'organe que l'on veut explorer. On suit leur devenir grâce aux rayonnements qu'ils émettent dans l'organisme.

Sclérose : durcissement d'un organe ou d'un tissu dû à l'hypertrophie du tissu conjonctif.

Sevrage : action de priver d'une substance toxique ou non.

Sevré : dont l'alimentation a été progressivement remplacée par une alimentation plus solide.

Signes cliniques : signes observés par le médecin soit en consultation, soit au lit du patient (interrogatoire et examen physique).

Signes paracliniques : signes observés grâce aux examens complémentaires (analyses biochimiques et anatomopathologiques, imagerie, enregistrements graphiques, explorations fonctionnelles).

Soluté : substance contenue à l'état dissous dans une solution (ex. : sel).

Solution aqueuse : mélange homogène en phase liquide.

Spirométrie : épreuve fonctionnelle respiratoire. Elle renseigne sur la capacité respiratoire d'un individu.

Sténose : rétrécissement d'un conduit ou d'un vaisseau.

Substrat : substance sur laquelle agit une enzyme.

Suc digestif : solution aqueuse d'ions et d'enzymes, élaborée par une glande et facilitant la digestion.

Suralimentation : excès d'apport alimentaire par rapport aux besoins énergétiques.

Synapse : structure différenciée permettant la communication entre une cellule nerveuse et une cellule cible (neurone, cellule musculaire).

Système : ensemble d'organes liés entre eux, formant un tout organisé, et assurant une fonction commune (ex. : système nerveux, système musculaire).

T

Tachycardie : accélération du rythme cardiaque.

Tachypnée : accélération de la fréquence cardiaque.

Tension artérielle : mesure de la pression artérielle.

Tétraplégie : paralysie des quatre membres causée généralement par une lésion de la moelle épinière.

Thrombose : caillot de sang qui se forme dans une veine ou une artère.

Tissu : ensemble de cellules exerçant une fonction commune au sein d'un organe.

Tissu conjonctif : ensemble de cellules non jointives dispersées dans une matrice extracellulaire plus ou moins dense, composée de fibres (collagène, réticuline ou élastine), et de substance fondamentale. Il a un rôle de soutien, de stockage, de protection, dans l'immunité...

Tissu épithélial : tissu constitué de cellules jointives et solidaires les unes des autres par des jonctions intercellulaires, et reposant sur une lame basale (épithéliums de revêtement et épithéliums glandulaires).

Tissu musculaire : tissu constitué de cellules contractiles. Les myocytes confèrent au tissu la capacité de se contracter et de produire des mouvements. Ils sont de trois types : myocytes lisses (paroi des organes et des vaisseaux), cardiaques (myocarde) et striés squelettiques (fixés aux os).

Tissu nerveux : tissu composé de neurones et de cellules gliales. Il a la capacité de percevoir des informations grâce à des récepteurs sensoriels, de les transporter, et de les décoder pour apporter une réponse appropriée de l'organisme.

Tissu nodal : réseau de tissus musculaires embryonnaires dont les propriétés fondamentales sont l'automaticité, l'excitabilité, la conductibilité et la contractibilité.

Tomodensitométrie : *cf.* scanographie.

Transport actif : passage d'une molécule au travers d'une membrane, du milieu hypotonique vers le milieu hypertonique, grâce à un transporteur spécifique en présence d'énergie (l'ATP).

Transport passif : passage de molécules au travers d'une membrane, du côté où elles sont le plus concentrées vers le côté où elles sont le moins concentrées. Le transport passif se fait soit par diffusion simple, soit au moyen d'un transporteur membranaire spécifique. On parle de diffusion facilitée.

Traumatique : qui est relatif à une blessure, à un choc.

Traumatisme : dommage causé à la structure ou au fonctionnement d'un élément de l'organisme (ex. : fracture, brûlure, contusion...).

U

Ulcère : perte de substance au niveau de la peau ou d'une muqueuse.

V

Valvulopathie : terme générique désignant les affections des valvules cardiaques.

Vasodilatateur : qui augmente le calibre des vaisseaux.

Veine : vaisseau qui transporte le sang des organes au cœur.

Villosité intestinale : repli millimétrique de la paroi intestinale qui augmente la surface d'absorption des nutriments.

Vitamine : composé organique dont l'organisme a besoin en très petite quantité, de l'ordre du milligramme ou du microgramme, mais qu'il ne sait pas synthétiser.

Volume d'éjection systolique (VES) : volume de sang éjecté par chaque ventricule lors de la systole ventriculaire.

Planches anatomiques

Les différents niveaux d'organisation

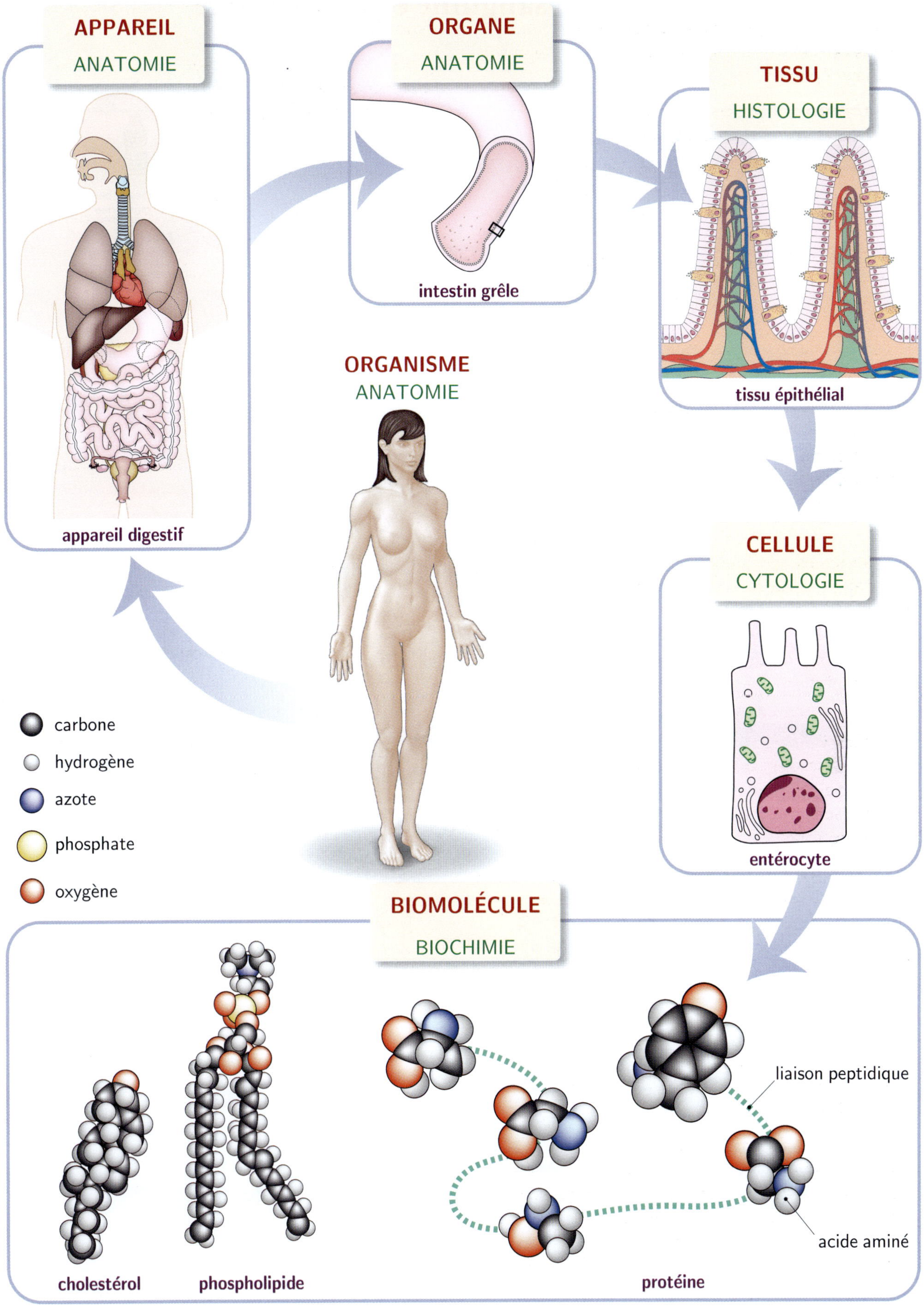

De la simplification moléculaire des aliments à l'absorption sanguine et lymphatique

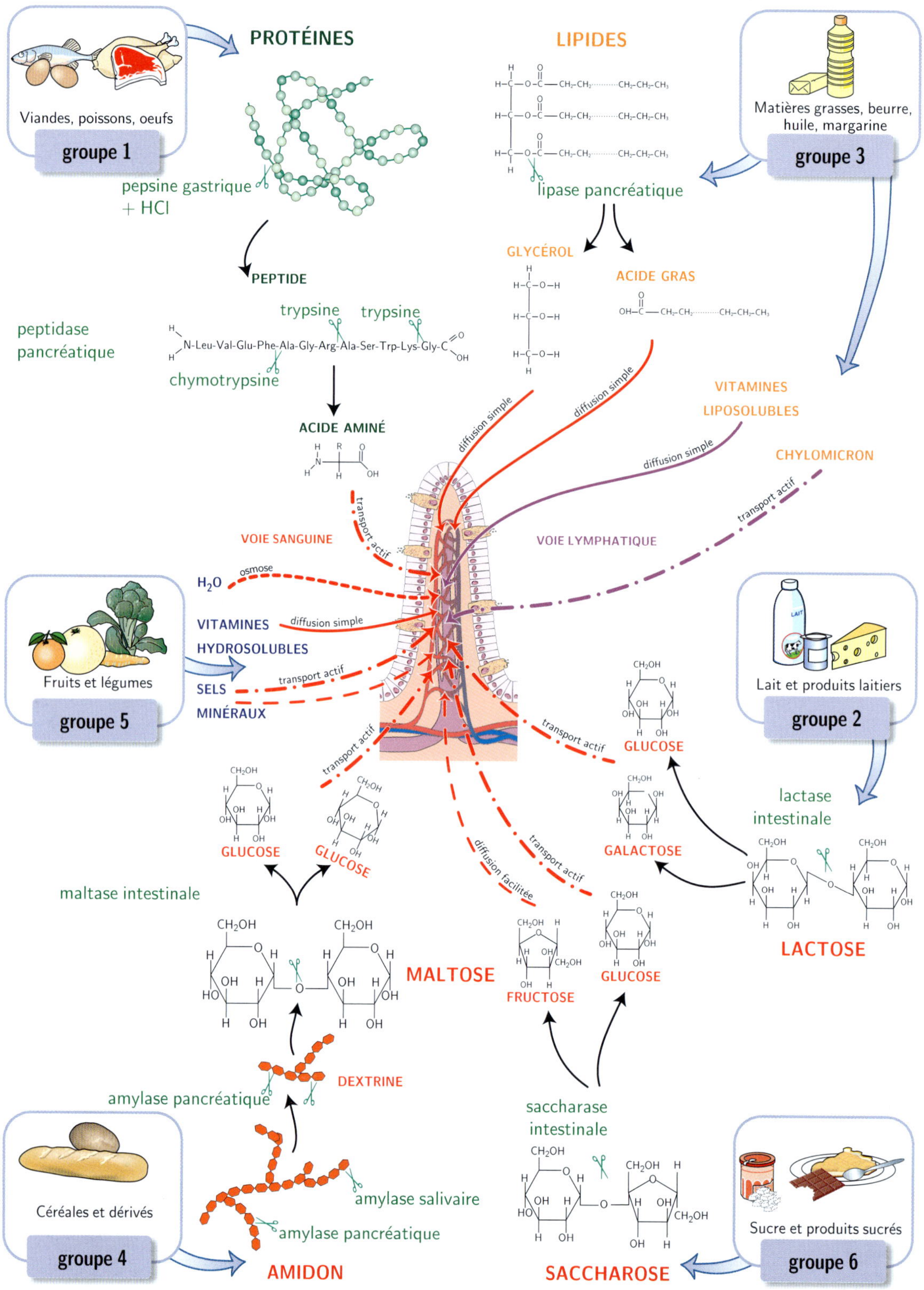

bio-rabat-fig06
170 * 230 mm

Pathologies associées à certains appareils

APPAREIL LOCOMOTEUR ET MOTRICITÉ

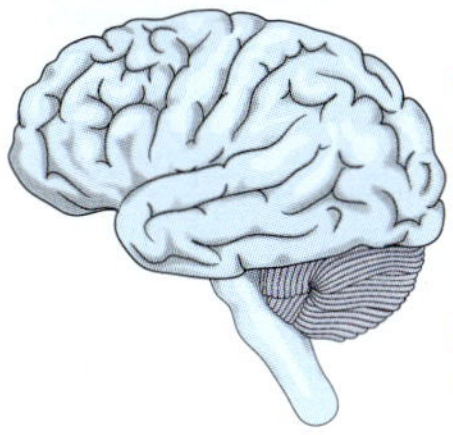

ENCÉPHALE

pathologies
AVC
aphasie
amnésie

traitements
palliatifs

MOELLE ÉPINIÈRE

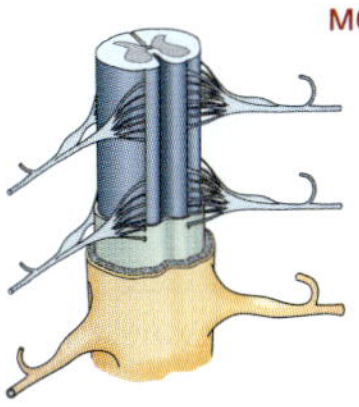

Lésions
hémiplégie
paraplégie
tétraplégie
paresthésie

MUSCLES

pathologie
myopathie
de Duchenne

traitements
palliatifs

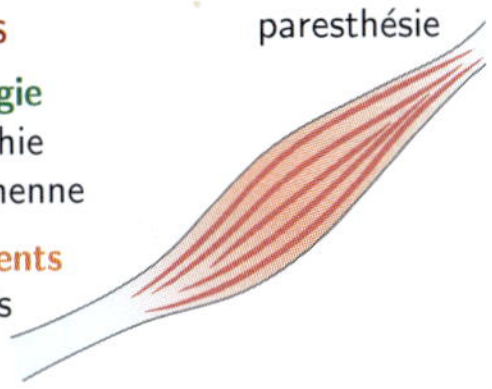

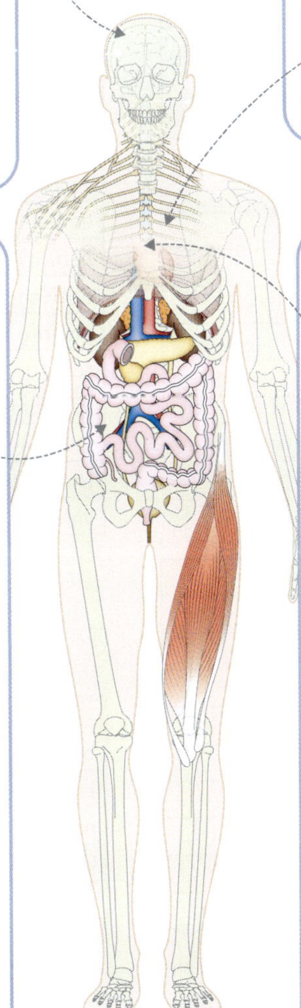

APPAREIL CARDIO-VASCULAIRE ET CIRCULATION SANGUINE

VAISSEAUX

pathologies
athérosclérose
angor, IDM

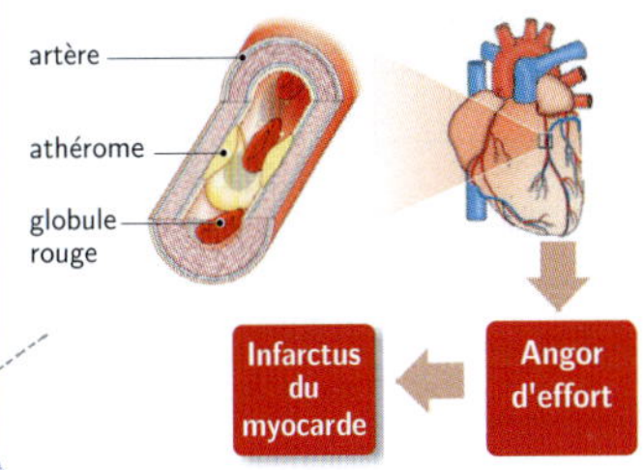

APPAREIL DIGESTIF ET NUTRITION

ALIMENTS

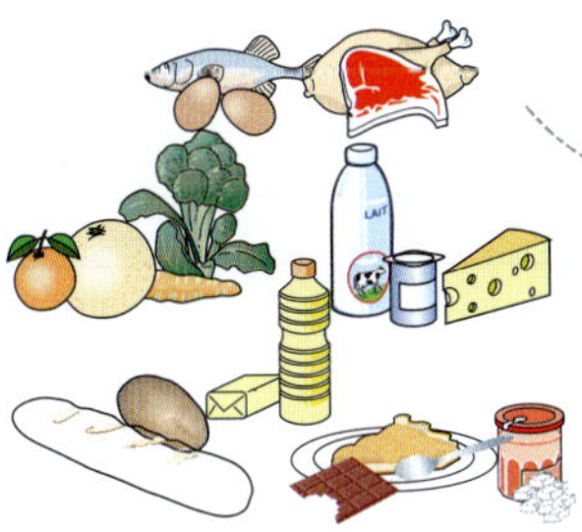

Désiquilibres alimentaires

− Kwashiorkor, marasme

\+ obésité

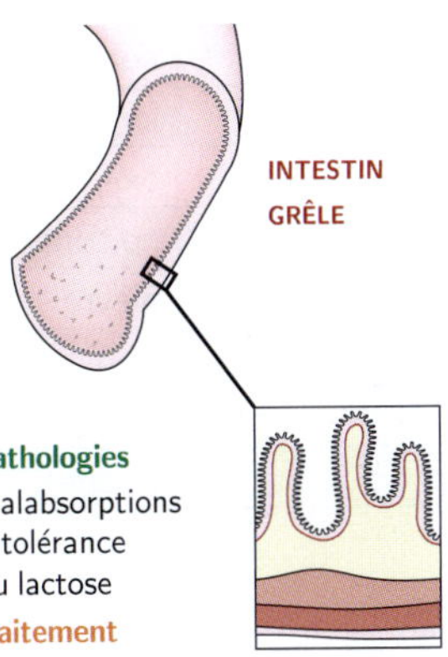

INTESTIN GRÊLE

pathologies
malabsorptions
intolérance
au lactose

traitement
diététique

APPAREIL RESPIRATOIRE ET ÉCHANGES GAZEUX

BRONCHES

pathologie
asthme

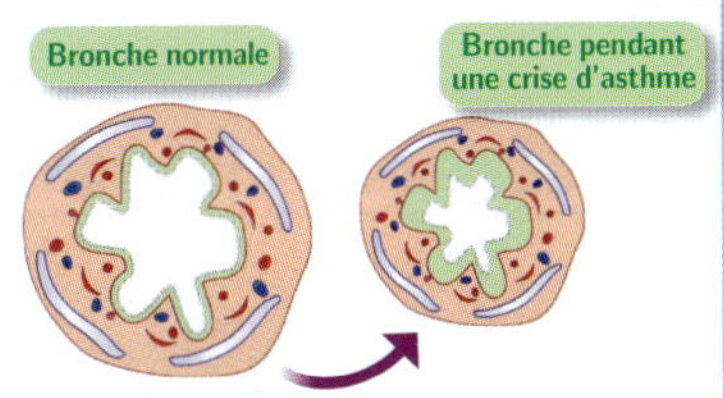

APPAREIL RESPIRATOIRE

trouble du comportement

tabagisme

95 % PARTICULES
NICOTINE responsable de la dépendance

SUBSTANCES IRRITANTES responsables d'une bronchite

GOUDRONS responsables des cancers

5 % GAZ
MONOXYDE DE CARBONE responsable d'hypoxémie

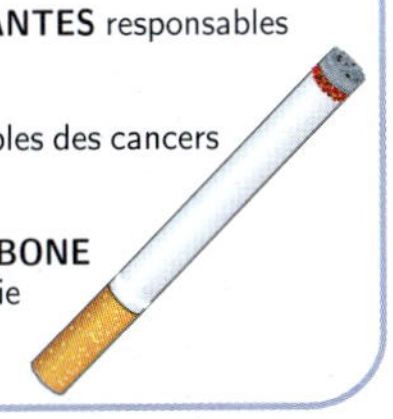

Terminologie

ORGANISATION ET FONCTIONNEMENT INTÉGRÉ DE L'ÊTRE HUMAIN

Racines	Sens
cyt(o)-	cellule
hist(o)-	tissu

APPAREIL LOCOMOTEUR ET MOTRICITÉ

Racines	Sens
arthr(o)-	articulation
cérébr(o)-	cerveau
cervic(o)-	cou, col
chondr(o)-	cartilage
cost(o)-	côte
cox(o)-	hanche
gon(o)-	genou
-esthésie	sensibilité
médull(o)- ; myél(o)-	moelle
mném(o)-	mémoire
my(o)-, muscul(o)-	muscle
névr(o)-, neur(o)-	nerf
osté(o)-	os
-phasie	parole
-plégie	paralysie
rachi-, rachid(o)-	rachis
spondyl(o)-, vertébr(o)-	vertèbre
tendin(o)-	tendon
thorac(o)-	thorax

APPAREIL DIGESTIF ET NUTRITION

Racines	Sens
adip(o)-, stéat(o)-, lip(o)-	graisse
appendic(o)-	appendice
bucc(o)-, stomat(o)-	bouche
cholangi(o)-	voies biliaires
cho(lé)-	bile
cholécyst(o)-	vésicule biliaire
col(o)-	côlon
duodén(o)-	duodénum
entér(o)-	intestin
gastr(o)-	estomac
gloss(o)-	langue
hépat(o)-	foie
ilé(o)-	iléon
jéjun(o)-	jéjunum
odont(o)-	dent
oesophag(o)-	œsophage
-orexie	appétit
-pepsie	digestion
pharyng(o)-	pharynx
phag(o)-, -phagie	digestion
rect(o)-	rectum
stomat(o)-	bouche
-trophie	nutrition
ulc(o)	ulcère

APPAREIL CARDIO-VASCULAIRE ET CIRCULATION SANGUINE

Racines	Sens
angio-, vaso-, vasculo-	vaisseau
artério-	artère
athér(o)-	dépôt de graisse
atrio-, auriculo-	oreillette
bar(o)-	pression
capill(o)-	cheveu
cardi(o)-	cœur
coronar(o)-	coronaire
embol-	corps étranger
hém(o)-, hémat(o)-	sang
nécr(o)-	mort
phléb(o)-, vein(o)-	veine
sclér(o)-	dur
sphygm(o)-	pouls
stén(o)-	étroit
thromb(o)-	caillot
valvul(o)-	valvule

APPAREIL RESPIRATOIRE ET ÉCHANGES GAZEUX

Racines	Sens
bronch(o)-	bronche
bronchi(o)-	bronchiole
nas(o)-, rhin(o)-	nez
laryng(o)-	larynx
ox(o)-	oxygène
pect(o)-	poitrine
pleur(o)-	plèvre
-pnée, spir(o)-	respirer
pneum(o)-, pulm(o)-	poumon
traché(o)-	trachée

NOMBRES, QUANTITÉS, POSITIONS, FORMES

Racines	Sens
a- , an-	absence de
aniso-	inégal
bi-, di-, dipl(o)-	deux, double
brady-	lent
dia-	à travers, entre
en(do)-	dans, dedans, à l'intérieur de
eu-	normal, vrai, facile
exo-	hors, dehors, à l'extérieur de
hémi-	la moitié, à demi
hyper-	trop, beaucoup, au-dessus de
hyp(o)-	peu, en dessous de
is(o)-	égal
macr(o)-	grand
méga-, -mégalie	très grand
micr(o)-	très petit
mon(o)-	un seul
-oïde	qui ressemble à
-ole	petit
olig(o)-, pauci-	peu
orth(o)-	droit, normal
pan-	tout
para-	à côté
-pénie	pauvreté, diminution
pollaki-	souvent, fréquent
poly-	nombreux, plusieurs
pré-, anté-, pro-	avant, devant
primi-	premier
syn-	avec, ensemble
tachy-	rapide
tétra-, quadri-	quatre
tri-, ter-	trois

CONSISTANCE, ÉTAT

Racines	Sens
-malacie	mou
pachy-	épais
-phène	paraître
-phrène	esprit, intelligence
-sclérose-, sclér(o)-	dur
xér(o)-	sec, desséché

GESTES CHIRURGICAUX

Suffixes	Sens
-centèse	ponction, piqûre
-dèse	(re)lier
-ectomie	ablation, exérèse
-pexie	fixer, attacher
-plastie	réfection, refaire, (re)former
-rraphie	suturer, (re)coudre
-stomie	abouchement
-synthèse	réunir, fusionner
-tomie	incision, ouverture

COULEURS

Racines	Sens
chlor(o)-	vert
chrom(o)-, chromat(o)-	couleur
cyan(o)-	bleu
érythr(o)-, rhod(o)-	rouge
hyal(o)-	transparent
leuc(o)-	blanc
mélan(o)-	noir
poli(o)-	gris
xanth(o)-, luté(o)-	jaune

ANALYSES, EXAMENS

Racines	Sens
-gramme	résultat écrit
-graphie	écrire, enregistrer
-logie	étude de
-métrie	mesurer, mesure
radio-	rayons
-scopie	observer, examiner, regarder

PATHOLOGIES ET TRAITEMENTS

Racines	Sens
algie-, -odynie	douleur
anti-	contre
-asthénie	fatigue
cac(o)-	mauvais
carcino-, onco-	cancer
-cèle	hernie
-cide	qui tue
crino-	sécréter
dys-	difficulté, anormal
-ectasie	dilatation localisée
-émèse	vomissement
endocrin(o)-	qui sécrète à l'intérieur
-esthésie	sensibilité
-gène	qui engendre, qui donne
-genèse	formation
-ite	inflammation
-lyse, -lytique	dissolution, dissociation, destruction
-ome	tumeur
-ose	état pathologique, affection non inflammatoire
-pathie, patho-	maladie, affection, souffrance
-pause	arrêt, cessation
-physe	production, croissance
-phyte	excroissance, végétation
-plégie	choc, paralysie
-poïèse	formation, création
-ptysie	crachement
-rragie	écoulement sanguin, jaillissement
-rrhée	écoulement non sanguin
-spasme	contraction involontaire
-stase	arrêt
-sténo, -sténose	étroit, rétrécissement
-thérapie	traitement
-trope	affinité pour, tourné vers

Crédits photographiques

Couv h ADOBE STOCK/whitehoune
Couv bg SHUTTERSTOCK/AGCuesta
Couv bd SHUTTERSTOCK/AYakovlev

P1 Shutterstock/KieferPix
P9 SHUTTERSTOCK/Komsan Loonprom
P11 SHUTTERSTOCK/MriMan
P11 SHUTTERSTOCK/MriMan
P17 SHUTTERSTOCK/Stastny_Pavel
P19 dg COSMOS/CNRI/SPL
P22 b 1 ISM/Johannes Lieder
P22 b 2 SHUTTERSTOCK/Komsan Loonprom
P22 b 3 SHUTTERSTOCK/Choksawatdikorn
P22 b 4 ADOBE STOCK/GodoiJE
P22 b 5 SHUTTERSTOCK/Jose Luis Calvo
P22 b 6 ISM/Johannes Lieder
P22 b 7 SHUTTERSTOCK/Tinydevil
P24 ht ISM/Jean-Claude Révy
P24 tableau 1 ADOBE STOCK/jaruno11
P24 tableau 2 ADOBE STOCK/jaruno11
P24 tableau 3 SHUTTERSTOCK/Jose Luis Calvo
P24 tableau 4 ADOBE STOCK/herraez
P24 tableau 5 SHUTTERSTOCK/Jose Luis Calvo
P24 tableau 6 SHUTTERSTOCK/Lucasz Pawel Szczepanski
P25 tableau 1 SHUTTERSTOCK/Jose Luis Calvo
P25 tableau 2 SHUTTERSTOCK/Kateryna Kon
P25 bas BSIP/Keith R. Porter
P25 m g COSMOS/SPL/CNRI
P25 bas g COSMOS/Phototake/Kunkel
P25 ht d COSMOS/SPL/CNRI
P25 m d COSMOS/SPL/CNRI
P25 bas d BSIP/Phototake/Kunkel
P32 b d BSIP/Image Source
P32 b g BSIP/Biophoto Associates
P32 ht d BSIP/Docstock/Kage
P32 ht g BSIP/Biophoto Associates
P33 bas d ISM/Carolina Biological Supply Compa
P33 bas g GETTY IMAGES France/Visuals inlimited/Dr Gladden Willis
P34 PHANIE
P35 Shutterstock/Maridav
P37 SHUTTERSTOCK/Leonid
P39 g ISM/Orkan
P47 d ISM/Hervé Conge
P47 g COSMOS/SPL/CNRI/P.Arnold
P48 ht d Evelyne Gheysen
P48 bas g Evelyne Gheysen
P48 bas dEvelyne Gheysen
P55 bas CHU Amiens
P57 Thomas Laisné/La Company
P59 BSIP/Phototake/Kunkel
P60 ht BSIP/Biology Media
P61 ISM/Phototake/James E. Dennis
P62 bas BSIP/Don W. Fawcett
P64 ht © Catherine Malingre
P64 bas DR Espace SVT ac-Rennes
P66 bas g Jarry/ANDIA
P66 bas m Isabelle Gabrieli/CIT'images
P66 bas d A NOOR/BSIP
P68 ISM/Phototake/James E. Dennis
P71 Shutterstock/Alliance Images
P73 SHUTTERSTOCK/mimagephotography
P87 SHUTTERSTOCK/Ranta Images
P94 SHUTTERSTOCK/Anton_Ivanov
P103 SHUTTERSTOCK/Khosro
P106 m BSIP/C.B.S/Phototake
P106 b ISM/Johannes Lieder
P107 ht g COSMES/SPL/Innerspace
P107 ht d ISM/Carolina Biological Supply Compa
P107 ht m ISM/ Johannes Lieder
P121 SHUTTERSTOCK/Elle Aon
P123 SHUTTERSTOCK/Pressmaster
P134 ht Hanoteau Frederic
P134 bas Hanoteau Frederic
P141 SHUTTERSTOCK/Photo_DDD
P143 BSIP/Bruno Boissonnet
P144 BSIP/Dr Gladden Willis
P144 BSIP/Dr Gladden Willis
P149 Shutterstock/Cliparea/Custom Media
P150 ht BSIP/La Louviere/Astier
P151 Istock/Arican
P154 BSIP/CMSP
P155 SHUTTERSTOCK/Pitchyfoto
P156 ht ADOBESTOCK/vladimirfloyd
P156 bas ADOBESTOCK/contrastwerkstatt
P157 SHUTTERSTOCK/wavebreakmedia
P159 SHUTTERSTOCK/New Africa
P162 ht Dr Vanthournout
P162 bas Fotolia/Monkey Business
P163 ht dg I.Fanchon
P163 m d Fotolia/Grzegorz Kwolek
P163 bas d I.Fanchon
P164 ht g BSIP/Phototake/C.B.S
P164 bas g BSIP/Biophoto Associates
P171 bas g I.Fanchon
P173 ADOBESTOCK/auremar
P189 ht g Daghlian/PHANIE
P189 ht d Daghlian/PHANIE
P192 g ISM/Sovereign
P192 d COSMOS/SPL/Zephir
P192 © Ingrid Fanchon
P194 COSMOS/SPL/Geoff Tompkinson
P195 Dr Sévenet
P195 © Ingrid Fanchon
P196 ISM/Sovereign
P197 BSIP/Vendome Gard/Astier
P198 Service de médecine nucléaire. Polyclinique de Poitiers/Dr Vincent CMSP

N° de project : 10252644
Dépôt légal : mai 2019
Imprimé en Espagne par Gráficas Estella